全国高等卫生职业教育护理专业"十三五"规划教材

高职高专院校护理专业"双证融通"人才培养计划校企合作系列教材

供高职高专护理、助产等专业使用

儿科护理 案例版

ERKE HULI（ANLIBAN）

配套网络增值

U0193905

主　编　高正春

副主编　高　雪

编　者　（按姓氏拼音为序）

高　雪　西安交通大学第二附属医院

高正春　陕西能源职业技术学院

巩明发　陕西能源职业技术学院

虎崇康　第四军医大学第二附属医院（唐都医院）

惠小荣　陕西富平县医院

李应群　陕西能源职业技术学院

王　娟　张家港第六人民医院

席　玲　西安大兴医院

赵　娇　陕西能源职业技术学院

华中科技大学出版社

http://www.hustp.com

中国·武汉

内 容 简 介

本书是全国高等卫生职业教育护理专业"十三五"规划教材,高职高专院校护理专业"双证融通"人才培养计划校企合作系列教材。

本教材采用纸质教材与数字化的学习平台相结合的形式,在纸质教材内容基础上配套了数字化学习资源,以儿科护理岗位的典型工作任务为导向,基于儿科护理工作过程进行情景课程设计,创新教材编写体例与内容,主要内容包括生命发展保健、新生儿与新生儿疾病患儿的护理、儿科常见疾病患儿的护理、传染病患儿的护理、急症患儿的护理和儿科常用护理技术操作等。

本教材供高职高专护理、助产等专业使用。

图书在版编目(CIP)数据

儿科护理:案例版/高正春主编. —武汉:华中科技大学出版社,2017.8(2021.1重印)
全国高等卫生职业教育护理专业"十三五"规划教材
ISBN 978-7-5680-3136-3

Ⅰ.①儿… Ⅱ.①高… Ⅲ.①儿科学-护理学-高等职业教育-教材 Ⅳ.①R473.72

中国版本图书馆 CIP 数据核字(2017)第 171010 号

儿科护理(案例版) 高正春 主编
Erke Huli(Anli Ban)

策划编辑:周　琳
责任编辑:周　琳
封面设计:原色设计
责任校对:李　琴
责任监印:周治超
出版发行:华中科技大学出版社(中国·武汉)　　电话:(027)81321913
　　　　　武汉市东湖新技术开发区华工科技园　　邮编:430223
录　排:华中科技大学惠友文印中心
印　刷:武汉中科兴业印务有限公司
开　本:787mm×1092mm　1/16
印　张:17.75
字　数:406千字
版　次:2021年1月第1版第4次印刷
定　价:43.00元

前言

　　为了适应高职护理专业教育发展与改革的需要,将产业融入专业,促进产教深度融合,我们进行校企(院)合作,共同开发护理专业系列教材。本系列教材采用纸质教材与数字化的学习平台相结合的形式,在纸质教材内容基础上配套了数字化学习资源。

　　本教材以儿科护理岗位的典型工作任务为导向,基于儿科护理工作过程进行情景课程设计,通过案例教学结合数字化学习平台,强化理论、知识、技能三者之间的紧密联系;以知识的综合性、实用性为特点,紧扣教育部制定的高等卫生职业教育教学大纲和最新护士执业资格考试大纲,实现学业证书和执业资格证书的"双证融通",提升学生的就业竞争力。同时邀请省内外临床一线带教经验丰富的多位老师参与本教材编写,以促进产教深度融合,校企共育核心课程。

　　全书学习内容包括生命发展保健、新生儿与新生儿疾病患儿的护理、儿科常见疾病患儿的护理、传染病患儿的护理、急症患儿的护理和儿科常用护理技术操作六个学习项目,每个学习项目又分为若干个学习任务。在每个学习项目的开头依据护士执业资格考试大纲制订明确的"学习目标",以便学生抓住学习重点;针对高职高专学生的特点,进行"案例导入"的情景设计教学,实现理论与实践的紧密结合,提高学生的学习兴趣;通过"知识链接"的形式插入相关的专业知识,以拓宽学生的视野。

　　本教材开篇附有课程导学,作为一种教与学的策略和认知工具,帮助学生找到适合自身的学习方法,调动学生学习的积极性,培养学生的自学能力;在教材末尾设有每个项目的目标检测题及参考答案,检测学生的学习情况,融"教、学、做、评"于一体,提高学生运用所学知识分析问题、解决问题的能力。

　　本教材在纸质教材内容基础上配套了数字化学习资源。除主教材外,还附有网络增值服务,供教师教学和学生课后复习使用。网络增值内容有:课程标准、课件、课程案例、重难点辅导、习题库、实训指导书等。

　　教材中的有关内容及插图参考了国内多个版本的《儿科护理》及《儿科学》教材,在此深表谢意!

　　限于编写水平,书中难免有疏漏和不当之处,恳请广大师生及热心读者批评指正。

编　者

课 程 导 学

一、课程地位

儿科护理是护理专业、助产专业职业能力培养核心课程之一,也是护士执业资格考试的重点内容之一。本课程是一门从整体护理观念出发,依据小儿生长发育的规律及其影响因素,运用现代护理理论和技术,进行"以小儿家庭为中心"的整体护理,以保障和促进小儿身心健康的护理课程。

其任务:培养具有良好的职业素质与人文素质,具有从事儿科护理、保健工作所必需的专业知识和技能,有一定发展潜能的高端技术技能儿科护理人才。

其前期课程:正常人体功能、正常人体结构、护用药理、异常人体结构与功能、健康评估、护理基本技术。后续课程:社区护理、综合护理技术和临床护理实习等。

课程对应的岗位工作群:①医院及社区卫生服务机构儿科护理人员;②儿童保健机构医疗保健护理人员;③社会亲子、幼儿早教中心育婴师及医护人员。

二、课程学习目标

通过本课程的学习,学生掌握扎实的理论基础、熟练的护理操作技能,完成由护生到护士的角色转变,适应由实训室、模拟病房到医院临床和社区服务的转变,由模拟人到临床实施护理措施的转变;培养学生良好的创新创业基本素质,学生在现代护理理论指导下能独立设计及完成儿科护理操作,具有对儿科临床护理过程中的实际问题进行分析解决的能力和创新能力,为学生将来从事临床护理工作、创新创业和可持续发展打好基础。具体学习目标如下。

1. 知识目标　了解小儿各系统解剖、生理特点的基本知识;熟悉小儿生长发育的规律、影响因素,掌握小儿体格发育、神经心理发育的特点及评价,掌握各年龄期小儿保健原则与具体措施;熟悉住院患儿的一般护理、常见疾病的病因、常用辅助检查、防治措施;掌握新生儿疾病、儿科常见疾病与急危重症的临床表现、护理评估、护理诊断与目标、护理措施与评价;按照操作规程,正确进行儿科护理基本技能操作。

2. 能力目标　具有对儿科健康状况做出评估,对个体、家庭、社区进行小儿健康指导与卫生宣教的能力;具有运用护理程序、操作规程对新生儿、急危重症患儿及常见病患儿进行整体护理的能力;具有与儿童、家长及社区群体进行有效沟通的能力;具有开展儿科护理研究、护理管理、儿童教育工作的基本能力。

3. 素质目标　具有良好的思想品德和道德意识,能遵纪守法;具有较强的社会责任感和职业道德,热爱护理工作,勤恳敬业,全心全意为儿科护理事业服务;具有良好的学习态度,能刻苦、勤奋学习本专业知识;具有求实创新的科学精神、团结协作的团队精神。

三、课程学习内容

本课程教学设计以岗位群需求为导向,确定岗位任务;将岗位工作任务转化为学习任务,从而突出了从事岗位工作所需能力的学习内容(图1)。

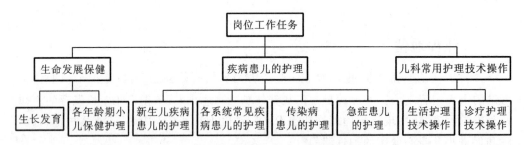

图1 《儿科护理(案例版)》课程学习内容

四、课程教学模式

根据护理、助产专业人才的培养目标、岗位需求,实施"双证融通,执业驱动,校院合作"的教学模式,护士执业资格考试内容、考试方式、命题形式、出题量、考试要求等成为儿科护理日常教学内容及校内考试的重要组成部分,充分发挥教育与培训并举的职业教育办学功能。教学实施坚持理论与实践相结合,教学流程以工作任务为引领,注重模拟和再现任务所需要的场景和工作方式,坚持教学任务实施中的教、学、做三个环节,教——以案例引导为主的课堂理论教学,学——以模拟情景、角色扮演为主的真实工作任务体现,做——临床实习,仿真医院的操练。

五、课程教学内容设计原则

本课程教学内容设计以职业标准为主线,课程实施、评价以学生为主体,结合学生的认知特点,既以儿科护理岗位的典型工作任务为导向,又根据社会发展的需要,在融入护士执业资格考试标准的同时,也关注学生未来职业发展的要求,开发新的学习项目。鼓励学生参加并获得国家劳动部门颁发的育婴师证书、护士执业资格证等(图2)。

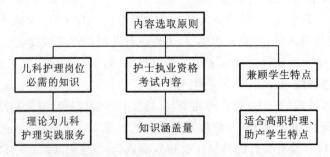

图2 《儿科护理(案例版)》课程教学内容设计原则

六、课程教学流程、方法与手段

(一)教学流程

根据岗位引领的原则,对理论课的设计重在以岗位工作流程为依据,改变原有的教学顺序(病因→临床表现→治疗→护理),以临床病案再现的模式,设计教学,提出任务,采取措施;实践教学注重岗位场景的高度仿真。教学设计强调教、学、做、评四个环节。

(二)教学方法

根据高职学生的特点,因"才"施教,本课程教学强调方法的多样化,在以多媒体教学为主体教学的基础上,根据知识模块特点,设计、组织多种教学方法,改变了单一的传统授课模式,激发学生的学习兴趣,吸引学生注意力,帮助学生感知、理解和巩固知识,并利于学生职业能力的培养。

1. 任务驱动 根据儿科临床护理过程,提出典型的工作任务,设计典型的学习情境,通过学习情境和学习项目将需要学习的知识点和技能点有机地结合起来,在完成学习任务的过程中增强学生学习的主动性,便于学生更好地学习知识,掌握技能。

2. 案例分析 每个常见疾病均有相关的临床典型案例导入。教师展示案例→引入教学内容→系统精讲基础知识→启发式演示案例的护理程序→学生讨论→教师认定、总结重点环节。将枯燥的理论知识通过模拟案例的演示,贴近临床,有助于吸引学生的注意力,激发学生学习的兴趣,培养学生的想象力和思维能力,非常有利于知识的记忆与巩固。

3. 问题引导教学

传统课堂以老师讲授为主,学生参与性不强,处于被动学习的状态,以问题为中心的教学方法是先设置疑问,再引导学生思考,最后教师反馈、认定。此教学方法的最大特点是,激发学生的学习兴趣和主动参与性,有效地培养学生分析问题和运用知识解决问题的能力,使学生在全面掌握知识的同时加强了素质、能力的培养。

4. 自学讨论 指导学生自学教材中的某些简单的内容,查阅文献,学生分组讨论,教师点评。

5. 专题讲座 针对儿科护理新技术、新进展,组织专题讲座,拓展教学内容。

6. 临床实践 组织学生到医院儿科病房,在带教老师的指导下学习儿科护理相关知识,分析儿科护理问题和寻求解决护理问题的方法。

(三)教学手段

1. 运用多媒体教学 使用多媒体课件进行教学,课件图文并茂。丰富生动的多媒体教学资源,增加学生的学习兴趣,提高学习效果。

2. 充分进行实践教学 利用省内外多家实习实训医院,充分进行实训和(顶岗)实习。

3. 利用网络教学 应用网络技术的优势,《儿科护理(案例版)》网络资源课程网站上有课程标准、课件、课程案例、重难点辅导、习题库、实训指导书等学习资料。

七、课程考核

(一)考核内容

(1) 小儿生活护理技术操作和儿科诊疗护理技术操作。

(2) 新生儿疾病、各系统常见病、传染病患儿的护理。

(3) 小儿生长发育状况评价与保健指导。

(二)考核方法

注重对学生整体素质的全面评价(表1)。

表 1 考核方法

评 分 项 目	比例/(%)	评 分 要 点
平时成绩	20	平时作业、课堂提问、阶段小测验等
行业态度	10	学习态度、课堂纪律、出勤情况等
期末考试成绩	70	期末考试在教学大纲要求的范围内进行,尽量覆盖所有授课项目,按掌握70%、熟悉20%、了解10%的比例组卷。按试卷标准答案评分

网络增值服务网址:

http://yixue.hustp.com/index.php?m=Teachingbook&a=detail&id=15

目 录

项目一 生命发展保健

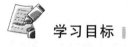 学习目标 ....

1. 熟悉儿科护理的任务、范围及特点。
2. 掌握小儿年龄分期、各期特点与保健。
3. 熟悉小儿生长发育的规律及影响因素,掌握小儿体格发育的常用指标及测量与评价方法;熟悉小儿神经心理发育的规律及评价方法。
4. 熟悉小儿热量与营养的需要;掌握母乳喂养的优点及方法、人工喂养儿牛乳量的计算、婴儿辅食添加的原则及方法。
5. 掌握计划免疫程序;熟悉预防接种的禁忌证、反应及处理。
6. 通过学习,能在社区、托幼机构(学校)、家庭对小儿进行保健护理与健康教育。

任务一 儿科护理的任务、范围与特点

儿科护理是依据小儿生长发育的规律及其影响因素,运用现代护理理论和技术对小儿进行整体护理,以促进小儿身心健康的一门护理课程。

一、儿科护理的任务和范围

(一)儿科护理的任务

小儿体格和智能处于不断生长发育中,具有动态特点,其患病率和死亡率均高于成年人。儿科护理的任务是依据小儿生长发育规律及其影响因素,运用现代护理理论和技术,从体格、智能、行为和社会等各方面来研究和保护小儿,为小儿提供"以家庭为中心"的全方位整体护理,以提高小儿保健、疾病防治和护理的质量,增强小儿体质,降低小儿发病率和死亡率,保障和促进小儿身心健康。

(二)儿科护理的范围

儿科护理的研究对象是从胎儿到青春期的小儿。一切涉及小儿时期的健康和卫生问题均属于儿科护理的范围,包括正常小儿身心方面的保健、小儿疾病的预防与护理。

随着医学模式的转变,儿科护理已由单纯的疾病护理发展为以小儿及其家庭为中心的身心整体护理;由单纯的患儿护理扩展为包括对所有小儿提供生长发育、疾病预

防与护理及促进小儿身心健康的全方位服务;由单纯的医疗保健机构承担其任务逐渐发展为家庭、社区、全社会都来承担小儿的预防、保健和护理任务;由专科护理转变为包括社会学、心理学、教育学、流行病学等多门学科提供的综合性、广泛性的全面护理。护理的时间和空间也由单纯的住院期间拓展为整个小儿发展阶段。因此为保障和促进小儿健康成长,必须得到父母、家庭、学校和社会各个方面的广泛支持与大力配合。

二、儿科护理的特点

儿科护理的研究对象是处于生长发育过程中的小儿,在生理、心理和临床等方面小儿均与成人不同,且各年龄期小儿之间也存在差异。

（一）解剖特点

小儿在成长过程中,其外观如体重、身长(高)、头围、胸围、身体各部分比例均有很大变化;骨骼发育如颅骨缝与囟门的闭合、骨化中心的出现、牙齿的萌出和更替,均有一定的规律;内脏器官如心、肝、肾、脾等的大小、位置,以及皮肤、肌肉、神经、淋巴等也均随年龄的增加而变化。因此,护理人员应熟悉并遵循小儿的正常生长发育规律,正确对待小儿生长发育过程中的特殊现象,才能做好预防、保健和护理工作。

（二）生理生化特点

随着小儿生长发育,各器官、系统的功能也渐趋成熟,当其功能尚未成熟时易患某些疾病,如:婴儿代谢旺盛而肾功能较差,较成人易发生水和电解质紊乱;小儿贫血时易出现髓外造血,肝、脾、淋巴结肿大。此外,不同年龄的小儿有不同的生理生化正常值,如心率、呼吸频率、血压、血清和其他体液的生化检验值等随年龄的变化而改变。因此,只有熟悉这些生理生化变化特点才能对临床中出现的问题作出正确的判断,并给予正确的护理。

（三）免疫特点

小儿的特异性和非特异性免疫功能均不成熟,皮肤、黏膜娇嫩,屏障功能差,体液免疫和细胞免疫发育也尚未成熟。母体IgM不能通过胎盘,故新生儿IgM浓度低,易患革兰氏染色阴性细菌感染。新生儿虽可从母体获得IgG,但自6个月后其浓度逐渐下降,而自行合成的IgG一般要到6~7岁时才达到成人水平。婴儿期SIgA也缺乏,其他体液因子如补体、趋化因子、调理素等的活性和白细胞的吞噬能力也较低,故小儿易患感染性疾病,尤其是易患消化道、呼吸道感染。

（四）营养、代谢特点

小儿生长发育迅速、代谢旺盛,对能量、营养物质、水的需要量比成人相对要大。但小儿胃肠道的消化功能又不成熟,故容易造成消化紊乱和营养障碍性疾病。

（五）临床特点

1. 疾病种类

小儿患病种类与成人有很大的不同,而且不同年龄小儿患病种类也有差别。如:新生儿期患病多与先天性、遗传性、围产期等因素有关;婴儿期患病除先天性因素外,各种感染性疾病占绝大多数；小儿心脏病中以先天性心脏病为多见，而成人则常见动脉粥样硬化性心脏病；儿童风湿热活动常伴有风湿性心肌炎，而成人则以瓣膜病变为主；小儿肿瘤疾病中以急性淋巴细胞性白血病、神经母细胞瘤等多见，而成人则以癌症等其他肿瘤为主。

2. 病理

小儿机体对疾病的反应性与成人不同，如：肺炎双球菌所致的肺部感染，婴儿常常为支气管肺炎，而成人则发生大叶性肺炎；维生素 D（VitD）缺乏时，婴儿易发生佝偻病，而成人则表现为骨软化症。

3. 临床表现

小儿急性传染病和感染性疾病较多，往往起病急、来势凶、进展快，缺乏局限能力而易转变为败血症，并常伴有呼吸、循环衰竭和水、电解质紊乱。新生儿患感染性疾病时常不伴发热，表现为反应差，出现黄疸、体温不升、表情呆滞、外周血白细胞数不增或反而降低的症状，且缺乏明确的定位症状和体征。

4. 诊断

不同年龄阶段小儿疾病的种类、临床表现都有其独特的特点，且年幼儿在病情诉说上不够准确，故在诊断时应重视年龄因素。以小儿惊厥为例，发生于新生儿时多考虑是否与产伤、窒息、颅内出血或先天性异常有关；发生于 6 个月内的小婴儿应考虑有无婴儿手足搐搦症或中枢神经系统感染；发生于 6 个月至 3 岁小儿则发生高热惊厥、中枢神经系统感染的可能性大；发生于 3 岁以上年长儿的无热惊厥则以癫痫为多。

小儿常不能自诉病情，且年龄越小越缺乏明确的定位症状和体征。因此，诊断小儿疾病时除了向家长详细询问病史外，还应严密观察小儿病情，仔细体检，并结合必要的实验室检查，掌握第一手资料，尽早作出确切的诊断。

5. 治疗

治疗讲究全面性，细致的护理和有效的支持疗法不可忽视，用药注意年龄特点，药物用量需按体重计算。小儿免疫力较差，调节和反应能力也不够成熟，因此容易出现各种并发症，有时几种疾病可同时存在，在治疗主要疾病时，也要注意并发症和合并症的处理。

6. 预后

小儿患病虽然起病急、来势凶、变化多，但如果诊治及时，恢复也较快。小儿各脏器的修复能力较强，故后遗症一般较成人少见。但年幼、体弱、危重患儿的病情变化迅速，应密切观察，采取有力措施，使之度过危急时期。

7. 预防

小儿的绝大多数疾病都是可以预防的，通过开展计划免疫和加强传染病管理，已使麻疹、脊髓灰质炎、白喉、破伤风等许多小儿传染病的发病率和病死率明显下降；同时，由于重视儿童保健工作，也使营养不良、贫血、肺炎、腹泻等常见病、多发病的发病率和病死率大大下降。

另外，小儿出生后即刻筛查某些先天性代谢性疾病和及时判断视觉、听觉障碍及智力异常，并加以干预和矫治，从而防止发展成严重伤残，也属于预防的范畴。有些成人的疾病可追溯到儿童时期，如：小儿时期的肥胖，可成为成年人高血压、动脉粥样硬化性心脏病的发展基础；成年人的风湿性心瓣膜病多数为小儿时期风湿热所致；小儿时期的隐匿性肾炎或慢性尿路感染未经彻底治疗的，可迁延至成人时期而发展为慢性肾功能衰竭。因此，加强小儿时期的疾病预防，不仅可增强小儿体质，而且可保证成年期的健康。

8. 护理

（1）以小儿及其家庭为中心　重视不同年龄阶段小儿的特点，关注小儿家庭成员的心理感受和服务需求，为小儿及其家庭提供预防保健、疾病护理和家庭支持等服务，让他们将健康信念和健康行为的重点放在疾病预防和健康促进上。

（2）实施身心整体护理　护理工作不应仅限于满足小儿的生理需要或维持已有的发育状况，还应包括维护并促进小儿心理行为的发展和精神心理的健康；除关心小儿机体各系统或各器官功能的协调平衡外，还应使小儿的生理、心理活动状态与社会环境相适应，并应重视环境带给小儿的影响。

（3）保证患儿的安全　儿科护理人员应根据患儿年龄、个性、疾病等特点进行预测，采取一些必要的预防措施，保证患儿的安全，如：设床栏，防止坠床；管理好电源，防止触电；用热水袋时避免烫伤；注意药物的管理，防止误饮、误食。

（4）减少创伤和疼痛　对于小儿来说，有些治疗手段是有创的、致痛的，令其焦虑、恐惧。儿科工作者应充分认识疾病本身及其治疗和护理过程对小儿及其家庭带来的影响，安全执行各项护理操作，防止或减少小儿的创伤和疼痛，并应采取有效措施防止或减少小儿与家庭的分离。

（5）遵守法律和伦理道德规范　儿科工作者应自觉遵守法律和伦理道德规范，尊重小儿的人格，保障小儿的权利，促进小儿身心两方面的健康成长。

（六）心理社会特点

小儿身心发育未成熟，其思维不能与成人的思维相等同，缺乏适应及满足需要的能力，需给予特殊的照顾和保护。小儿的成长、发育过程从不成熟到成熟，从不定型到定型，这一阶段是可塑性最大的时期。同时，小儿心理行为发育受家庭、学校、社会环境的影响。因此，在护理工作中应以小儿及其家庭为中心，与小儿父母、幼教工作者、学校教师等共同配合，根据不同年龄阶段小儿的心理发育特征，采取相应的护理措施，才能使护理工作顺利进行。

任务二　小儿年龄分期及各期保健指导

一、小儿年龄分期及各期特点

小儿处于不断生长发育的动态变化过程中，随着各系统组织器官的逐渐成熟和功能的日趋完善，心理和社会行为方面也得到一定的发展。为更确切地评价小儿生长发育、做好小儿保健护理工作，将小儿年龄划分为以下七期。

（一）胎儿期

从受精卵的形成到小儿出生统称为胎儿期，约40周。其中，从形成受精卵至未满

12 周为妊娠早期,自满 12 周至未满 28 周为妊娠中期,自满 28 周至婴儿出生为妊娠晚期。此期胎儿完全依靠母体生存,孕母的健康、营养、情绪状况对胎儿的生长发育影响极大,如孕期母亲感染、服药或营养缺乏等均可导致胎儿发育障碍,尤其是妊娠早期。

（二）新生儿期

从出生后脐带结扎起至生后足 28 天,称新生儿期。此期小儿脱离母体开始独立生活,体内外环境发生巨大变化,由于小儿机体各系统生理调节和适应能力差,易发生低体温、窒息、出血、溶血、感染等疾病。因此,新生儿期不仅发病率高,而且死亡率高（占婴儿死亡率的 1/2～2/3）,尤其以新生儿早期（生后第 1 周）死亡率最高。

胎龄满 28 周至出生后 7 天称围生期或围产期。

（三）婴儿期

从出生至满 1 周岁之前为婴儿期,又称乳儿期。此期为小儿出生后生长发育最迅速的时期,小儿对营养素及热量的需要量相对较高,但此期小儿的消化吸收功能尚不够完善,容易发生消化紊乱和营养障碍性疾病。此外,婴儿期抗病能力弱,从母体获得的免疫抗体逐渐消失,而自身免疫功能尚未成熟,易患感染性疾病。

（四）幼儿期

从 1 周岁后到满 3 周岁之前为幼儿期。此期小儿的体格生长速度较婴儿期减缓,智能发育较快;活动范围加大,与外界事物接触增多,语言、思维和社会适应能力逐渐增强,自主性和独立性不断发展,但对各种危险的识别能力不足,易发生意外创伤、中毒。此期小儿机体免疫功能仍低,传染性疾病的发病率仍较高;饮食从乳类转换为混合膳食,并逐渐过渡到成人饮食。

（五）学龄前期

3 周岁以后到入小学前（6～7 岁）为学龄前期。此期小儿的体格发育稳步增长,智能发育迅速,中枢神经系统发育趋向完善,好奇、多问、求知欲强,知识面不断扩大,有高度的可塑性;活动范围进一步扩大,喜模仿而又无经验,各种意外的发生仍较多;免疫功能逐渐增强,感染性疾病发病率减低,而急性肾炎、风湿热等免疫性疾病发病率增高。

（六）学龄期

从入小学（6～7 岁）到进入青春期前为学龄期（相当于小学阶段）。此期小儿体格发育仍稳步增长,除生殖系统外其他器官的发育已接近成人水平。智能发育较前更成熟,理解、分析、综合等能力增强,是接受科学文化教育的重要时期;感染性疾病的发病率较前降低,而近视、龋齿的发病率增高;因学校生活、课业给儿童带来压力,此期一些儿童常因适应困难而影响身心健康。

（七）青春期

女孩从 11～12 岁开始到 17～18 岁,男孩从 13～14 岁开始到 18～20 岁称青春期（相当于中学阶段）。此期体格发育突然加速,生殖系统迅速发育,第二性征逐渐明显,是小儿生长发育的第二次高峰。此期女孩出现月经,男孩发生遗精,但个体差异较大。此阶段由于神经内分泌的调节功能不够稳定,且与社会接触增多,受外界环境的影响不断加大,常可引起心理、行为、精神方面的问题。此期常见的健康问题有痤疮、贫血等。女孩还可出现月经不规律、痛经等。

二、各年龄期小儿的保健重点

(一)胎儿期保健重点

胎儿期保健重点是做好孕期保健工作。

(二)新生儿期保健重点

新生儿期保健是儿童保健的重点。

1. 出生时的护理

产房室温应保持在25～28 ℃。新生儿娩出后应迅速清理口腔内黏液,保证呼吸道通畅;严格消毒、结扎脐带;记录出生时评分、体温、呼吸、心率、体重与身长;提倡母婴同室,尽早喂母乳。新生儿出院回家前应根据要求进行先天性遗传代谢病(目前开展的有先天性甲状腺功能低下和苯丙酮尿症)筛查和听力筛查。

2. 新生儿居家保健

①新生儿居室应安置在阳光充足、空气流通的环境中,备有空调及空气净化装置。足月新生儿室内温度应保持在22～24 ℃,湿度在55%～65%。新生儿尤其是低体重儿在寒冷季节更应注意保暖,夏季应避免室内温度过高。②及早开奶、按需哺乳。新生儿断脐后即可吮吸母亲双侧乳房,吮吸刺激可使母乳分泌早、分泌多。目前,提倡的产后母婴同室制度是保证母乳喂养的一项重要措施。③新生儿免疫功能弱,皮肤、黏膜娇嫩,脐带残端是一个感染的门户,预防感染十分重要。保持居室空气清新;婴儿用具要专用;食具用后要煮沸消毒;尽量减少探视,家人感冒时必须戴口罩,避免交叉感染;及时接种卡介苗和乙肝疫苗。④刺激感知觉,通过亲人间的拥抱、良性触摸、哺乳等,加强亲子间的感情,对小儿心理社会的发展有好处。

(三)婴儿期保健重点

此期保健重点如下:①提倡纯母乳喂养至4～6个月,部分母乳喂养或人工喂养婴儿则应选择配方奶粉。自4个月开始添加辅食,为断离母乳做准备。②定期健康检查,做好生长发育监测。③坚持户外活动,进行空气浴、日光浴和被动体操,以利于体格生长。④根据婴儿神经精神的发育规律,结合日常生活护理,应有计划、有目的地进行教养与训练,以促进婴儿感知觉、语言、运动、神经心理的发育。⑤完成基础免疫,预防传染病。⑥意外是婴儿最常见的死因之一,包括异物吸入、中毒、烧伤、烫伤、跌伤等,因此,应把婴儿放在安全地方,不可把婴儿单独留在家中,妥善放置药品、有毒物品,防止意外的发生。

(四)幼儿期保健重点

幼儿期是社会心理发育最为迅速的时期。此期儿童保健重点如下:①重视与幼儿的语言交流,通过做游戏、讲故事、唱歌等促进幼儿语言发育与运动能力的发展;②培养幼儿的独立生活能力,合理安排生活,养成良好的生活习惯,如睡眠、进食、排便、沐浴、游戏、户外活动等;③每隔3～6个月应进行一次体格检查;④预防异物吸入、烫伤、跌伤等意外。

(五)学龄前期保健重点

学龄前期儿童智力发育加快,是性格形成的关键时期。此期儿童保健的重点如下:①加强学前教育,培养良好的品德和性格、学习习惯;②预防溺水、外伤及食物中毒等意外事故的发生;③保证充足营养;④通过游戏、体育活动增强体质;⑤每年应进行1～2次体格检查,进行视力、龋齿、缺铁性贫血等常见病的筛查与矫治。

(六)学龄期与青春期保健重点

学龄期与青春期保健重点如下:①提供适宜的学习条件,培养良好的学习习惯,并加强素质教育;②加强体育锻炼,增强体质,培养毅力和意志力;③合理安排生活,供给充足营养,预防屈光不正、龋齿、脊柱异常弯曲、缺铁性贫血等常见病的发生;④进行法制教育,学习交通规则和意外伤害的防范知识;⑤在青春期对青少年应进行正确的性教育,培养良好道德品质,树立正确的人生观、价值观。

三、儿童保健具体措施

(一)营养与喂养

具体内容见项目一任务四。

(二)习惯的培养

1. 睡眠习惯

保证充足睡眠时间对各年龄阶段儿童来说都十分重要,6个月前婴儿保证每天睡15～20 h,1岁左右小儿保证每日睡15～16 h,幼儿保证每日睡12～14 h,学龄期的儿童保证每日睡眠9～10 h。从小培养儿童有规律的睡眠习惯:①1～2个月小婴儿尚未建立昼夜生活节律,胃容量小,可夜晚哺乳1～2次,但不应含奶头入睡。3～4个月后逐渐停止夜间哺乳,以延长夜间连续睡眠时间。②居室的光线应柔和,睡前避免过度兴奋,婴儿应有自己的固定位置的床位,使睡眠环境相对恒定。③应有相对固定的睡眠作息时间,不随意改变儿童的睡眠时间。④婴儿可利用固定乐曲催眠入睡,一旦夜间醒来,不拍、不摇、不抱、不可用喂哺催眠。对幼儿可用低沉声音重复讲故事帮助其入眠。

2. 进食习惯

从婴儿期开始就应注意训练儿童进食能力,培养良好的进食习惯。①随年龄的增长,夜间哺乳会影响婴儿白天的食欲,对辅食添加与断母乳造成困难,故在3～4个月后就应逐渐停止夜间哺乳。②4～6个月婴儿可逐渐添加辅食,使小儿适应多种食物的味道,减少以后挑食、偏食的发生。③7～8个月后学习用杯喝奶、水,以促进吞咽、咀嚼及口腔运动的协调发育。④9～10个月的婴儿开始有主动进食的要求,可先训练其自己抓取食物的能力,尽早让小儿学习自己用勺进食,促进眼、手协调动作,有益于手指肌肉发育,同时也使儿童的独立性、自主性得到发展。

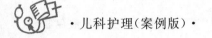

3. 排便习惯

随食物性质的改变和消化功能的成熟,婴儿大便次数逐渐减少到每日1~2次,此时便可开始训练坐便盆、定时排大便。当儿童会走路,有一定的语言理解和表达能力时,就可训练控制大小便。一般1岁左右的儿童可表示便意,2~3岁后夜间可不排尿。用尿布不会影响控制大小便能力的培养。

4. 卫生习惯

培养小儿良好的卫生习惯,定时洗澡、勤剪指甲、勤换衣裤,不随地大小便。婴儿在哺乳或进食后可喂少量温开水清洁口腔,不可用纱布等擦抹以免擦伤口腔黏膜和牙龈。2~3岁以后培养儿童自己早晚刷牙、饭后漱口、食前便后洗手的习惯。儿童应养成不喝生水、不食未洗净的瓜果和掉在地上的食物、不随地吐痰、不乱扔瓜果纸屑的良好卫生习惯。

(三)社会适应性的培养

培养儿童良好的社会适应能力是促进儿童健康成长的重要内容之一。儿童的社会适应性行为是各年龄阶段相应神经心理发展的综合表现,与家庭环境、育儿方式及儿童性别、年龄、性格密切相关。

1. 独立能力

应在日常生活中培养婴幼儿的独立能力,如自行进食、控制大小便、独自睡觉、自己穿衣鞋等。年长儿则应培养其独立分析、解决问题的能力。

2. 控制情绪

儿童控制情绪的能力与语言、思维的发展和父母的教育有关。婴幼儿的生活需要依靠成人的帮助,父母及时应答儿童的需要有助于儿童心理的正常发育。儿童常因要求不能满足而不能控制自己的情绪,故成人对儿童的要求与行为应按社会标准或予以满足,或加以约束,或预见性地处理问题,减少儿童产生消极行为的机会。用诱导方法而不用强制方法处理儿童的行为问题可以减少对立情绪。

3. 意志

在日常生活、游戏、学习中应该有意识地培养儿童克服困难的意志,增强其自觉、坚持、果断和自制的能力。

4. 社交能力

从小给予儿童积极愉快的感受,如:喂奶时不断抚摸孩子;与孩子眼对眼微笑说话;抱孩子和其说话、唱歌;孩子会走后,常与孩子做游戏。这些都会增强孩子与周围环境和谐相处的生活能力。培养儿童善良的品德,鼓励孩子帮助朋友,在游戏中学习遵守规则、团结友爱、互相谦让、与人相处。

5. 创造能力

人的创造能力与想象能力密切有关。启发式地向儿童提问题,引导儿童自己去发现问题和探索问题,可促进儿童思维能力的发展。通过做游戏、讲故事、绘画、听音乐、表演、自制小玩具等可以培养想象力和创造能力。

(四)计划免疫

具体内容见项目一任务五。

（五）定期健康检查

0～6岁的散居儿童和托幼机构的集体儿童应进行定期的健康检查,系统观察小儿的生长发育、营养状况,及早发现异常、采取相应干预措施。

1. 新生儿家庭访视

根据新生儿的生理特点,需进行3～4次家庭访视,即在新生儿出院后1～2天的初访,生后5～7天的周访,生后10～14天的半月访和生后27～28天的月访。高危儿应适当增加家庭访视次数。新生儿家庭访视主要由社区卫生服务中心的妇幼保健人员实施,访视的目的是早期发现问题,及时指导处理,降低新生儿的发病率或减轻发病的程度。访视内容包括:了解新生儿出生情况;了解新生儿面色、呼吸、哭声、吸乳能力、睡眠和大小便等情况;测量新生儿身长、体重、体温;检查新生儿皮肤、黏膜,尤其是脐带、臀部和皮肤皱褶处;检查新生儿有无先天畸形等。每次访视应有重点,根据具体情况进行有针对性的指导。

2. 监测体重

利用一张绘有0～2岁正常小儿体重曲线的生长发育监测卡,定期为小儿称量体重,把历次的体重值标记在监测卡上,观察小儿的体重曲线的增长趋向,从而判断小儿的营养状况,早期发现小儿营养状况的异常,早期采取干预措施。定期测量体重,一般是生后6个月内每个月1次,6～12个月每2个月测1次,1～2岁每3个月测1次。

3. 系统查体

根据婴幼儿生长发育的特点,对小儿定期系统查体,可以系统地了解生长发育和健康状况,早期发现发育缺陷和疾病,早期进行矫正和护理。定期检查的时间和次数应根据小儿生长发育的规律,1岁以内的婴儿在3、6、9、12个月时各检查1次,共4次;1～2岁小儿每半年检查1次,每年2次;3～6岁小儿每年检查1次。这种定期检查简称"四二一"体检。定期检查的内容包括:①体格测量及评价,3岁后每年测视力、血压1次。②询问小儿出生史、喂养史、生长发育史、预防接种史、疾病情况、家庭环境与教育等。③全身各系统体格检查。④常见病的定期实验室检查,如缺铁性贫血、寄生虫病等,对临床可疑佝偻病、微量元素缺乏、发育迟缓等疾病应做相应的进一步检查。

（六）体格锻炼

1. 户外活动

一年四季均可进行户外活动。户外活动可增加儿童对冷空气的适应能力,提高机体免疫力;接受日光直接照射还能预防佝偻病。婴儿出生后应尽早做户外活动,到人少、空气新鲜的地方,开始户外活动时间由每日1～2次,每次10～15 min,逐渐延长到1～2 h;冬季户外活动时应注意身体保暖。年长儿除恶劣气候外,鼓励多在户外玩耍。

2. 皮肤锻炼

（1）婴儿抚触　抚触时可用少量婴儿润肤霜使皮肤润滑,在婴儿面部、胸部、腹部、背部及四肢有规律地轻揉与捏握,每日早晚进行,每次15～20 min。按摩可刺激皮肤,有益于循环功能、呼吸功能、消化功能、肢体肌肉的放松与活动。皮肤抚触不仅给婴儿以愉快的刺激,同时也是父母与婴儿之间最好的情感交流方式之一。

（2）温水浴　温水浴可提高皮肤适应冷热变化的能力,不仅可保持皮肤清洁,还可促进新陈代谢,增加食欲,有利于睡眠和生长发育。冬季应注意保暖,做好温水浴前的准备工作,减少体表热能散发。

（3）擦浴　7～8个月以后的婴儿可进行身体擦浴。水温32～33℃,待婴儿适应后,水温可逐渐降至26℃。先将毛巾浸入温水中,拧至半干,然后在婴儿四肢做向心性擦浴,擦毕再用干毛巾擦至皮肤微红。

（4）淋浴　适用于3岁以上儿童,效果比擦浴更好。每日1次,水温35～36℃,浴后用干毛巾擦至全身皮肤微红。待儿童适应后,可逐渐将水温降至26～28℃。

3. 体育运动

（1）婴儿被动操　被动操是指由成人给婴儿做四肢伸屈运动。一般认为,被动操可促进婴儿大运动的发育、改善全身血液循环,适用于2～6个月的婴儿,以每日1～2次为宜。

（2）婴儿主动操　6～12个月婴儿大运动开始发育,可训练婴儿爬、坐、仰卧起身、扶站、扶走、双手取物等动作。

（3）幼儿体操　12～18个月幼儿走路尚不稳时,在成人的扶持下,帮助幼儿进行有节奏的活动。18个月至3岁幼儿可配合音乐做模仿操。

（4）儿童体操　如广播体操、健美操,以增进动作协调性,有益于肌肉、骨骼的发育。

（5）游戏、田径与球类运动　年长儿可利用器械进行锻炼,如木马、滑梯,还可进行各种田径、球类、舞蹈、跳绳等活动。

（七）意外伤害预防

1. 窒息与异物吸入

3个月以内的婴儿注意防止因被褥、母亲的身体、吐出的奶液等造成窒息;较大婴幼儿应防止食物、果核、果冻、纽扣、硬币等异物吸入气管。

2. 中毒

保证儿童食物的清洁卫生,防止食物在制作、储备、出售过程中处理不当所致的细菌性食物中毒。避免食用有毒的食物,如毒蘑菇、含氰果仁（苦杏仁、桃仁等）、白果仁（含白果二酸）、河豚、鱼苦胆等。药物应放置在儿童拿不到的地方;儿童内、外用药应分开放置;防止误服外用药造成的伤害。

3. 外伤

婴幼儿居室的窗户、楼梯、阳台、睡床等都应设有栏杆,防止从高处跌落。妥善放置开水、油、汤等,以免造成儿童烫伤。教育儿童不可随意玩火柴、煤气开关等危险物品。室内电器、电源应有防止触电的安全装置。

4. 溺水与交通事故

教育儿童不可独自或与小朋友去无安全防护的江河、池塘玩水。教育儿童遵守交通规则。

任务三　生长发育与健康评估

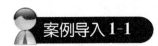

一家长带小儿来医院进行体格检查,结果如下:体重 10.5 kg,身长 80 cm,前囟已闭,出牙 12 颗,胸围大于头围。小儿父母体健,双亲无遗传病史,小儿出生后正常,母乳喂养至 6 个月后改人工喂养,按时添加辅食。既往体健,无创伤及惊厥史。

问题:

(1) 该小儿最可能的年龄是多少? 发育是否正常?

(2) 衡量该小儿营养状况、骨骼发育的最佳指标分别是什么?

(3) 该小儿动作、语言和适应性能力的发育达到什么水平?

生长发育是小儿不同于成人的重要特点,包含着机体的质和量的动态变化。生长是指小儿各器官、系统的长大和形态变化,可用测量工具测得,为量的改变;发育是指细胞、组织、器官的分化完善和功能上的成熟,为质的改变。生长与发育虽是两个不同的概念,但二者密切联系,不可分割。熟悉并掌握生长发育的规律,有助于儿科工作者正确评价小儿生长发育状况,并有针对性地给予干预,促进小儿健康成长。

子任务一　生长发育规律及其影响因素

一、生长发育的规律

(一) 连续性和阶段性

小儿生长发育是一个从量变到质变的连续的过程,但其速度具有阶段性。生后 6 个月内生长最快,尤其是头 3 个月,出现生后第一个生长高峰,之后生长速度逐渐减慢,至青春期又迅速加快,出现第二个生长高峰。

(二) 不平衡性

各系统、器官的发育快慢不同:神经系统发育最早;生殖系统发育最晚;淋巴系统则先快而后减慢;皮下脂肪发育在年幼时较发达;肌肉组织到学龄期才开始加速(图1-1)。

(三) 顺序性

小儿生长发育遵循由上到下、由近到远、由粗到细、由低级到高级、由简单到复杂的顺序规律。如:婴儿先会抬头,后会抬胸,再会坐、站和走(由上到下);先会抬肩和伸臂,再会控制双手的活动(由近到远);先会用全掌握持物品,再发展到能以手指端来捏取(由粗到细);先会画直线后会画圆、画人;先学会咿呀发音,而后学会说单字和句子(由简单到复杂);先学会感觉、认识事物,再发展到有记忆、思维、分析和判断(由低级到高级)。

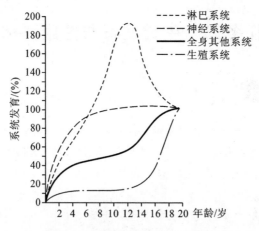

图1-1　生后主要系统的发育速度

（四）个体差异性

小儿生长发育虽然按一定规律发展，但由于机体内外因素的影响，存在着显著的个体差异。因此，生长发育无绝对的正常值、无绝对标准，而是有一定的正常范围。在判断小儿发育是否正常时必须考虑各种因素对个体的影响，并做连续动态的观察，才能对小儿发育情况作出正确的判断和评价。

二、影响生长发育的因素

影响小儿生长发育的两个最基本因素是遗传因素和外界环境因素。遗传决定了机体生长发育的潜力，外界环境因素影响着这个潜力，二者相互作用，决定小儿个体的生长发育水平。

（一）遗传因素

父母双方的遗传因素会影响小儿生长发育的特征、潜力、趋向。皮肤和头发的颜色、脸型特征、身高、性成熟的时间以及对疾病的易感性等都与遗传有关。一些遗传性代谢缺陷病、内分泌障碍、染色体畸变等对小儿生长发育均有显著影响。

性别也影响小儿的生长发育。女孩的语言、运动发育略早于男孩；女孩的青春期也早于男孩，而男孩由于青春期延续时间较长，最终的体格发育明显超越女孩。因此，评估小儿生长发育水平时男、女孩标准应分开。

（二）环境因素

1. 孕母状况

孕母的生活环境、营养、情绪、疾病等各种因素均会影响胎儿的宫内发育。妊娠早期的病毒感染可导致胎儿先天性畸形；孕母患严重营养不良可引起流产、早产和胎儿体格生长迟缓及脑的发育迟缓；孕母受到某些药物影响、放射线照射、环境毒物污染和精神创伤等，均影响胎儿发育。

2. 营养

充足和合理的营养是保证小儿健康成长极为重要的因素，年龄越小受营养因素的影响越大。长期营养不足会导致体重下降、身高不增及器官功能低下,影响小儿智力、心理和社会适应能力的发展。小儿摄入过多热量所致的肥胖也会影响其正常的生长发育。

3. 生活环境

良好的居住环境、卫生条件如阳光充足、空气新鲜、水源清洁等能促进小儿生长发育。健康的生活方式、科学的护理、正确的教养、和谐的家庭气氛、父母的爱抚、良好的学校和社会环境、适宜的锻炼和完善的医疗保健服务等,都是保证小儿生长发育达到最佳状态的重要因素。

4. 疾病

疾病对小儿生长发育的阻碍作用十分明显。急性感染常使体重减轻,慢性疾病可影响其身高和体重的增长;内分泌疾病常引起骨骼生长和神经系统发育迟缓;先天性疾病可影响小儿的体格和心智的发育。

5. 药物

药物也可影响生长发育。如长期大量使用氨基糖苷类抗生素可致听力减退,甚至耳聋;长期应用肾上腺皮质激素可致身高增长速度减慢,尤其是在成长的关键时期对成长易造成永久性影响。

子任务二 体格发育及评价

一、体格生长常用指标及测量方法

(一)体重

体重为各器官、组织和体液的总重量。

1. 增长规律及估算公式

新生儿出生体重平均为 3 kg,生后前半年增长最快,每月平均增加 600~800 g,是生长的第一个高峰,后半年每月平均增加 300~400 g,3~5 个月时体重是出生时的 2 倍(6 kg),1 周岁时增至出生时的 3 倍(9 kg),2 岁时体重约为出生时的 4 倍(12 kg),2 岁后到青春前期体重增长减慢,每年增长约 2 kg。体重估算公式如下:

$$1\sim6\ 个月小儿体重(kg)=出生体重(kg)+月龄\times0.7$$

$$7\sim12\ 个月小儿体重(kg)=出生体重(kg)+6\times0.7+(月龄-6)\times0.4$$

$$2\sim12\ 岁小儿体重(kg)=(年龄-2)\times2+12$$

12 岁以后为青春发育阶段,受内分泌影响,体重增长较快,不能按上述公式推算。正常同年龄、同性别儿童的体重增长存在个体差异,其波动范围不超过正常值的 10%。

2. 临床意义

体重是评价小儿体格生长尤其是营养状况的重要指标,也是临床上计算药量、输液量的重要依据。

3. 测量方法

在晨起空腹排尿排便后或进食后 2 h 测量,脱去衣、帽、鞋、袜,只剩单衣、裤。小婴儿用盘式杆秤测量,准确读数至 10 g;年幼儿用载重 50 kg 的杠秤测量,准确读数至 50 g;7 岁以上小儿用载重 100 kg 的站式杠秤测量,准确读数不超过 100 g。

（二）身高（长）

身高（长）是指从头顶到足底的垂直长度。3 岁以下小儿采用仰卧位测量,称身长。3 岁以后小儿采用立位测量,称身高。

1. 增长规律及估算公式

新生儿出生时平均身长约为 50 cm,身长的增长规律与体重相似,年龄越小增长越快。第一年身长平均增加 25 cm,1 周岁时达到 75 cm。第二年增长速度减慢,2 周岁时达到 85 cm。2 岁以后身高稳步增长,至青春期前平均每年增长 5～7 cm。

2～12 岁小儿身高可按下列公式估算:

$$2～12 岁小儿身高(cm) = 年龄 \times 7 + 70$$

青春期出现身高增长的第二个高峰期,不能按上式推算。同年龄、同性别儿童的身高增长存在个体差异,其波动范围一般不超过正常值的 20%。

2. 临床意义

身高（长）是反映骨骼发育的重要指标。身高（长）可分为上部量及下部量。从头顶至耻骨联合上缘的长度为上部量,从耻骨联合上缘至足底的长度为下部量。新生儿的上部量占身长的 60%,下部量占身长的 40%,中点在脐上。2 岁时中点在脐下,6 岁时中点移至脐与耻骨联合上缘之间,12 岁时上、下部量相等,中点在耻骨联合上缘(图 1-2)。某些疾病可使身体各部分比例失常,因此,临床上需要分别测量上部量和下部量,以检查其比例关系。

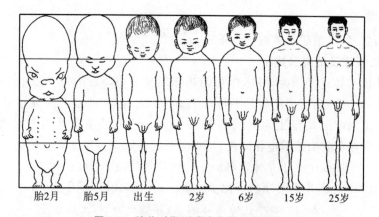

图 1-2　胎儿时期到成人身体各部比例

胎2月　胎5月　出生　2岁　6岁　15岁　25岁

3. 测量方法

测量婴幼儿时,脱去鞋帽,仰卧于测量板上,头顶贴测量板顶端,测量者左手按住小儿两膝,使双下肢伸直,右手推动滑板贴至足底,读出身长厘米数。儿童立位测量时,脱去鞋帽,站在立位测量器上,取立正姿势,测量者移动量板贴紧头顶,读出身高厘米数。

（三）坐高

由头顶至坐骨结节的长度称坐高。3 岁以下小儿仰卧位测量,称顶臀长。

1. 增长规律

出生时坐高占身长的 66%,以后下肢增长比躯干快,坐高占身长的百分数逐渐下降,4 岁时为 60%,6～7 岁时小于 60%。此百分数显示了身体上、下部比例的改变,反映了身材的均匀性,比坐高绝对值更有意义。

2. 临床意义

坐高主要反映头颅与脊柱的生长情况。

3. 测量方法

婴幼儿平卧于测量板上,测量者一手提起小儿两腿,膝关节屈曲,使大腿与底板垂直,骶骨紧贴底板,另一手移动足板紧压臀部,读出顶臀长厘米数。3 岁以上小儿测量时,坐于坐高计上,身体先前倾,使骶部紧靠量板,再挺身坐直,大腿靠拢紧贴凳面与躯干成直角,膝关节屈曲成直角,两脚平放,移下头板与头顶接触,读出坐高厘米数。

（四）头围

经眉弓上方、枕后结节绕头一周的长度称头围。

1. 增长规律

生后 2 年内头围增长迅速。出生时头围平均为 34 cm,6 个月时 44 cm,1 岁时 46 cm,2 岁时 48 cm,5 岁时 50 cm,15 岁时头围接近成人,为 54～58 cm。

2. 临床意义

头围反映脑和颅骨的发育程度。头围测量在 2 岁前最有价值。头围过小常提示脑发育不良,头围过大常提示脑积水。

3. 测量方法

测量者将软尺 0 点固定于小儿头部一侧眉弓上缘,使软尺紧贴头皮绕枕骨结节最高点至另一侧眉弓上缘回至 0 点,读出厘米数。

（五）胸围

沿乳头下缘水平绕胸一周的长度称胸围。

1. 增长规律

出生时胸围平均为 32 cm,比头围小 1～2 cm。1 岁时胸围与头围大致相等,约 46 cm,1 岁以后胸围超过头围。1 岁至 12 岁,胸围超过头围的厘米数约等于小儿岁数减 1。

2. 临床意义

胸围反映胸廓、胸背肌肉、皮下脂肪及肺的发育程度。

3. 测量方法

小儿取仰卧位或立位,两手自然平放或下垂,测量者将软尺 0 点固定于一侧乳头下缘(乳腺已发育的女孩,固定于胸骨中线第 4 肋间),将软尺紧贴皮肤,经背部两侧肩胛骨下缘回至 0 点,取平静呼气、吸气时测量的中间读数或平均数。

（六）上臂围

沿肩峰与尺骨鹰嘴连线中点的水平绕上臂一周的长度称上臂围。

1. 增长规律

生后第一年内上臂围的增长迅速,尤其前半年很快。1～5 岁间增长缓慢。在测量体重、身高不方便的地区,可测量上臂围以普查小于 5 岁的小儿的营养状况。

2. 临床意义

上臂围反映上臂骨骼、肌肉、皮下脂肪和皮肤的发育水平,常用于评估小儿营养状况。评估标准:上臂围大于 13.5 cm 为营养良好;12.5～13.5 cm 为营养中等;小于 12.5 cm 为营养不良。

3. 测量方法

小儿取立位、坐位或仰卧位,两手自然平放或下垂。软尺 0 点固定于肩峰与尺骨鹰嘴连线中点,沿该点水平紧贴皮肤绕上臂一周,回至 0 点,读数记录精确至 0.1 cm。

二、与体格生长有关的其他发育

(一) 前囟

前囟为顶骨和额骨边缘形成的菱形间隙(图 1-3)。

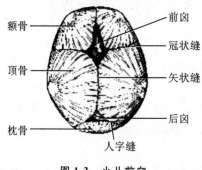

图 1-3 小儿前囟

1. 增长规律

出生时前囟为 1.5～2.0 cm,以后随头围的增大而略有增大,6 个月开始逐渐变小,1～1.5 岁闭合。

2. 临床意义

前囟是衡量颅骨骨化与脑发育的指标。前囟早闭或过小见于小头畸形患儿;晚闭或过大见于佝偻病、先天性甲状腺功能减退症或脑积水患儿;前囟饱满常提示颅内压增高,多见于脑炎、脑膜炎、脑肿瘤、脑积水患儿;前囟凹陷见于脱水或极度消瘦者。

3. 测量方法

测量菱形两对边中点连线的长度。

(二) 脊柱的发育

小儿出生时,脊柱仅轻微后凸。在以后的生长发育过程中,逐渐出现三个生理弯曲:3 个月左右随着婴儿会抬头,出现第一个生理弯曲——颈部脊柱前凸;6 个月左右会坐时,出现第二个生理弯曲——胸部脊柱后凸;1 岁以后能站立时,出现第三个生理弯曲——腰部脊柱前凸。这些生理弯曲的形成,能使身体保持平衡并直立行走,6～7岁时这些弯曲被脊柱两侧韧带固定。影响脊柱发育的因素有骨质病变(骨结核)、坐姿、站姿等。

（三）牙齿

小儿牙齿包括乳牙和恒牙。

1. 增长规律

小儿4～10个月（平均6个月）开始萌出乳牙，乳牙萌出顺序与排列顺序不一致，一般从下到上成对出现（图1-4）。2～2.5岁时乳牙出齐，共20个。2岁以内乳牙数目＝月龄－（4～6）。乳牙萌出时间个体差异较大，与遗传、内分泌、食物性状有关。

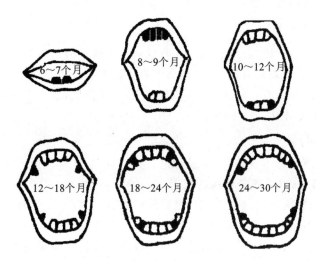

图1-4 小儿乳牙萌出顺序

6岁左右开始出恒牙，即第一磨牙，7～8岁开始乳牙按萌出顺序逐个脱落换之以恒牙。12岁左右出第二磨牙，18岁以后出第三磨牙（智齿），但也有人终身不出此牙。恒牙一般20～30岁出齐，共32个。

2. 临床意义

牙齿的发育与骨骼的发育有一定的关系。出牙为生理现象，出牙时个别小儿可出现低热、流涎、睡眠不安、烦躁等反应。某些疾病如较严重的营养不良、佝偻病、甲状腺功能减退症、先天愚型等的患儿出牙延迟，牙釉质变差。医护人员要定期进行小儿口腔保健，开展口腔卫生的健康教育。

子任务三 神经心理发育及评价

小儿的神经心理发育主要是指感知、运动、语言的发育以及记忆、思维、情感、性格等一些心理活动的发展。它直接关系到智力的发育，是儿童健康成长的一个极其重要的方面。小儿的神经心理发育大量反映为日常的行为，因此也称之为行为发育。

一、神经系统的发育

（一）脑发育

胎儿时期神经系统发育最早，尤其是脑的发育最为迅速。年龄越小，脑的生长发育速度越快，出生时脑的重量约为370 g，相当于体重的10%～12%，1岁时约为出生时的 2 倍,2 岁时约为出生时的 3 倍。出生后脑重量和体积的增加主要表现在脑细胞体积的增大、树突的增多加长以及神经髓鞘的形成和发育。新生儿脑的形态和结构与成人无明显差别,有主要的沟和回,但脑回较宽,脑沟较浅,皮层较薄;大脑皮层神经细胞的数目与成人的相同,但细胞分化较差,3 岁时细胞分化基本完成,8 岁时已接近成人水平;神经髓鞘形成不完善,兴奋和抑制的神经冲动传导速度慢且容易扩散而产生泛化现象,因此婴幼儿睡眠的时间长,遇到各种较强的刺激易出现惊厥、昏迷,神经纤维的髓鞘化到 4 岁时基本完成。

(二)脊髓的发育

小儿出生时脊髓的结构已较完善,功能也基本具备。但出生后脊髓的发育和脊柱的发育不平衡,脊髓的发育落后于脊柱,出生时脊髓末端位于第 3、4 腰椎水平,4 岁时退到第 1、2 腰椎之间。故婴幼儿腰椎穿刺进针的位置要低,以第 4、5 腰椎间隙较为安全,4 岁后可与成人相同。

(三)神经反射

小儿神经系统发育不成熟,神经反射也有其特点。

1. 出生时存在,以后逐渐消失的反射

如觅食反射、拥抱反射、握持反射、吸吮反射、颈肢反射等出生时存在,以后逐渐消失。一般觅食反射、拥抱反射、握持反射出生后 3～4 个月消失,颈肢反射出生后 3～6 个月消失,吸吮反射出生 4 个月后渐被主动的进食动作代替而逐渐消失。这些反射如生后缺乏、短期存在后消失、该消失时仍存在均为病理状态。

2. 出生时存在,终生不消失的反射

角膜反射、瞳孔反射、结膜反射、吞咽反射,这些反射减弱或消失,提示神经系统有病理改变。

3. 出生时不存在,以后逐渐出现并终身存在的反射

腹壁反射、提睾反射等在新生儿期不易引出,到 1 岁时才稳定。提睾反射正常情况下可有轻度不对称。

4. 病理反射

2 岁以内引出踝阵挛、巴宾斯基(Babinski)征阳性可为生理现象,若单侧阳性或 2 岁后仍出现结合临床考虑是否为病理现象。

二、感知觉的发育

(一)视感觉

新生儿的视觉不敏锐,只能看清 15～20 cm 距离内的事物;2 个月起可协调地注视物体;3～4 个月时头、眼的协调较好,喜欢看自己的手;4～5 个月开始认识母亲;6～7 个月喜欢鲜艳的颜色,目光可随上下移动的物体垂直方向转动;8～9 个月可注视远距离的物体;18 个月时已能区别各种形状;2 岁时能区别垂线与横线;5 岁时能区别各种颜色;6 岁以后,视深度已充分发展,视力达到 1.0。

(二)听感觉

听感觉发育与小儿的语言发育直接相关。新生儿出生时中耳内有羊水潴留,听力差;生后 3～7 日听觉良好;3～4 个月时头可转向声源,出现定向反应,听到悦耳声音时会微笑;6 个月时能区别父母的声音;7～9 个月时能确定声源,区别语气及言语的意义;1 岁时能听懂自己的名字;2 岁时可区别不同声音;4 岁时听觉发育完善。

(三)味觉和嗅觉

新生儿味觉和嗅觉已发育成熟,能辨别酸、甜、苦、咸等味道,闻到乳香会寻找乳头;3～4 个月时能区别好闻与难闻的气味;4～5 个月的婴儿对食物的微小改变已很敏感,是味觉发育的关键期,此时应合理添加各类辅食,以适应多种不同味道的食物。

(四)皮肤感觉

皮肤感觉包括触觉、痛觉、温度觉和深感觉。新生儿触觉很灵敏,其敏感部位是眼、唇、口周、手掌及足底等,触之可有眨眼、张口、缩回手足等动作,而前臂、大腿、躯干部触觉则较迟钝;6 个月左右皮肤有定位能力。新生儿已有痛觉,但反应迟钝,2 个月后才逐渐完善。新生儿温度觉很灵敏,环境温度骤降时即啼哭,在温暖环境中则安静。2～3 岁时能通过皮肤与手眼协调一致的活动区分物体的大小、软硬和冷热等属性。5 岁时能辨别体积相同、重量不同的物体。

(五)知觉

知觉主要有物体知觉、空间知觉、时间知觉和运动知觉等。小儿在 6 个月以前,主要是通过感觉认识事物,6 个月后,通过看、咬、摸、闻、敲击等活动,对物体的形状、大小、质地及颜色等产生初步的综合性知觉。1 岁小儿开始有空间和时间知觉,3 岁能辨上下,4 岁能辨前后,5 岁能辨左右。4～5 岁时有早上、晚上、今天、明天、昨天的时间概念,5～6 岁时能区别前天、后天、大后天,一般 10 岁时能掌握秒、分、时、月、年等概念。

三、运动功能的发育

运动功能可分为大运动和细运动两大类。

大运动包括颈肌和腰肌的平衡性活动,细运动指手的精细捏弄动作。

小儿运动功能的发育遵循一定规律:①由上到下(如先会抬头,后会坐、站立);②由近到远(如先会抬肩、伸臂,后有手指动作的控制能力);③由不协调到协调;④由粗动作到细动作(如先会全掌握持物品,后会手指端捏取);⑤先有正向动作后有反向动作(如先抓后放,先向前走,后倒退走)。

(一)大运动发育

1. 抬头

新生儿俯卧位时能抬头 1～2 s,3 个月时抬头较稳,4 个月时抬头很稳并能自由转动。

2. 翻身

婴儿 5 个月时能从仰卧位翻至俯卧位,6 个月时能从俯卧位翻至仰卧位。

3. 坐

婴儿 6 个月时能双手向前撑住独坐，8 个月时能坐稳并能左右转身。

4. 爬

婴儿 7～8 个月时已能用手支撑胸腹，使上身离开床面或桌面，有时能在原地转动身体；8～9 个月时可用上肢向前爬；12 个月左右爬时可手膝并用；18 个月时可爬上台阶。

5. 站、走、跳

婴儿 5～6 个月扶立时双下肢可负重，并上下跳动；9 个月时可扶物站立；11 个月时可独自站立片刻；15 个月时可独自走稳；18 个月时能跑，能倒退行走；2 岁时能双足跳；3 岁时能双足交替走下楼梯。

大运动发展的过程可归纳为"二抬四翻六会坐，七滚八爬周会走"（数字代表月龄）。

（二）细运动发育

新生儿两手握拳不易松开，婴儿 3～4 个月时可自行玩手，开始有意识地用双手取物；6～7 个月时能用单手抓物，出现换手及捏、敲等探索性动作；9～10 个月时可用拇指、食指取物；12～15 个月时学会用匙，乱涂画；18 个月时能叠 2～3 块方积木；2 岁时可逐页翻书；3 岁时在成人的帮助下会穿衣服，能画圆圈及直线；4 岁时能独自穿、脱简单的衣服。

四、语言的发育

语言与智能有直接关系。小儿语言的发育除受语言中枢控制外，还需要正常的听觉和发音器官，同时，周围人群经常与儿童进行语言交流是促进语言发育的重要条件。语言发育经过发音、理解和表达三个阶段。

1. 发音阶段

新生儿已会哭叫，婴儿 2 个月能发喉音，3 个月能发"啊""伊""呜"等元音，6 个月时出现辅音，7～8 个月能发"爸爸、妈妈"等语音，10 个月时能有意识地叫"爸爸、妈妈"。

2. 理解阶段

婴儿在发音过程中逐渐理解语言，通过视觉、触觉与听觉的联系，逐步理解一些日常用品，如奶瓶、电灯等。

3. 表达阶段

在理解的基础上，小儿学会表达语言。1 岁开始会说单词，以后可组成句子；先会用名词，后会用代名词、动词、形容词、介词等；从讲简单句发展为复杂句。

语言的发育对小儿神经、心理的发展起着重要作用。应有目的地对小儿进行语言训练，提供适合语言发展的环境，鼓励家长与小儿进行交流，以促进小儿的语言发育。

小儿动作、语言和适应性能力的发育过程见表 1-1。

表 1-1 小儿动作、语言和适应性能力的发育过程

年　　龄	粗细动作	语　　言	适应周围人和物的能力与行为
新生儿	无规律,不协调动作,紧握拳	能哭叫	铃声使全身活动减少
2 个月	直立位及俯卧位时能抬头	发出和谐的喉音	能微笑,有面部表情,眼随物转动
3 个月	仰卧位时能转为侧卧位,用手摸东西	咿呀发音	头可随看到的物品或听到的声音转动180°,注意自己的手
4 个月	扶着髋部时能坐,或在俯卧位时用两手支持抬起胸部,手能握持玩具	笑出声	抓面前物体,自己玩手,见食物表示喜悦,较有意识地哭和笑
5 个月	扶腋下能站直,两手能各握玩具	能喃喃地发出单调音节	伸手取物,能辨别人声,望镜中人笑
6 个月	能独坐一会儿,用手摇玩具	发"不、呐"等辅音	能辨别熟人和陌生人,自拉衣服,自握玩具玩
7 个月	会翻身,自己独坐很久,将玩具从一手换到另一手	能发出"爸爸""妈妈"等语音,但无意识	能听懂自己的名字,自握饼干吃
8 个月	会爬,会自己坐起来和躺下去,会扶栏杆站起来,会拍手	能重复大人所发的简单音节	注意观察大人的行为,开始认识物体,两手会传递玩具
9 个月	试着独站,会从抽屉中取出玩具	能懂几个较复杂的词,如"再见"等	看到熟人会手伸出来要人抱,能与人合作游戏
10~11 个月	能独站片刻,扶椅或推车能走几步,能用拇、示指对指拿东西	开始用单词,能用一个单词表示多意义	能模仿成人的动作,招手说"再见",抱奶瓶自食
12 个月	能独走,弯腰拾东西,会将圆圈套在木棍上	能说出物品的名字,如灯、碗等,指出自己的手、眼等主要部位	对人和事物有喜憎之分,穿衣能合作,自己用杯喝水
15 个月	走得好,能蹲着玩,能叠一块方木	能说出几个词和自己的名字	能表示同意或不同意

续表

年　　龄	粗细动作	语　　言	适应周围人和物的能力与行为
18个月	能爬台阶,有目标地扔皮球	能认识并指出自己身体的各个部位	会表示大小便,懂命令,会自己进食
2岁	能双脚跳,手的动作更准确,会用勺子吃饭	能说出2～3个字构成的句子	能完成简单的动作,如拾起地上的物品,能表达喜、怒、怕
3岁	能跑,会骑三轮车,会洗手、洗脸,会穿、脱简单的衣服	能说短歌谣,数几个数	能认识画上的东西,认识男女,自称"我",表现自尊心、同情心,怕羞
4岁	能爬梯子,会穿鞋	能唱歌	能画人像,初步思考问题,记忆力强,好发问
5岁	能单腿跳,会系鞋带	开始识字	能分辨颜色,数10个数,知道物品用途及性能
6～7岁	参加简单劳动,如扫地、擦桌子、剪纸、泥塑、结绳等	能讲故事,开始写字	能数几十个数,可进行简单加、减运算,喜欢独立自主,形成性格

五、心理活动的发展

心理的发展过程是人对客观现实的反映活动不断扩大、改善和充实的过程。人的心理活动包括感觉、记忆、思维、想象、情绪、性格等方面。小儿出生时不具有心理现象,当形成条件反射时即标志着心理活动开始发育,且随年龄增长而逐步发展。

（一）注意的发展

注意是人的心理活动对一定事物的指向和集中,是认知过程的开始。注意可分无意注意和有意注意,前者为自然发生的,不需要任何努力,后者为自觉的、有目的的行为。新生儿已有非条件性的定向反射,如大声说话能使其停止活动。婴儿以无意注意为主,3个月开始能短暂地集中注意人脸和声音,强烈的刺激能成为小儿无意注意的对象。随年龄增长、活动范围扩大及动作语言的发育,小儿逐渐出现有意注意,但幼儿时期注意的稳定性差,易分散和转移;5～6岁后小儿才能很好地控制自己的注意力;11～12岁后儿童注意力的集中性和稳定性提高,注意力的范围也不断扩大。

（二）记忆的发展

记忆是一个复杂的心理活动过程,包括识记、保持和回忆。回忆又可分再认和重现。5～6个月的婴儿虽能再认母亲,但直到1岁后才有重现。婴幼儿时期的记忆特点是以机械记忆为主,记忆的时间短、内容少、精确性差,较易记忆带有欢乐、愤怒、恐惧等情绪的事情;学龄前儿童对有兴趣并能激起强烈情绪体验的事物较易记忆且保持持久;学龄儿童的有意记忆能力增强,记忆的内容拓宽,复杂性增加。

（三）思维的发展

思维是人应用理解、记忆和综合分析能力来认识事物的本质和掌握其发展规律的一种精神活动,是心理活动的高级形式。1岁以后的小儿开始产生思维。婴幼儿的思维为直觉活动思维,如拿着玩具汽车边推边说"汽车来了",当玩具汽车被拿走时,游戏活动则停止。学龄前儿童则以具体现象思维为主;学龄儿童逐渐学会了综合、分析、分类、比较等抽象思维方法,使思维具有目的性、灵活性和判断性,独立思考的能力有了进一步的提高。

（四）想象的发展

想象是人在感知客观事物后,在大脑中创造出以往未遇到过或将来可能实现的事物形象的思维活动,常常通过讲述、画图、写作、唱歌等表达出来。新生儿无想象能力;1~2岁仅有想象萌芽;3岁后想象内容逐渐增多;学龄前儿童想象力有所发展,但想象的主题易变;学龄儿童有意想象和创造性想象迅速发展。

（五）情绪、情感的发展

情绪是活动时的兴奋心理状态,是人们对事物情景或观念所产生的主观体验和表达。新生儿因不适应宫外环境,常表现为不安、啼哭等消极情绪,而抚摸、搂抱、哺乳等则可使其情绪愉快;6个月后能辨认亲人,易产生对亲人的依恋及分离性焦虑情绪,9~12个月时依恋达高峰。婴幼儿情绪表现特点为时间短暂,反应强烈,易变化,易冲动,外显而真实。随年龄增长和与周围人交往的增加,小儿逐渐能有意识地控制自己的情绪,情绪反应渐趋稳定,情感也日益分化,产生信任感、安全感、荣誉感、责任感、道德感。

（六）意志的发展

意志是自觉地、有目的地调节自己的行为,克服困难以达到预期目的或完成任务的心理过程。新生儿无意志,随着年龄的增长,语言、思维能力的不断提高,社会交往的增多,在成人教育的影响下,小儿的意志逐步形成和发展。在日常生活、游戏和学习过程中,应注意培养小儿的"自觉、坚持、果断、自制"等积极意志品质,增强其自制能力、责任感和独立性。

（七）性格的发展

性格是个体在客观现实中形成的稳定态度和习惯化的行为方式。性格是重要的个性心理特征,由于每个人都有特定的生活环境和自己的心理特点,因此表现在兴趣、能力、性格、气质等方面的个性各不相同。婴儿期由于一切需要均依赖成人,逐渐建立对亲人的依赖性和信赖感。幼儿时期小儿已能独立行走,说出自己的需要,自我控制大小便,故有一定自主感,但又未脱离对亲人的依赖,常出现违拗言行与依赖行为交替现象。学龄前期小儿生活基本能自理,主动性增强,但主动行为失败时易出现失望和内疚。学龄儿童开始正规学习生活,重视自己勤奋学习的成就,如不能发现自己学习潜力将产生自卑。青春期少年体格生长和性发育开始成熟,社交增多,心理适应能力加强,但容易波动,在感情问题、伙伴问题、职业选择、道德评价和人生观等问题上,如处理不当易发生性格变化。

案例讨论1-1

（1）每6～8人一组，在教师的引导下，学生对案例导入1-1进行分组讨论。

（2）每组学生写出案例讨论报告，交老师批阅。

（3）老师点评、归纳总结。

任务四 小儿营养与喂养

子任务一 小儿能量与营养的需要

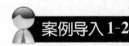

案例导入1-2

红红、花花是两个健康的小朋友，红红8个月、花花4岁，家长咨询小儿营养与喂养有关知识。

问题：

（1）红红、花花每日需能量、水量分别为多少？

（2）他们每日所需的能量由哪些营养素提供？主要消耗在哪些方面？

一、能量的需要

能量是维持机体新陈代谢所必需的，主要依靠食物中蛋白质、脂肪和碳水化合物三大营养素供给。1 g蛋白质产能4 kcal（16.8 kJ），1 g脂肪产能9 kcal（37.8 kJ），1 g碳水化合物产能4 kcal（16.8 kJ）。能量单位是千卡（kcal）或千焦耳（kJ），换算关系：1 kcal＝4.18 kJ。

小儿能量的需要包括以下五个方面。

1. 基础代谢

基础代谢所需的能量是指在清醒、安静、空腹状态下，在18～25 ℃环境中维持人体体温、肌张力、循环、呼吸、胃肠蠕动及腺体分泌等生理活动所需的最低能量。小儿每日每千克体重基础代谢需要能量随年龄增长、体表面积的增加而减少，如婴儿每日约需55 kcal/kg（230 kJ/kg），7岁时每日约需44 kcal/kg（184 kJ/kg），12岁时每日约需30 kcal/kg（126 kJ/kg），接近成人。婴幼儿基础代谢所需能量占总能量的50％～60％。

2. 食物的特殊动力作用

食物的特殊动力作用所需的能量指摄入、消化、吸收及利用食物所需的能量。其能量的消耗与食物成分有关，如摄入的是蛋白质、脂肪和碳水化合物，可分别使代谢增加30％、4％和6％。婴儿摄取的食物含蛋白质较多，此项能量消耗占总能量的7％～8％，年长儿采用混合膳食，此项消耗约占5％。

3. 活动所需

活动所需主要为肌肉活动所需。不同的小儿活动所需能量差异较大,与其活动类型、活动量、活动强度、活动时间及年龄等有关。婴儿每日需 15～20 kcal/kg(63～84 kJ/kg),12～13 岁小儿每日可达 30 kcal/kg(126 kJ/kg)。当能量摄入不足时,小儿可表现为活动减少。

4. 生长发育所需

生长发育所需能量为小儿所特有,其需要量与生长速度成正比。1 岁以内婴儿生长最快,生长发育所需能量占总能量的 20%～30%,1 岁以后生长发育所需的能量减少,到青春期因体格发育再次加速发育而增加。

5. 排泄所需

排泄所需的能量指每日摄入的食物中不能被吸收而排出体外的部分所需要的能量。此项消耗不超过总能量的 10%。

以上五个方面的总和为总能量。总能量的需求存在个体差异,如年龄越小,总能量需要相对越大。常用能量的估算方法如下:婴儿每日约需能量 110 kcal/kg(460 kJ/kg),以后每增加 3 岁减去 10 kcal/kg(42 kJ/kg),至 15 岁时每日约需 60 kcal/kg(250 kJ/kg)。能量长期供给不足,可发生营养不良;长期供给过多,可发生肥胖症。

二、营养素的需要

(一)产能营养素

1. 蛋白质

蛋白质是构成人体细胞和组织的基本成分,也是保证生理功能的重要物质。蛋白质供能约占总能量的 15%。小儿不仅需要蛋白质补充能量消耗,还要用于维持生长发育,故蛋白质的需要量相对比成人多,如人乳喂养儿每日需蛋白质 2 g/kg,牛乳喂养儿每日需 3.5 g/kg,植物蛋白喂养儿每日需 4 g/kg(因人乳蛋白质的生物价比牛乳的高,动物蛋白的生物价比植物蛋白的高)。含蛋白质丰富的食物有乳类、蛋、肉、鱼和豆类等。

蛋白质由 20 种氨基酸组成,其中 8 种体内不能合成,必须由食物供给,称为必需氨基酸。含必需氨基酸的蛋白质为优质蛋白(乳类、蛋、瘦肉等)。食物的合理搭配可达到蛋白质互补,使之更接近人体的需要,从而提高食物的生物价值。例如小米、麦和玉米等植物蛋白缺乏赖氨酸,而豆类富含赖氨酸,故小米、麦和玉米配以大豆食用即可优化赖氨酸。长期缺乏蛋白质,机体不能合成新生和修补机体的组织,只能降解人体蛋白质,导致蛋白质营养缺乏、生长发育迟缓、贫血、感染及水肿等;摄入过多,则通过肾脏排泄较多的含氮废物,使机体排出水分增加,出现慢性脱水,可发生便秘和消化不良等。

2. 脂肪

脂肪是供给能量的重要营养素,约占总能量的 35%。脂肪有助于脂溶性维生素的吸收,并有防止散热、保护脏器和关节等作用。婴幼儿每日需脂肪 4～6 g/kg。含

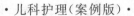

脂肪丰富的食物有乳类、肉、鱼及各种植物油等。脂肪长期缺乏,可引起营养不良和脂溶性维生素缺乏症;脂肪过多可引起腹泻及食欲不振。

3. 碳水化合物

碳水化合物是人体最主要的供能物质,约占总能量的 50%。婴儿每日需碳水化合物 12 g/kg。碳水化合物主要由谷类、根茎类食物以及食糖供给,蔬菜和水果中含量较少。当碳水化合物供应过多时,可转变成脂肪储存于体内,最初使小儿体重迅速增长,但因蛋白质摄入不足,易出现面色苍白、肌肉松软,呈泥膏样体质,有时还可出现水肿;反之供应不足时,机体则动用脂肪供给能量,可引起营养不良、酮症酸中毒。

(二)非产能营养素

1. 维生素

维生素是人体正常生理活动所必需的营养素,主要调节人体的新陈代谢,不产生能量。大多数维生素在体内不能合成,必须由食物供给。维生素分脂溶性维生素(如维生素 A、维生素 D、维生素 E、维生素 K)和水溶性维生素(如 B 族维生素和维生素 C)两大类,其中脂溶性维生素可储存于体内,无需每日供给,因排泄缓慢,缺乏时症状出现较迟,过量易中毒;水溶性维生素易溶于水,多余部分可迅速从尿中排泄,体内不能储存,需每日供给,缺乏后症状出现迅速,过量一般不发生中毒。

2. 矿物质

人体所需的矿物质有钙、磷、铁、铜、钾、碘、锌、镁等 50 余种,根据其在体内的含量分为常量元素和微量元素。每日膳食需要量在 100 mg 以上的元素为常量元素,又称宏量元素,如钙、磷、镁、钠、钾等为常量元素;铁、铜、锌及碘、硒、氟等为微量元素,微量元素虽然在体内含量很少,但与小儿生长发育密切相关。

(三)水

水是构成人体体液的主要成分,参与体内所有物质代谢和生理活动。年龄越小,需水量相对越多。婴儿每日需水量为 150 mL/kg,以后每增加 3 岁减去 25 mL/kg,至成人每日为 50 mL/kg。

(四)膳食纤维

膳食纤维主要来自植物的细胞壁,为不被小肠酶消化的非淀粉多糖。具有生理功能的膳食纤维包括纤维素、半纤维素、木质素、果胶、树胶、海藻多糖等。纤维素能吸收大肠水分,软化大便,增加大便体积,促进肠蠕动;半纤维素可结合铁、锌、钙、磷,使其吸收减少;木质素可吸附酸性化合物,如胆酸;果胶在吸水后可形成凝胶,有降低食物中糖密度、减少食饵性胰岛素分泌的功用。年长儿、青少年膳食纤维的适宜摄入量为每日 20～35 g,婴幼儿可从谷类、新鲜蔬菜和水果中获得一定量的膳食纤维。

案例讨论1-2

(1) 每 6～10 人一组,在教师的引导下,学生对案例导入 1-2 进行分组讨论。

(2) 每组学生写出案例讨论报告,交老师批阅。

(3) 老师点评、归纳总结。

子任务二 小儿喂养与膳食

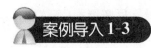

案例导入 1-3

一母亲来儿科保健门诊,诉其子年龄 4 个月,体重 5.0 kg,咨询小儿喂养知识。

问题:

(1) 作为一名护士,你认为该婴儿最理想的喂养方法是什么? 为什么?

(2) 如果该婴儿需人工喂养,现有全脂奶粉,你怎么给他配制出一日所需牛乳量?

(3) 针对辅食添加,你如何对该小儿家长进行健康教育?

小儿生长发育迅速,对营养素和能量的需要量相对较大,但由于其消化吸收功能尚未完善,容易发生消化紊乱和营养障碍性疾病,故小儿喂养非常重要。

一、婴儿喂养

婴儿喂养的方法有母乳喂养、混合喂养及人工喂养三种。其中母乳喂养最为理想。

(一) 母乳喂养

1. 母乳的成分

母乳的成分有一定的个体差异,同一乳母在产后的不同阶段乳汁成分也有差别。按照世界卫生组织(WHO)规定:产后 4 天内的乳汁为初乳;5～14 天的乳汁为过渡乳;14 天～9 个月的乳汁为成熟乳;10 个月以后的乳汁为晚乳。初乳量少,柠檬色,含脂肪较少而蛋白质(主要为免疫球蛋白)较多,并含初乳小球(充满脂肪颗粒的巨噬细胞及其他免疫活性细胞)及丰富的维生素 A、牛磺酸和锌,有利于新生儿的生长发育及抗感染。过渡乳总量增多,含脂肪多,蛋白质及矿物质逐渐减少。成熟乳的总量达到高峰,每天可达 700～1000 mL。晚乳在量和成分方面都不能满足小儿的需要。

2. 母乳喂养的优点

(1) 营养丰富,易于消化吸收 ①母乳所含蛋白质、脂肪、糖的比例适宜,为 1∶3∶6,易于吸收。②蛋白质以乳清蛋白为主,形成的凝块较小,有利于消化吸收,且含有较多的必需氨基酸。③脂肪中不饱和脂肪酸含量多(其中含丰富的亚油酸),脂肪颗粒小,含有脂肪酶较多,易于消化吸收。④碳水化合物以乙型乳糖为主,可促进双歧杆菌和乳酸杆菌的生长,抑制大肠杆菌生长,减少腹泻。丰富的乳糖部分可转变成乳酸,使肠腔内 pH 值下降,使钙盐易于溶解和吸收。⑤矿物质总量低,肾脏负担轻,且对胃酸中和作用小,易被婴儿吸收,吸收率远高于牛乳;钙、磷比例适宜,为 2∶1,易于吸收。⑥微量元素如锌、铜、碘较多,且吸收率高;铁含量虽与牛乳相同,但吸收率达 50%,比牛乳高 5 倍。

(2) 增强婴儿免疫力 母乳中含有较多的免疫因子,如母乳尤其初乳中含有 SIgA,能有效抵抗病原微生物的侵袭;母乳中含有较多的乳铁蛋白,其是重要的非特异性防御因子,对铁有强大的螯合能力,可夺走大肠杆菌、多数厌氧菌及白色念珠菌赖以生存的铁,从而抑制它们的生长;此外,母乳中含较多的溶菌酶(能水解、破坏革兰氏阳性菌细胞壁中的乙酰基多糖,增强机体的杀菌能力)、双歧因子(可促进双歧杆菌和乳酸杆菌的生长,使肠腔内 pH 值达 4～5,抑制大肠杆菌生长)、巨噬细胞(有抗白色念珠菌和大肠杆菌的能力);母乳中的催乳素可促进新生儿免疫功能的成熟。因此,母乳喂养的婴儿较少发生消化道感染、呼吸道感染和皮肤感染。

（3）促进神经系统发育　母乳中含有较多的必需氨基酸、不饱和脂肪酸、乳糖、牛磺酸和生长因子,有利于婴儿神经系统发育。

（4）增进母婴感情,促进小儿良好的心理-社会反应　母乳喂哺时,婴儿与母亲直接接触,通过逗引、拥抱、照顾、对视,达到母亲对婴儿的熟悉、了解,并使婴儿获得安全、舒适及愉快的感觉,有利于建立母子间的信任感,增进母婴感情,有利于婴儿心理和智能的发育。

（5）喂哺简便、经济　乳量随小儿生长而增加,吸乳速度合适、温度适宜、不易污染,省时省力又经济。

（6）对母亲有利　产后哺乳可刺激乳母分泌催乳素,促进子宫收缩、复原;可使月经推迟,有利于计划生育;还能减少母亲乳腺癌和卵巢癌的发病率。

人乳与牛乳主要成分及能量比较如表 1-2 所示。

表 1-2　人乳与牛乳主要成分及能量比较(以 100 g 计)

成　分	人　乳	牛　乳
蛋白质/g	1.2(乳清蛋白占 2/3)	3.5(酪蛋白占 4/5)
脂肪/g	3.8(不饱和脂肪酸较多)	3.7(饱和脂肪酸较多)
碳水化合物/g	6.8(乙型乳糖为主)	4.6(甲型乳糖为主)
钙/mg	33	125
钾/mg	55	138
磷/mg	15	99
铁/mg	0.15	0.1
盐类/g	2.0	7.5
能量/kJ	280	270

3. 母乳喂养的护理

（1）鼓励母乳喂养,宣传母乳喂养的优点。

（2）重视乳母健康,促进乳汁分泌。乳母的营养、睡眠、情绪等均能影响乳汁的分泌,故应保证乳母营养充足、睡眠充足、情绪愉悦。

（3）指导正确哺乳。①开始哺乳时间:尽早开奶,使母亲乳汁早分泌、多分泌。正常分娩新生儿后即可哺乳,可将新生儿裸体置于母亲胸前进行皮肤接触,同时吸吮乳头;剖宫产的母亲有应答反应后半小时内开始哺乳。②哺乳次数:生后 1～2 个月,按需哺乳,以促进乳汁分泌。2 个月以后,随婴儿吸乳量逐渐增多,可每 2～3 h 1 次,逐渐延长到 3～4 h 1 次,夜间暂停 1 次,一昼夜 6～7 次。每次哺乳时间为 15～20 min。

③哺乳方法：喂哺前，先给婴儿更换尿布，洗手，清洁乳头、乳晕。母亲最好取坐位，哺乳一侧的脚稍搁高，怀抱婴儿使其头、肩枕于母亲哺乳侧的肘弯，另一侧的食、中指轻夹乳晕两旁，用乳头刺激婴儿的下颌，使其张开嘴含住大部分乳晕及乳头，并能自由用鼻呼吸。当乳汁流速过快、婴儿有呛奶时，食、中指应轻夹乳晕两旁使流速减慢。一般先吸空一侧乳房再换另一侧，下次哺喂交替进行，以促进乳汁分泌并防止发生乳腺炎。哺乳完毕后，用食指轻压婴儿下颌，将乳头轻轻拔出。然后将婴儿竖抱，头部靠在母亲肩上，用手掌轻拍其背部，使吞咽下的空气排出。再将婴儿改为右侧卧位，以防呕吐造成窒息。

（4）观察奶量是否充足。每次哺乳时能听到婴儿的吞咽声；喂后能安静入睡或嬉戏自如；每天有 1 次量多或少量多次的软便和 10 余次小便；体重增加速度正常，则表示奶量充足。

（5）注意事项：①如有乳头内陷，应按摩、牵拉乳头或用吸奶器吸出乳汁。②如有乳头裂伤，应暂停直接哺喂，用吸奶器吸出乳汁，适当加温后用奶瓶哺喂，同时用鱼肝油软膏涂擦乳头，愈合后再直接哺喂。③如因排奶不畅或每次哺喂未将乳汁排空，使乳汁淤积在乳房内引起乳房肿胀（局部小硬块，有胀痛感），应让婴儿勤吸吮，必要时用吸奶器将乳汁吸尽，局部热敷并轻轻按摩，使其软化。若 1～2 天后肿块仍不退并出现局部皮肤发红、疼痛，乳母体温升高等，提示发生乳腺炎。④禁止小儿含母亲乳头睡觉，以防吸入性肺炎、窒息。

（6）哺乳禁忌证：凡是乳母患急慢性传染病如艾滋病、肝炎、结核病等，或心功能不全、慢性肾炎、糖尿病、恶性肿瘤、精神病、癫痫等严重疾病应停止哺乳。但乙肝病毒携带者并非禁忌，因乙肝的母婴传播主要发生在临产或分娩时，是通过胎盘或血液传播的。

（7）指导断奶。断奶要逐渐进行，应在小儿生后 4 个月开始添加含固体成分的辅食，8 个月开始逐步减少哺乳次数，先减少白天的，后减少晚上的，以辅食代替主食，使母子双方在生理、心理上做好准备，10～12 个月断奶。若遇婴儿患病或夏季炎热，可推迟断奶，但最迟不超过 1 岁半。

（二）混合喂养

混合喂养分补授法和代授法。

1. 补授法

当母乳分泌量不足而无法改善时，每次先喂母乳（将乳房吸空，利于乳汁分泌），后补充动物乳或其他代乳品，称为补授法。补授乳量按小儿食欲及母乳量而定。

2. 代授法

母乳充足，但因故不能按时哺喂，完全用动物乳或其他代乳品代替一至数次母乳，称为代授法。

（三）人工喂养

人工喂养指因各种原因 6 个月内婴儿完全用动物乳或其他代乳品喂养的一种方法。牛乳是最常用的代乳品。

1. 代乳品

（1）鲜牛乳　牛乳的成分：与人乳比较，其蛋白质虽含量高，但以酪蛋白为主，遇酸形成凝块较大；脂肪含量相似，但以饱和脂肪酸为多，又缺乏脂肪酶；碳水化合物含量少，产热不足，且以甲型乳糖为主，促进大肠杆菌生长；缺乏维生素；矿物质较多，可加重肾脏的负担，钙、磷比例不适宜（<2∶1），不易吸收；缺乏各种免疫因子，易被细菌污染。

牛乳的配制：通过稀释、加糖、煮沸改变牛乳性质，以适合婴儿用。稀释是为了降低酪蛋白、矿物质的浓度，减轻婴儿消化道负担，一般 2 周内的婴儿可予 2∶1 奶（2 份奶加 1 份水）喂养，以后逐渐过渡到 3∶1 或 4∶1 奶，满月后即可喂全奶。加糖是因为牛奶含糖量低，产热不够，通过加糖增加能量，一般每 100 mL 牛奶中加糖 5～8 g。煮沸是为了灭菌，并使乳凝块变小，易于消化。

牛乳量的计算：按每日所需的总能量和总液量来计算奶量，即婴儿每日需能量 110 kcal/kg（460 kJ/kg），需水 150 mL/kg；另外，每 100 mL 牛乳产热 66 kcal，1 g 糖产热 4 kcal，则 8％糖牛乳 100 mL 产热约 100 kcal（66 kcal＋8×4 kcal≈100 kcal）。

例：4 月龄婴儿，体重 6 kg，计算 8％糖牛乳量的方法如下。

每日需总能量：110 kcal/kg×6 kg＝660 kcal

需 8％糖牛乳量：660 mL（100 mL∶100 kcal＝x∶660 kcal）

需水量：150 mL/kg×6 kg＝900 mL

除牛乳外需水量：900 mL－660 mL＝240 mL

需 8％糖量：660 mL×8 g/100 mL＝52.8 g

将全天牛乳及水量平均分次哺喂。

（2）婴儿配方奶粉　调整牛奶中酪蛋白、钙磷比例，降低矿物质含量，添加乳清蛋白、不饱和脂肪酸、乙型乳糖、维生素 A、维生素 D、β 胡萝卜素、铁、锌等营养素，使其成分尽量接近母乳，可直接加水哺喂。不同月龄的婴儿应选择不同的配方奶粉。

（3）全脂奶粉　此指鲜牛奶经灭菌、浓缩等处理制成的干粉。按重量比 1∶8（1 g 奶粉加 8 g 水）或按容量比 1∶4（1 勺奶粉加 4 勺水）配成牛奶。

（4）羊乳　营养成分与牛乳相似，但维生素 B_{12}、叶酸含量较少，婴儿长期单纯喂养羊奶易致巨幼红细胞性贫血。

2. 人工喂养的护理

（1）乳汁的浓度和量应适宜，不可过稀、过浓或过少。

（2）奶头软硬度应适宜，奶头孔的大小以奶瓶盛水倒置时液体呈滴状连续滴出为宜；哺喂前先将乳汁滴在成人手背上以无过热感为宜；乳汁应充满奶头，以免吸入空气。

（3）观察小儿食欲、睡眠、粪便性状及体重增加情况，随时调整奶量。

（4）每次配乳所用的食具、用具等应洗净、消毒。

（四）辅助食品的添加

1. 添加辅食的目的

（1）补充营养素。婴儿长到 4～5 个月后，母乳将不能完全满足其生长发育的需要，且晚期乳的质和量随着时间推移逐渐下降和减少，因此必须添加辅食。

（2）改变食物的性质,训练婴儿的咀嚼功能,为断奶做准备。

2. 添加辅食的原则

循序渐进,从少到多,从稀到稠,从细到粗,由一种到多种,在婴儿健康、消化功能正常时添加。

3. 添加辅食的顺序及供给的营养素

添加辅食的顺序及供给的营养素如表 1-3 所示。

表 1-3　添加辅食的顺序及供给的营养素

月　龄	辅食种类	供给的营养素
1～3 个月 （水状食物为主）	菜汤、水果汁 维生素 AD 制剂	维生素 A、维生素 C 维生素 A、维生素 D
4～6 个月 （泥状食物为主）	米汤、米糊、稀粥 蛋黄、鱼泥、豆腐、动物血 菜泥、水果泥	B 族维生素,供给热能 蛋白质、铁、维生素 维生素、矿物质、纤维素
7～9 个月 （末状食物为主）	粥、烂面、饼干、馒头片 全蛋、鱼肉末、猪肝末、肉末、菜末	B 族维生素,供给热能 蛋白质、铁、锌、维生素、纤维素
10～12 个月 （碎食物为主）	稠粥、软饭、面条、面包、馒头 碎肉、碎菜、豆制品、带馅食品	B 族维生素,供给热能 蛋白质、维生素、矿物质、纤维素,供给热能

注:母乳所含的维生素 C、维生素 D 不足,故从生后 2 周始即可逐步添加维生素 C 和浓缩鱼肝油。

4. 添加辅食的护理

（1）应在婴儿身体健康时添加。

（2）添加辅食后,要注意观察婴儿大便情况,如出现腹泻或消化不良,应暂停添加辅食或减少添加辅食的量和次数,待大便正常后再慢慢添加。

（3）应注意食品卫生,防止因污染引起疾病。

二、儿童、少年的膳食安排

儿童、少年的膳食安排应符合下列原则:满足生理需要,合理烹调制作,适合消化功能,保持良好食欲。

（一）幼儿膳食

食物的量应酌情增加,食物应细、软、碎,易于咀嚼,同时注意色、香、味、形,促进食欲;进食前避免剧烈活动;培养良好的饮食习惯,做到定时进食,不挑食、不偏食、不吃零食,尤忌餐前的糖果、饮料;食时细嚼慢咽,促进消化液分泌。

（二）学龄前儿童膳食

与成人相似,做到粗细、荤素搭配,使食品多样化,发挥蛋白质的互补作用,提高营养素的利用率。

（三）学龄儿童膳食

食物种类同成人,但因学龄儿童体格和智力发育加快、学习紧张、体力活动加大,对营养素和能量的需求比成人相对多。因此，供给充足的营养十分重要，特别是优质蛋白。学龄儿童的早餐一定要吃好，以满足上午脑力消耗多及体力活动量大的需求。提倡课间加餐。

（四）青春期少年膳食

青春期少年体格发育进入第二次高峰，尤其是肌肉、骨骼的增长速度加快，对各种营养素和总能量的需要量增加。女孩因月经来潮，更应供给足够的铁剂。

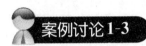

案例讨论1-3

（1）每6～10人一组，在教师的引导下，学生对案例导入1-3进行分组讨论。

（2）每组学生写出案例讨论报告，交老师批阅。

（3）老师点评、归纳总结。

任务五　计 划 免 疫

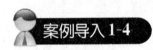

案例导入1-4

5个月的婴儿，足月平产，母乳喂养，生长发育良好，家长带小儿到儿科保健门诊就预防接种知识进行咨询。

问题：

（1）按照计划免疫程序进行预防接种，那么该小儿现在还有哪项疫苗没接种过？

（2）计划免疫的"五苗""七病"具体是指什么？

（3）如果该小儿未接种过卡介苗，为补种卡介苗，应先进行哪项检查？

（4）预防接种的异常反应有什么？如何处理？

计划免疫是根据小儿免疫特点和传染病的疫情监测情况所制订的免疫程序，通过有计划地使用生物制品进行人群预防接种，以提高人群的免疫水平，达到控制以至最终消灭相应传染病的目的。

一、获得性免疫方式

获得性免疫方式分为主动免疫和被动免疫。

1. 主动免疫

主动免疫是指给易感者接种特异性抗原，刺激机体产生特异性抗体，从而获得免疫力，预防相应的传染病。主动免疫制剂接种后机体产生抗体可持续1～5年，以后逐渐减少，所以要适时地加强免疫，巩固免疫效果。

2. 被动免疫

被动免疫是指未接受主动免疫的易感者在接触传染源后，给予相应的抗体而立即获得免疫力。抗体在机体内停留的时间短，约3周，所以被动免疫用于应急预防和治疗。

二、常用免疫制剂

（一）常用主动免疫制剂

1. 灭活疫（菌）苗

接种后不感染机体，也不繁殖，但能保持相应的免疫原性。优点是安全、易保存、易运输。如乙肝疫苗、甲肝疫苗等。

2. 减毒活疫（菌）苗

接种后在人体内可生长繁殖，但丧失致病性，产生免疫力持久且效果好。有效期短，需冷藏，死后无效。如卡介苗、麻疹疫苗、脊髓灰质炎疫苗等。

3. 类毒素

类毒素是指一些经变性或经化学加工而失去原有毒性而仍保留其免疫原性的毒素，如破伤风、白喉类毒素。

（二）常用被动免疫制剂

常用被动免疫制剂包括：特异性免疫血清，如抗毒素、抗菌血清、抗病毒血清；丙种球蛋白；胎盘球蛋白。此类制剂来源于动物血清，是一种异体蛋白，注射后容易引起过敏反应或血清病，特别是重复使用时要慎重。

三、计划免疫的程序

我国原卫生部规定，儿童必须在1周岁以内完成卡介苗、脊髓灰质炎疫苗、百白破混合疫苗、麻疹减毒活疫苗、乙肝疫苗5种免疫制品的全程接种，同时实行预防接种证制度，使接种对象和接种项目准确、及时，避免发生漏种、错种和重种（表1-4）。

根据流行地区和季节或家长的意愿，也进行乙型脑炎疫苗、流行性脑脊髓膜炎疫苗、风疹疫苗、流感疫苗、腮腺炎疫苗、甲肝疫苗等的接种。

表1-4 小儿计划免疫的程序

预防疾病	结核	乙肝	脊髓灰质炎	百日咳、白喉、破伤风	麻疹
免疫原	卡介苗	乙肝疫苗	脊髓灰质炎疫苗	百白破混合疫苗	麻疹减毒活疫苗
初种次数	1	3	3	3	1
初种年龄	生后2天至2个月内	第一次出生后24 h内，第二次1个月，第三次6个月	2个月以上小儿：第一次2个月，第二次3个月，第三次4个月	3个月以上小儿：第一次3个月，第二次4个月，第三次5个月	8个月以上易感儿
接种部位	左上臂三角肌上缘	上臂三角肌		上臂外侧	上臂外侧

预防疾病	结核	乙肝	脊髓灰质炎	百日咳、白喉、破伤风	麻疹
接种方法	皮内注射	肌内注射	口服	皮下注射	皮下注射
每次剂量	0.1 mL	5 μg	每次1丸三型混合糖丸	0.2～0.5 mL	0.2 mL
复种	接种后7岁、12岁复查,结核菌素阴性时加种	周岁时复查,免疫成功者,3～5年加强一次;免疫失败者,重复基础免疫	4岁时加强一次	1.5～2岁用百白破混合疫苗、7岁用吸附白破二联类毒素各加强一次	7岁时加强一次
注意事项	2个月以上婴儿接种前应做结核菌素试验,阴性者才能接种		冷开水送服或含服,服后1 h内禁热饮	掌握间隔期,避免无效注射	接种前1个月及接种后2周避免用胎盘球蛋白、丙种球蛋白制剂

四、预防接种的注意事项

(一) 严格掌握禁忌证

1. 一般禁忌证

小儿有下列疾病或病史为一般禁忌证:①急性传染病;②严重心、肝、肾等慢性病;③消耗性疾病;④活动性肺结核;⑤化脓性皮肤病;⑥过敏;⑦有癫病或惊厥史;⑧自身免疫性疾病、免疫缺陷疾病等。

2. 特殊禁忌证

①发热或一周内腹泻4次/日以上的儿童,严禁服用脊髓灰质炎活疫苗糖丸;②近1个月内注射过丙种球蛋白者,不能接种活疫苗;③各种制品的特殊禁忌证应严格按照使用说明执行。

(二) 严格执行免疫程序

(1) 严格按照规定的接种剂量接种。

(2) 按使用说明完成全程和加强免疫。

(3) 按各种制品要求的间隔时间接种。

(三) 严格执行查对制度

(1) 仔细核对儿童姓名和年龄。

（2）检查制品标签并做好登记。

（3）检查安瓿及药液有无异常。

（四）严格遵守无菌操作

（1）严格按照规定方法稀释、溶解；每人一副无菌注射器、一个无菌针头，准确抽取所需剂量。

（2）抽吸后的剩余药液，用无菌干纱布覆盖安瓿口，空气中放置≤2 h。

（3）接种时用2％碘酊及75％乙醇消毒皮肤，待干后注射；接种活疫苗、活菌苗时，只用75％乙醇消毒。

（4）接种后剩余药液应废弃，活菌苗应烧毁。

五、预防接种的反应及处理

（一）一般反应

一般反应是由生物制品本身特性所引起的反应。

1. 局部反应

接种后数小时至24 h内在接种部位发生局部红、肿、热、痛，红肿直径小于2.5 cm称弱反应，2.6～5 cm称中反应，大于5 cm以上称强反应，不超过5 cm但伴有淋巴腺炎或淋巴管炎也属强反应。此种反应一般在2～3天消退。

2. 全身反应

一般接种后24 h左右出现不同程度体温升高，持续1～2天，多为中低度发热。体温在37.5 ℃左右称弱反应，37.6～38.5 ℃称中反应，38.6 ℃以上称强反应。此外，还伴有头晕、恶心、呕吐、腹痛、腹泻、全身不适等反应。

多数一般反应较轻微，无需特殊处理，只要适当休息，多饮水即可。局部反应较重者可用清洁毛巾热敷，若局部红肿继续扩大，高热持续不退，应及时就医。

（二）异常反应

1. 过敏性休克

于接种时或接种后数秒钟至数分钟内发生，也有少数延至30 min或1～2 h发作。表现为胸闷、气急、烦躁不安、面色苍白、出冷汗、四肢发凉、血压下降、心率减慢、脉细速。如不及时抢救，短时间内可危及生命。死亡原因多为窒息和末梢循环衰竭。处理方法：让患者平卧，头部放低，保持呼吸道通畅，注意保暖、给氧，并立即皮下或静脉注射1∶1000肾上腺素0.5～1.0 mL，必要时可重复。

2. 过敏性皮疹

各种疫苗接种后均可使一些过敏体质的人发生过敏性皮疹，常在接种后数小时或数天发生，荨麻疹最常见。服用抗过敏药物后即可治愈。

3. 晕针

由于各种刺激引起反射性周围血管扩张的一过性脑缺血，小儿多在空腹、疲劳、室内闷热、紧张或恐惧等情况下发生。轻者有心慌、恶心、手足发冷、发麻等，经短时间即可恢复正常。严重者面色苍白、恶心、呕吐、心跳缓慢、脉搏无力、血压下降伴失去知觉，数十秒至数分钟清醒。处理方法：患者平卧，头部放低，注意保暖，口服糖水，亦可针刺人中等穴位。如仍未见好转者皮下注射 1 : 1000 肾上腺素 0.5～1.0 mL。

4. 全身感染

有严重原发性免疫缺陷或继发性免疫功能受损者,接种活疫苗后可扩散为全身感染。

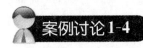 **案例讨论1-4**

(1) 每 6～10 人一组,在教师的引导下,学生对案例导入 1-4 进行分组讨论。

(2) 每组学生写出案例讨论报告,交老师批阅。

(3) 老师点评、归纳总结。

项目二 新生儿与新生儿疾病患儿的护理

学习目标

1. 熟悉正常足月新生儿、早产儿的特点;掌握新生儿几种特殊生理状态、胆红素代谢特点及正常足月新生儿、早产儿的护理。

2. 通过学习,能对新生儿窒息、缺氧缺血性脑病、颅内出血、黄疸、寒冷损伤综合征、败血症、脐炎、低血糖、低血钙等患儿进行护理评估、护理诊断,制订护理计划,实施护理措施与健康教育。

任务一 概 述

新生儿是指从脐带结扎到生后满 28 天内的婴儿。新生儿期是婴儿的特殊阶段,是小儿发病率和死亡率最高的时期。围生(产)期是指从妊娠 28 周至生后 7 天的一段时期,包括产前、产时和产后的一个特定时期。国际上常以新生儿期和围生期小儿病死率作为衡量一个国家卫生保健水平的标准。因此,应加强和发展新生儿的保健及医疗护理工作,让小儿安全度过此期。

新生儿分类如下。

1. 根据胎龄分类

(1) 早产儿 28 周≤胎龄<37 周。

(2) 足月儿 37 周≤胎龄<42 周。

(3) 过期产儿 胎龄≥42 周。

2. 根据体重分类

(1) 低体重儿 初生 1 h 以内,出生体重小于 2500 g 者,绝大多数为早产儿和小于胎龄儿;其中体重不足 1500 g 者为极低体重儿,不足 1000 g 者为超低体重儿。

(2) 出生体重正常儿 2500 g≤出生体重≤4000 g。

(3) 巨大儿 出生体重>4000 g,包括正常和有疾病者。

3. 根据出生体重与胎龄关系分类

(1) 适于胎龄儿 出生体重在同胎龄儿平均体重第 10～90 百分位数之间的新生儿。

(2) 小于胎龄儿 出生体重在同胎龄儿平均体重第 10 百分位数以下的新生儿。

(3) 大于胎龄儿 出生体重在同胎龄儿平均体重第 90 百分位数以上的新生儿(图 2-1)。

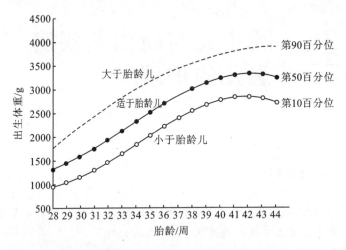

图 2-1 新生儿命名与胎龄及出生体重的关系

高危新生儿,指已发生或可能发生危重疾病而需要特殊监护的新生儿,见于以下情况:①母亲有异常妊娠史的新生儿,如母亲有糖尿病病史,母亲患妊娠高血压综合征,孕期有阴道流血、感染、吸烟、吸毒或酗酒史,母亲为 Rh 阴性血型,母亲过去有死胎、死产或性传播疾病病史等;②母亲有异常分娩史的新生儿,如子痫、羊膜早破、羊水胎粪污染、胎盘早剥、前置胎盘、各种难产(高位产钳、胎头吸引、臀位产)、分娩过程中使用镇静和止痛药物史等;③出生时异常的新生儿,如新生儿窒息、新生儿产伤、双胎或多胎儿、早产儿、小于胎龄儿、巨大儿以及有各种先天畸形和疾病的新生儿等。

任务二　正常足月儿与早产儿的特点与护理

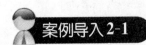 **案例导入2-1**

一新生儿,胎龄 35 周,出生 3 天,体重 2000 g。口周有发绀,吸奶无力,呼吸表浅,有呼吸暂停。查体:T 35.8 ℃,R 50 次/分,HR 135 次/分,心前区有收缩期杂音,腹软。

问题:

(1) 请你为该新生儿进行分类。

(2) 该新生儿为什么易发生呼吸暂停?什么是呼吸暂停?

(3) 依据小儿目前的身心状况,请列出现存的主要护理诊断,并制订相应的护理措施。

一、正常足月儿与早产儿的特点

(一)外观特点

正常足月儿是指出生时胎龄满 37 周,不满 42 周,体重在 2500 g 以上,身长在 47 cm 以上(平均 50 cm),无任何疾病和畸形的活产新生儿。

一般来说,正常足月儿哭声响亮,肌肉有一定张力,四肢屈曲,皮肤红润,皮下脂肪丰满,胎毛少,耳廓软骨发育好,乳晕清楚,乳头突起,乳房可扪及结节,指(趾)甲达到或超过指(趾)端,足底有较深的足纹,男婴睾丸已降入阴囊,女婴大阴唇完全遮盖小阴唇。

早产儿又称未成熟儿,是指胎龄满 28 周,未满 37 周的活产新生儿,一般出生体重低于 2500 g,身长不到 47 cm,外观特点与正常足月儿相比,有明显不同(表 2-1)。

表 2-1 正常足月儿和早产儿外观特点

项　目		正常足月儿	早　产　儿
哭声		响亮	微弱
肌张力		肌肉有一定张力,四肢屈曲	颈项软弱,四肢肌张力低下
皮肤		红润,皮下脂肪丰满,胎毛少	薄而红嫩,皮下脂肪少,胎毛多
头发		分条清楚,有光泽	短而软,呈细绒状,乱如绒线头
耳廓		软骨发育好,耳舟成形,直挺	软,缺乏软骨,耳舟不清楚
乳腺		乳晕清楚,乳房结节直径>4 mm,平均 7 mm	乳晕不清,无结节或结节直径<4 mm
指(趾)甲		达到或超过指(趾)端	未达指(趾)端
跖纹		足纹深,遍及整个足底	足纹少
外生殖器	男婴	睾丸已降入阴囊	睾丸未降或未全降
	女婴	大阴唇遮盖小阴唇	大阴唇不能遮盖小阴唇

(二)生理特点

1. 呼吸系统

胎儿在宫内只有微弱的呼吸运动,肺内充满液体,出生时经产道挤压,1/3 肺液由口鼻排出,其余由肺间质毛细血管和淋巴管吸收,如吸收延迟,则为湿肺。分娩后新生儿在第一次吸气后紧接着啼哭,肺泡张开,开始呼吸。新生儿呼吸中枢发育不够成熟,呼吸节律常不规则,呼吸较快,频率为 40~45 次/分。新生儿肋间肌薄弱,呼吸主要靠膈肌的升降来维持,常以腹式呼吸为主。新生儿呼吸道狭窄,黏膜娇嫩,血管丰富,纤毛运动差,易感染,出现气道堵塞、呼吸困难、拒乳。

早产儿呼吸中枢发育不成熟,调节功能差,表现为呼吸浅快、不规则,可出现呼吸暂停(呼吸停止大于 20 s,伴心率减慢,小于 100 次/分,并出现青紫)。由于早产儿缺少肺泡表面活性物质,易发生呼吸窘迫综合征。

2. 消化系统

新生儿胃呈水平位,贲门括约肌发育较差,幽门括约肌发育较好,易发生溢乳和呕吐。新生儿消化道面积相对较大,肠壁较薄,通透性高,有利于吸收母乳中的免疫球蛋白,也易使肠腔内毒素及消化不全产物通过肠壁吸收入血,引起中毒症状。胎粪呈墨绿色,由肠黏膜脱落的上皮细胞、羊水及消化液组成,出生后 12 h 内开始排泄,3~4 天排完,若超过 24 h 还未见胎粪排出,应检查是否有消化道畸形。

新生儿肝脏酶系统发育不完善,是出现生理性黄疸及对某些药物解毒能力低下的原因之一。

早产儿吸吮力较弱,吞咽功能差,贲门括约肌松弛,更易引起溢乳、呛奶而窒息;各种消化酶不足,胆酸分泌较少,脂肪的消化吸收较差;肝功能更不成熟,生理性黄疸较重,持续时间更长,且易发生核黄疸,同时肝内糖原储存少,蛋白质合成不足,易发生低血糖和低蛋白血症。

3. 循环系统

小儿出生后血液循环途径和动力学发生巨大变化:脐带结扎,胎盘-脐血循环终止,肺血管阻力降低,卵圆孔和动脉导管功能性关闭。足月儿心率波动较大,100～150次/分,平均 120～140 次/分,足月儿血压平均为 9.3/6.7 kPa(70/50 mmHg)。

早产儿心率偏快,血压较低,部分可伴有动脉导管开放。

4. 泌尿系统

新生儿一般在生后 24 h 内开始排尿,少数在 48 h 内排尿,一周内每日排尿可达 20 次,如生后 48 h 无尿,需要检查原因。

正常足月儿肾稀释功能虽与成人相似,但其肾小球滤过率低,浓缩功能差,不能迅速有效地处理过多的水和溶质,易发生脱水或水肿症状。

早产儿肾浓缩功能更差,肾小管对醛固酮反应低下,排钠较多,易出现低钠血症。

5. 血液系统

由于胎儿期处于相对缺氧状态,故新生儿出生时血液中红细胞数和血红蛋白量较高,血红蛋白中胎儿型血红蛋白(HbF)约占 70%,后逐渐被成人型血红蛋白(HbA)替代。由于胎儿型血红蛋白对氧有较强亲和力,不易将氧释放到组织,所以新生儿缺氧时发绀不明显。新生儿出生时白细胞数较高,第 3 天开始下降。血小板数与成人相似。血容量为 85～100 mL/kg。

早产儿白细胞和血小板稍低于正常足月儿;红细胞生成素水平低下,先天性铁储备不足,生理性贫血出现早;维生素 K 储存不足,致凝血因子缺乏,易引起出血,特别是肺出血和颅内出血。

知识链接

新生儿先天性神经反射的检查方法

★觅食反射　触及新生儿的一侧面颊,其头即反射性地转向该侧,若轻触其上唇,则出现觅食状啜嘴动作。

★吸吮反射　将棉签伸入其口中 2～3 cm 或用物轻触婴儿唇部,即可引起口部有节奏的吸吮动作。

★拥抱反射　新生儿仰卧于检查台上,重击其头端任何一侧的台面,或让新生儿头颈伸在台外,由检查者双手托稳,然后突然放低头部 10°～15°,新生儿的两臂突然外展、伸直,继而屈曲、内收呈拥抱状。

★握持反射　用手指或其他物品由尺侧触及新生儿手心,引起手指屈曲做抓握动作,握住不放。

6. 免疫系统

新生儿特异性和非特异性免疫功能均不够成熟。皮肤黏膜薄嫩,易损伤;脐部为开放伤口,细菌容易繁殖并进入血液;呼吸道纤毛运动差,胃酸、胆酸少,杀菌力差;血清补体水平低,白细胞吞噬作用差;免疫球蛋白 IgG 虽可通过胎盘,但胎龄越小,含量越低;IgA、IgM 不能通过胎盘,特别是分泌型 IgA 缺乏,新生儿容易患感染性疾病。

早产儿免疫功能发育极不完善,抵抗力极弱,极易发生各种感染,且病情重,预后差。

7. 神经系统

新生儿脑相对较大,占体重的 10%～12%。脊髓相对较长,其末端约在第 3、4 腰椎下缘。大脑皮层兴奋性低,睡眠时间长;大脑对下级中枢抑制较弱,常出现不自主和不协调动作。足月儿出生时已具有原始的神经反射如觅食反射、吸吮反射、拥抱反射和握持反射。正常情况下,这些反射在生后 3～4 个月随着神经系统发育逐渐成熟而消失。如新生儿这些反射减弱或消失常提示有神经系统疾病。新生儿巴宾斯基征、克氏征等病理反射征阳性属正常现象。

早产儿神经系统成熟与胎龄有密切关系,胎龄越小,神经系统发育越不完善,拥抱、握持、吸吮、觅食等各种原始反射越难引出或反射不完整。

8. 体温调节

新生儿体温调节功能差,皮下脂肪较薄,体表面积相对较大,容易散热,体温受环境温度影响较大,室温过高时,如体内水分不足,可发生"脱水热";室温过低时则可引起新生儿寒冷损伤综合征(也称新生儿硬肿症)。新生儿产热主要依靠棕色脂肪的代谢。

早产儿棕色脂肪含量少,而体表面积相对较大,产热少散热多,更易发生低体温;汗腺发育不良,在高温环境中易引起体温升高。

9. 能量和体液代谢

新生儿需要的能量取决于维持基础代谢和生长的能量消耗,每日总能量需要为出生后第 1 天 209.2～313.8 kJ/kg(50～75 kcal/kg),以后增至每日 418.4～502.1 kJ/kg(100～120 kcal/kg)。其体液的需要量与体重、日龄、环境温度和湿度等有关,每日液体需要量为第 1 天 60～80 mL/kg,第 2 天为 80～100 mL/kg,第 3 天以上为 100～120 mL/kg;钠、钾每日需要量各 1～2 mmol/kg,新生儿生后 10 天内血钾水平较高,一般不需补充。新生儿患病时易发生酸碱失衡,其碳酸氢盐的肾阈值低,肾处理酸负荷能力不足,故特别易发生代谢性酸中毒,需及时纠正。

早产儿吸吮力弱,消化功能差,每日能量需要较足月儿低。

(三)常见的几种特殊生理状态

(1)生理性黄疸　见本项目任务六。

(2)生理性体重下降　新生儿生后 2～4 天,由于进奶量少、不显性失水及大小便排出,体重可下降 6%～9%,属正常,多于 10 天左右恢复。若体重下降超过 10%或恢复过晚,应考虑母乳不足或其他病理因素。

(3)脱水热　新生儿生后 2～3 天,由于母乳不足,液量摄入少,或因保暖过度,体温可突然上升达 39～40 ℃,但一般情况尚好。松解包被,促进散热,口服或静脉补液,体温即可下降,即为脱水热。

（4）上皮珠和"马牙"　部分新生儿在口腔上腭中线和齿龈切缘,有黄白色、米粒大小的小颗粒,是由上皮细胞堆积或黏液腺分泌物积留形成,数周到数月后可自然消失。

（5）乳腺肿大和阴道出血（假月经）　部分新生儿于生后数日内（多在生后 3～5 天）乳腺出现蚕豆到鸽蛋大小的肿块,局部不红、不痛,可在 2～3 周内自行消退,无需治疗,切忌挤压以免感染。部分女婴于生后第 5～7 天,阴道有少量血性分泌物流出,无全身症状,持续 1～2 天可自止。上述现象是来自母体雌激素中断所致,一般不必处理。

二、正常足月儿与早产儿的护理

（一）护理评估

1. 健康史

了解母亲妊娠史、分娩史（如分娩方式,产程中是否使用镇静药、麻醉药等）,新生儿胎龄、Apgar 评分结果、体重,有无感染征象,喂养及大小便情况等。

2. 身体状况

重点观察新生儿的皮肤颜色、心率、呼吸、体温、哭声、吃奶、大小便及睡眠等情况。检查前囟有无隆起,脐部有无渗液、渗血及分泌物,肌张力、先天反射是否正常。

3. 辅助检查

根据临床实际,酌情选择辅助检查。

4. 心理社会因素

了解父母的心理反应,是否已做好养育新生儿的充分准备,对新生儿的性别是否满意;评估父母是否具有新生儿的护理知识和技能。

（二）常见护理诊断

（1）不能维持自主呼吸　与早产儿呼吸中枢和肺发育不成熟有关。

（2）有窒息的危险　与溢奶和呕吐有关。

（3）有感染的危险　与新生儿免疫功能不健全有关。

（4）有体温改变的危险　与体温调节功能不完善有关。

（5）营养失调:低于机体需要量　与吸吮、吞咽、消化功能差有关。

（6）有皮肤黏膜完整性受损的危险　与家长缺乏新生儿护理知识、新生儿皮肤薄嫩有关。

（三）护理目标

（1）新生儿呼吸道通畅,维持有效呼吸,无窒息或异物吸入发生。

（2）新生儿体温维持在 36～37 ℃。

（3）新生儿不发生感染。

（4）新生儿皮肤黏膜完整性保持良好,无尿布皮炎、脐炎及新生儿毒性红斑等发生。

(5)家长掌握护理新生儿的知识和技能。

（四）护理措施

1. 保持呼吸道通畅，维持有效呼吸

新生儿娩出后开始呼吸前，迅速清除口、鼻腔的黏液及羊水，保持呼吸道通畅，以免引起吸入性肺炎或窒息。随时检查鼻腔是否通畅，及时清除鼻腔内的分泌物，避免物品阻挡新生儿口、鼻或压迫其胸部。保持新生儿于适宜的体位，一般取右侧卧位，如仰卧时避免颈部前屈或过度后仰；俯卧时，头偏向一侧，专人看护防止窒息。

早产儿易发生缺氧和呼吸暂停。有缺氧症状者给予吸氧，勿常规用氧，仅在发生青紫、呼吸困难时才给氧，避免引发视网膜病导致失明。出现呼吸暂停者可拍打足底、托背等来刺激呼吸，必要时可遵医嘱应用药物或人工呼吸机以维持呼吸。因此，早产儿室应备有输液泵、吸引器、供氧设施、新生儿复苏囊、直接喉镜、气管导管等，以备抢救用。

2. 维持体温稳定

新生儿出生后应立即擦干身体，用温暖的毛毯包裹，以减少辐射、对流及蒸发散热，并采取保暖措施，使婴儿处于中性温度中。"中性温度"系指能维持正常体温及皮肤温度的最适宜的环境温度，此温度下，身体耗氧量最少，蒸发散热量最少，新陈代谢最低。新生儿居室应阳光充足、空气流通，室温宜维持在22～24 ℃，相对湿度在55%～65%。此外，接触新生儿的手、仪器、物品等均应预热。

早产儿室温应保持在24～26 ℃，相对湿度在55%～65%。为防止体温下降，出生后应将早产儿置于事先预热到中性温度的暖箱中，并监测体温。暖箱的温度与胎龄、体重有密切关系（表2-2）。如无暖箱设备，可用其他保暖方法，如远红外保暖床、热水袋等。

表 2-2　不同体重早产儿暖箱的温度

体重/kg	暖 箱 温 度			
	35 ℃	34 ℃	33 ℃	32 ℃
1.0	出生 10 天内	10 天以后	3 周以后	5 周以后
1.5	—	出生 10 天内	10 天以后	4 周以后
2.0	—	出生 2 天内	2 天以后	3 周以后
>2.5	—	—	出生 2 天内	2 天以后

3. 合理喂养，保证营养供给

尽早哺喂，以防低血糖。提倡母乳喂养，正常新生儿出生半小时即可哺乳，实行按需哺乳，以促进乳汁分泌。哺乳前应洗净乳头。哺乳时，小儿应保持良好的体位，其标准如下：小儿全身卧靠在母亲身上；小儿的嘴和下颌靠在乳房上；小儿的嘴张大；可以看到小儿深而缓慢地吸乳；小儿轻松愉快；母亲不感觉乳头疼痛。每次应当吸吮两侧乳房，一侧乳房吸空后再吸吮另一侧乳房，下次交替。确实无法母乳喂养者，先试喂5%～10%葡萄糖，如无消化道畸形及吸吮、吞咽功能良好者可给予配方乳。哺乳后将婴儿竖直抱起，轻拍背部，防止溢奶。喂养量根据新生儿体重、日龄及耐受能力而定，从小量逐渐增加,以不发生胃潴留及呕吐为宜,以奶后安静,无腹胀和有理想的体重增长(15～30 g/d)为标准。为评估营养状况,应详细记录每次出入量,每天准确测量体重 1 次,以便指导喂养。

早产儿生长发育快,所需营养物质多,而胃容量小,消化功能差,食管下端括约肌压力低,容易溢乳,需细心喂养。一般生后 2～4 h 开始哺喂,以防低血糖。开始先试喂 10% 葡萄糖 1～2 mL/kg,成功后再用母乳喂养,无母乳者,宜选稀释配方乳,从 2:1 稀释奶渐增至 4:1。吞咽功能极差者可通过滴管、胃管或静脉给予营养。

早产儿喂乳量与间隔时间如表 2-3 所示。

表 2-3　早产儿喂乳量与间隔时间

出生体重/g	<1000	1000～1499	1500～1999	2000～2499
开始量/mL	1～2	3～4	5～10	10～15
每天隔次增加量/mL	1	2	5～10	10～15
哺乳间隔时间/h	1	2	2～3	3

4. 清洁卫生,预防感染

(1) 严格执行消毒隔离制度　护理新生儿前后必须彻底洗手,新生儿所用衣物、被褥定时清洗,用高压蒸汽消毒或在烈日下暴晒后再用。如有感染应采取隔离消毒措施。病室用湿式法进行日常清洁,每天用紫外线行空气消毒 30 min 以上,并定期进行全面的清洁消毒。

(2) 脐部护理　遵守无菌操作,消毒处理好脐带残端。脐带应保持清洁干燥,每日沐浴后用 75% 乙醇消毒。观察脐带残端有无出血,必要时重新结扎;如脐窝有渗出,可用 75% 乙醇涂擦并保持干燥;如有肉芽形成,用 5%～10% 硝酸银溶液点灼;如有脓性分泌物应配合医生处理。

(3) 皮肤、黏膜护理　新生儿出生后,初步处理皮肤皱褶处的血迹,擦干皮肤后给予包裹。24 h 后,每天沐浴 1 次,以便清洁皮肤和促进血液循环。为保持新生儿口腔清洁可定时喂水,不必擦洗以免损伤,不可挑割口腔内的"马牙""螳螂嘴"。一般不必洗眼睛,若有分泌物可用消毒棉花蘸生理盐水或温开水轻轻擦拭,必要时滴注利福平眼药水或涂红霉素眼膏。勤换尿布,每次大便后用温水清洗臀部,必要时涂消毒植物油,以防尿布皮炎。新生儿的衣服应选用柔软的棉制品,宽松、容易穿脱,不宜用纽扣、拉链等,以免擦伤皮肤。

(4) 预防接种　生后 2～3 天内接种卡介苗、乙肝疫苗。

5. 预防出血

早产儿生后应肌内注射维生素 K_1,每天 1 次,连用 3 天,以预防维生素 K 依赖性凝血因子缺乏症。提早喂食可促进肠内正常菌群的形成,亦有利于维生素 K 的合成。

6. 密切观察病情

监测新生儿体温、呼吸、心率、体重等的变化;观察新生儿精神反应、哭声、吃奶、大小便及睡眠等情况;评估新生儿面容、面色、手足颜色、肢体温度,皮肤有无化脓灶或出血点,有无呕吐,囟门及肌张力有无异常等情况。

早产儿异常情况多、病情变化快,常出现呼吸暂停等生命体征的改变,护理人员更应密切观察,及时发现问题。

7. 健康教育

(1)促进母婴感情建立 鼓励父母参与护理,提倡母乳喂养,增进母婴之间的骨肉情感。在母婴情况适宜的条件下,小儿出生后,应尽早将新生儿安放在母亲身旁,进行皮肤接触,鼓励早吸吮,促进感情交流,促进小儿智力、情绪发展。

(2)宣传育儿保健常识 向家长介绍母乳喂养的优点、喂养方法、保暖措施、皮肤护理、预防接种等有关知识。教会产妇和家属护理新生儿的各种技能,如沐浴、哺喂、穿衣、更换尿布和脐部护理等。

(3)进行健康检查 指导小儿出院后应定期到儿童保健机构做健康检查,按期预防接种,并实行生长发育监测。

(4)新生儿筛查 护理人员应了解有条件对新生儿进行筛查的医疗机构,如先天性甲状腺功能减退症、苯丙酮尿症和半乳糖血症等,以便对可疑者建议家长去相关医疗机构进行筛查。

(五)护理评价

前述护理目标是否达到。

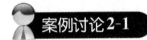

案例讨论2-1

(1)每6~8人一组,在老师的引导下,学生对案例导入2-1进行分组讨论。

(2)每组学生写出案例讨论报告,交老师批阅。

(3)老师点评、归纳总结。

任务三 新生儿窒息患儿的护理

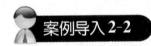

案例导入2-2

患儿,男,出生时皮肤苍白,心率40次/分,无呼吸,四肢略屈曲,弹足底无反应。诊断为新生儿窒息。

问题:

(1)如果你是责任护士,你如何对患儿进行护理评估?患儿Apgar评分为多少分?

(2)你如何配合医生进行急救?

新生儿窒息是指小儿出生后无自主呼吸或呼吸抑制而导致低氧血症、高碳酸血症和代谢性酸中毒,国内发病率为5%~10%,是引起新生儿死亡和儿童伤残的重要原因之一。

一、护理评估

（一）健康史

窒息的本质是缺氧，凡是影响母体与胎儿间血液循环和气体交换的任何因素均可引起窒息。

（1）孕母因素　①孕母有慢性或严重疾病，如心肺功能不全、严重贫血、糖尿病、高血压等；②妊娠并发症，如妊娠高血压综合征；③孕妇吸毒、吸烟或被动吸烟，年龄≥35岁或<16岁及多胎妊娠等。

（2）胎盘因素　如前置胎盘、胎盘早剥和胎盘老化等。

（3）脐带因素　如脐带脱垂、绕颈、打结、过短或牵拉等。

（4）胎儿因素　①早产儿、巨大儿等；②先天性畸形，如食管闭锁、喉蹼、肺发育不全、先天性心脏病等；③宫内感染；④呼吸道阻塞，如羊水、黏液或胎粪吸入。

（5）分娩因素　头盆不称、宫缩乏力、臀位产、使用高位产钳、胎头吸引；产程中麻醉药、镇痛药或催产药使用不当等。

知识链接

小儿窒息的病理生理变化

★原发性呼吸暂停　胎儿或新生儿缺氧初期，呼吸代偿性加深加快，如缺氧未及时纠正，随即转为呼吸停止、心率减慢，即原发性呼吸暂停。若解除病因，及时清理呼吸道，给予物理刺激即可恢复自主呼吸。

★继发性呼吸暂停　若缺氧持续存在，则出现几次喘息样呼吸，继而出现呼吸停止，即继发性呼吸暂停。需及时抢救，给予正压通气才可恢复自主呼吸，否则患儿将死亡。

★各器官发生缺血缺氧改变　窒息初期体内血液重新分布，以保证心、脑、肾上腺等重要器官的血液供应；当缺氧持续存在时，脑血流代偿机制丧失，脑血流量明显减少，心率减慢，动脉血压下降，发生脑损伤。

★血液生化及代谢改变　缺氧可引起PaO_2下降、pH值下降、混合性酸中毒，以及糖代谢紊乱、高胆红素血症、低钙血症及稀释性低钠血症。

（二）身体状况

（1）胎儿宫内窒息　早期有胎动增加，胎心率≥160次/分；晚期则胎动减少，甚至消失，胎心率<100次/分；羊水胎粪污染。

（2）新生儿窒息诊断和分度　Apgar评分（表2-4）是一种简易的、临床上评价刚出生婴儿有无窒息及其程度的方法。内容包括皮肤颜色、心率、对刺激的反应、肌张力和呼吸五项指标。每项0～2分，总共10分，8～10分为正常，4～7分为轻度窒息，0～3分为重度窒息；分别于生后1 min、5 min和10 min进行，如婴儿需复苏，生后15 min、20 min仍需评分。1 min评分仅是窒息诊断和分度的依据，5 min及10 min评分

表 2-4　新生儿 Apgar 评分标准

体　征	评分标准/分		
	0	1	2
皮肤颜色	青紫或苍白	身体红,四肢青紫	全身红
心率/(次/分)	无	<100	>100
弹足底或插鼻管反应	无反应	有些动作,如皱眉	哭,打喷嚏
肌张力	松弛	四肢略屈曲	四肢活动
呼吸	无	慢,不规则	正常,哭声响

有助于判断复苏效果及预后。

（3）并发症　①中枢神经系统:缺氧缺血性脑病和颅内出血。②呼吸系统:羊水或胎粪吸入综合征、持续性肺动脉高压及肺出血等。③心血管系统:心肌损害、心力衰竭、心源性休克等。④泌尿系统:肾功能不全、肾静脉血栓形成等。⑤代谢方面:低血糖或高血糖、低钙低钠血症等。⑥消化系统:应激性溃疡、坏死性小肠结肠炎及黄疸加重等。

（三）辅助检查

（1）血气分析:$PaCO_2$ 升高,PaO_2 降低,pH 值下降。

（2）血生化检查:血清钾、钠、钙、镁及血糖降低。

（3）头颅 B 超或 CT 检查有助于发现颅内出血的部位和范围。

（四）心理社会状况

该病是引起新生儿死亡和儿童伤残的重要原因之一,家长对此恐惧,感到不知所措。评估患儿家长对小儿预后状况的认识程度及担忧和焦虑情况,了解家长对后遗症康复护理知识与方法的知晓程度,了解患儿家庭居住环境和经济状况等。

二、护理诊断

（1）不能维持自主呼吸　与呼吸道梗阻和羊水、气道分泌物吸入等有关。

（2）潜在并发症　缺氧缺血性脑病及颅内出血等。

（3）体温过低　与缺氧、环境温度低有关。

（4）有感染的危险　与机体抵抗力差有关。

（5）焦虑(家长)　与病情危重、预后不良有关。

三、护理目标

（1）患儿能维持有效呼吸,呼吸平稳。

（2）患儿体温逐渐恢复正常。

（3）患儿无感染的发生,并能减少并发症的发生。

（4）家长了解疾病有关知识,消除焦虑、恐惧心理,对患儿康复有信心,积极配合治疗、护理。

四、护理措施

（一）维持自主呼吸

1. 复苏

积极配合医生按 A、B、C、D、E 程序进行复苏。①A（airway），清理呼吸道；②B（breathing），建立呼吸；③C（circulation），维持正常循环；④D（drug），药物治疗；⑤E（evaluation），评估。前三项最重要，其中 A 是根本，B 是关键，评估贯穿于整个复苏过程中。呼吸、心率和皮肤颜色是窒息复苏评估的三大指标，并遵循评估→决策→措施→评估→决策→措施程序，如此循环往复，直到完成复苏。

（1）清理呼吸道　①保暖：将小儿置于远红外线或其他方法预热的保暖台上，用温热毛巾揩干头部及全身以减少散热。②摆好体位：肩部以布卷垫高 2～3 cm，使颈部轻微伸仰。③清理：立即吸净口、咽和鼻腔的黏液，如羊水混有较多胎粪，应于肩娩出前即吸净口腔和鼻腔分泌物；肩娩出后第一次呼吸前，应气管插管吸净气道内的胎粪。

（2）建立呼吸　①触觉刺激：可拍打足底 1～2 次，或沿长轴快速摩擦腰背皮肤刺激呼吸，促使呼吸出现。②复苏气囊加压给氧：触觉刺激后如出现正常呼吸，再评估心率，如心率＞100 次/分，再评估肤色，如肤色红润或仅手足青紫可观察。如无规律呼吸或心率＜100 次/分，应立即用复苏气囊进行面罩加压给氧。通气频率 40～50 次/分，压力大小根据小儿体重而定，以可见胸动和听诊呼吸音正常为宜。③气管插管正压通气：15～30 s 后，再评估心率，如心率＞100 次/分，出现自主呼吸可评估肤色，吸氧或观察；如无规律性呼吸或心率＜100 次/分，需进行气管插管正压通气。

（3）维持正常循环　胸外心脏按压。如气管插管正压通气 30 s 后，心率＜80 次/分，应同时进行胸外心脏按压，一般采用拇指法，部位在胸骨体下 1/3 处，按压频率为 120 次/分，按压深度为胸廓压下 1～2 cm，按压有效时可摸到大动脉（如颈动脉和股动脉）搏动。

（4）药物治疗　①建立有效静脉通路，保证药物应用；②根据病情遵医嘱应用肾上腺素、扩容、纠正酸中毒、降低颅内压，并改善低血糖和低血压情况。如经胸外心脏按压 30 s 后，不能恢复正常循环时，应立即给予 1：1000 肾上腺素 0.1～0.3 mL/kg，静脉推注或气管内注入，5 min 后可重复一次；如给药 30 s 后，心率＜100 次/分，并有血容量不足表现时，给予全血、血浆、5% 白蛋白或生理盐水等扩容剂；如经上述处理效果不明显，确定或考虑有代谢性酸中毒，可给予 5% 碳酸氢钠；有循环不良者可加用多巴胺或多巴酚丁胺；如母亲产前 4～6 h 用过吗啡类麻醉药或镇痛药致新生儿呼吸抑制时，静脉推注或气管内注入纳洛酮。

（5）评估　复苏过程中，每操作一步的同时，均要评估患儿的情况，然后再决定下一步的操作。

2. 加强监护

窒息后常可引起心、肺、脑功能衰竭，应密切注意患儿生命体征的变化、各脏器受损情况，及时发现并发症。①观察呼吸频率与节律的变化，有无发绀及缺氧现象，是否出现进行性呼吸困难等;②观察心率、心律、血压及毛细血管充盈情况;③注意肌张力变化,有无惊厥、凝视及尖叫等现象发生。

(二)预防感染

各项护理操作严格执行无菌程序。

(三)保暖

整个护理过程应注意患儿的保暖,维持患儿肛温 36.5～37 ℃。

(四)健康教育

向家长介绍有关本病的防治知识,部分重症病例可能引起神经系统严重的后遗症,应告知家长并取得其理解、配合;应细心解释患儿的病情及抢救情况;对病情恢复出院的患儿,应指导定期复查;对有后遗症的患儿,应指导家长学会康复护理的方法。

五、护理评价

(1)患儿生命体征是否恢复正常,呼吸道是否通畅,呼吸是否平稳。

(2)住院期间是否发生感染,是否减少并发症的发生。

(3)患儿家长是否了解疾病有关知识,对患儿康复是否有信心,是否积极配合治疗、护理。

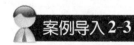

案例讨论2-2

(1)每6～8人一组,在教师的引导下,学生对案例导入2-2进行分组讨论。

(2)每组学生写出案例讨论报告,交老师批阅。

(3)老师点评、归纳总结。

任务四 新生儿缺氧缺血性脑病患儿的护理

案例导入2-3

足月儿,日龄5天,出生时有窒息,患儿烦躁不安,吃奶差,肌张力稍高,有自发肌阵挛或刺激可引起肌阵挛,72 h后逐渐恢复正常。诊断为新生儿缺氧缺血性脑病。

问题:

(1)作为责任护士,你如何对该患儿进行护理评估,确定护理诊断,并实施护理措施与健康教育?

(2)针对该患儿的目前临床资料,此病对该小儿以后的生长发育有无影响?

新生儿缺氧缺血性脑病(hypoxic ischemic encephalopathy,HIE)是由于各种围生期因素引起的缺氧和脑血流减少或暂停而导致胎儿和新生儿的脑损伤,是新生儿窒息后的严重并发症之一,也是引起儿童神经系统伤残的常见原因之一,病情重,病死率高。

一、护理评估

(一)健康史

引起新生儿缺氧缺血性脑病的因素很多,包括围生期窒息、反复呼吸暂停及呼吸系统疾病、严重先天性心脏病及严重颅内疾病等。其中围生期窒息是引起新生儿缺氧缺血性脑病的主要原因。

(1)缺氧　多见于围生期窒息、反复呼吸暂停及呼吸系统疾病、右向左分流型先天性心脏病等。

(2)缺血　多见于严重的心动过缓或心跳停止、重度心力衰竭或周围循环衰竭等。

(二)身体状况

本病主要临床表现为意识和肌张力变化,严重者可伴有脑干功能障碍。通过症状评估和护理体检,评估患儿神经系统症状,有无烦躁不安、易激惹等兴奋症状或嗜睡、昏迷等抑制症状;评估新生儿原始反射情况,有无增强、减弱或消失;评估患儿有无惊厥、呼吸不规则、瞳孔对光反射消失等。

根据患儿意识、肌张力、原始反射改变、有无惊厥、病程及预后等,本病可分为轻、中、重三度。

(1)轻度　出生24 h内症状最明显,以兴奋症状为主,以后逐渐减轻,无意识障碍。

(2)中度　24～72 h症状最明显,嗜睡,意识淡漠,肌张力低下,可出现惊厥。

(3)重度　出生至72 h症状最明显,以抑制症状为主,表现为昏迷,深、浅反射及新生儿先天性反射均消失,肌张力低下,呼吸不规则或暂停,死亡率高,幸存者多留有神经系统后遗症(表2-5)。

表2-5　新生儿缺氧缺血性脑病的临床分度

项　　目	分　　度		
	轻度	中度	重度
意识	稍兴奋	嗜睡	昏迷
肌张力	正常	低下	低下
拥抱反射	稍活跃	减弱	消失
吸吮反射	正常	减弱	消失
前囟张力	正常	正常或稍饱满	饱满、紧张
瞳孔改变	无	无或缩小	不对称或扩大、对光反应消失
惊厥	无	常见	去大脑强直
中枢性呼吸衰竭	无	无或轻	常有
病程	2～3日	<14日	数日或数周
预后	良好	不定	死亡或有后遗症

(三)实验室及其他检查

(1)血清肌酸磷酸激酶同工酶、神经元特异性烯醇化酶(NSE)有利于对脑损伤程度及预后的判断。

（2）头颅超声、CT 扫描、核磁共振（MRI）可帮助确定病变的部位、范围及有无颅内出血等。

（四）心理社会状况

了解家长对本病的认知程度；评估家长的心理状况，家长对本病治疗的积极性；评估患儿家庭的经济状况，对本病的经济承受能力等。

二、护理诊断

（1）潜在并发症　颅内压增高症、呼吸衰竭。

（2）有废用综合征的危险　与缺氧缺血导致的后遗症有关。

（3）恐惧　与病情严重、预后不良有关。

三、护理目标

（1）患儿住院期间生命体征稳定，减少废用综合征发生的机会。

（2）家长的恐惧心理减轻，对患儿康复有信心，并配合治疗护理。

四、护理措施

（一）一般护理

病室清洁、安静，室内温度保持在 22～24 ℃，湿度维持在 55％～65％；头部抬高 15°～30°，取侧卧位，尽量减少搬动；静脉穿刺最好用留置针保留，各项护理操作动作轻柔，并要求集中进行；注意保暖，保证水分和营养物质的供给。

（二）建立静脉通路，配合治疗

遵医嘱给予镇静、止惊、降颅内压等护理。

（1）控制惊厥　止惊药物首选苯巴比妥，负荷量为 20 mg/kg，于 15～30 min 静脉滴注，若不能控制惊厥，1 h 后可加 10 mg/kg。12～14 h 后给予维持量，每日 3～5 mg/kg。顽固性抽搐者加用安定，每次 0.1～0.3 mg/kg 静脉滴注。

（2）减轻脑水肿　可先用呋塞米 1～2 mg/kg，静脉推注；也可用 20％甘露醇，首剂 0.5～1.0 mg/kg 静脉推注，以后可改为 0.25～0.5 mg/kg，每 4～6 h 1 次。

（3）支持疗法　维持良好的通气功能，保持血压的稳定，保证充分的脑血流灌注，纠正酸碱平衡失调。①维持良好的通气功能是支持疗法的中心，根据患儿缺氧情况，可给予鼻导管吸氧，如缺氧严重，可考虑气管插管及机械辅助通气，维持 $PaO_2 > 6.65$ kPa(50 mmHg)，$PaCO_2 < 5.32$ kPa(40 mmHg)。②维持脑和全身良好的血液灌注是支持疗法的关键措施，避免脑灌注过低或过高。低血压可用多巴胺，也可同时加用多巴酚丁胺。③维持血糖在正常高值(4.16～5.55 mmol/L)，以保持神经细胞代谢所需能量。

（三）观察病情

观察患儿生命体征、神经系统变化，如神志、前囟张力、瞳孔大小及对光反射、呼吸

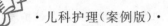
变化、肌张力及抽搐等症状;监测患儿的血气分析、电解质、肾功能等指标;观察药物疗效与副反应;认真填写护理记录。

(四)早期康复干预

(1)遵医嘱给予脑代谢活化剂,如胞二磷胆碱、脑活素、神经节苷脂等。

(2)对疑有功能障碍者,将其肢体固定于功能位。早期给予患儿动作训练和感知刺激的干预措施,促进脑功能的恢复。

(五)健康教育

向家长介绍有关本病的医学基础知识,减轻家长的恐惧心理,得到家长的理解与配合;要求家长定期随诊,及早发现后遗症;指导家长掌握康复护理的方法与技能。

五、护理评价

(1)患儿住院期间生命体征是否稳定,是否有并发症发生。

(2)家长的恐惧心理是否减轻,对患儿康复是否有信心,是否配合治疗护理。

 案例讨论2-3

(1)每6～8人一组,在教师的引导下,学生对案例导入2-3进行分组讨论。

(2)每组学生写出案例讨论报告,交老师批阅。

(3)老师点评、归纳总结。

任务五 新生儿颅内出血患儿的护理

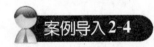 **案例导入2-4**

一足月儿,产钳术娩出,有窒息史。出生后第二天出现嗜睡、拒乳、阵发性发绀及呼吸暂停、前囟门饱满,拟诊断为颅内出血。

问题:你认为如何对该患儿进行护理评估、确定护理诊断、制订护理措施?

新生儿颅内出血主要是由缺氧或产伤引起的一种脑损伤,早产儿多见,预后较差,病死率高,存活者常留有神经系统后遗症。

一、护理评估

(一)健康史

缺氧和产伤是引起颅内出血的两大原因。产前、产时及产后可以引起胎儿或新生儿缺氧、缺血的因素都可导致颅内出血,多见于早产儿,且胎龄越小发生率越高。产伤以足月儿、巨大儿多见,因胎头过大、头盆不称、臀位产、急产或产钳助产、负压吸引器助产等,使头部受挤压、牵拉而引起颅内血管撕裂。出血部位以硬脑膜下多见。此外,快速输入高渗液体、血压波动过大、机械通气不当或全身出血性疾病也可引起新生儿的颅内出血。

详细了解患儿母亲在妊娠时有无妊娠高血压综合征、严重贫血或心力衰竭,分娩过程中有无缺氧或产伤的病史,出生后有无快速输入高渗液体或机械通气不当等。

(二)身体状况

患儿临床表现与出血部位和出血量关系密切,一般先出现兴奋症状,然后转为抑制症状。产伤引起者多见于足月儿,以兴奋症状为主;缺氧引起者多见于早产儿,临床表现不典型,常表现为抑制症状。常见症状与体征包括:①意识改变:激惹、过度兴奋或淡漠、嗜睡、昏迷等。②眼症状:凝视、斜视、眼震颤等。③颅内压增高:脑性尖叫、前囟隆起、惊厥等。④呼吸改变:呼吸增快、减慢、不规则或暂停等。⑤肌张力改变:早期增高,以后减低。⑥瞳孔:双侧不等大,对光反射减弱或消失。⑦其他:黄疸和贫血。

知识链接

缺血缺氧为什么会造成颅内出血?

★缺血缺氧可直接损伤毛细血管内皮细胞,使其通透性增加、血液外渗,出现脑室管膜下出血、脑实质点状出血、蛛网膜下腔出血。

★缺血缺氧引起低氧血症、高碳酸血症。

低氧血症、高碳酸血症可形成压力被动性脑血流,当动脉压力升高时,可因脑血流量增加引起毛细血管破裂出血;当动脉压力降低时,脑血流量减少引起毛细血管缺血性损伤而出血。

低氧、高碳酸血症还可引起脑血管扩张,血管内压增加,毛细血管破裂出血;或静脉淤滞、血栓形成,脑静脉血管破裂出血。

(三)辅助检查

头颅超声或 CT 检查有助于确定出血部位和范围。脑脊液呈均匀血性或镜下有较多皱缩红细胞,常为蛛网膜下腔出血。脑脊液非血性不能排除诊断。

(四)心理社会状况

本病后遗症发生率较高,预后不乐观,尤其早产儿颅内出血病死率和后遗症发生率均较高,家长可能会出现焦虑、悲伤、失望等反应。了解家长对本病的认知程度;评估家长的心理状况,对本病治疗的积极性;评估患儿家庭的经济状况,对本病的经济承受能力等。

二、护理诊断

(1)低效型呼吸形态　与呼吸中枢受抑制有关。

(2)体温调节无效　与体温调节中枢受损有关。

(3)营养失调:低于机体需要量　与吸乳反射减弱及呕吐有关。

(4)潜在并发症　颅内压增高。

(5)恐惧　与预后不良有关。

三、护理目标

（1）患儿颅内压降为正常，生命体征稳定。

（2）患儿呼吸形态正常，无呼吸暂停、无缺氧现象。

（3）患儿每日获得足够的能量与水分。

（4）家长对患儿的康复有信心，积极配合治疗护理。

四、护理措施

（一）一般护理

（1）病室清洁、安静，室内温度保持在 22～24 ℃，湿度维持在 55%～65%。

（2）患儿绝对静卧，头部抬高 15°～30°，尽量避免搬动和刺激，直到病情稳定。静脉穿刺最好用留置针保留，各项护理操作动作轻柔，并要求集中进行。

（二）建立静脉通路，配合治疗

按医嘱正确使用药物：①止血：可输新鲜血液、血浆、血小板、维生素 K_1 或立止血，连用 3～5 天。②镇静、止痉：首选苯巴比妥，负荷量 20 mg/kg，15～30 min 静脉滴注。顽固性抽搐者可加用安定静脉滴注或水合氯醛灌肠。③降低颅内压：首选速尿静脉注射，每次 0.5～1 mg/kg，每日 2～3 次。严重者可用 20% 甘露醇，每次 0.25～0.5 g/kg，每 6～8 h 注射 1 次。一般不主张使用糖皮质激素。④脑代谢激活剂：胞二磷胆碱、脑活素、神经节苷脂等。

（三）维持正常呼吸形态

及时清除呼吸道分泌物，保持呼吸道通畅，合理用氧，注意用氧的方式和浓度，维持 PaO_2 在 7.9～10.6 kPa(60～80 mmHg)。

（四）维持体温稳定

体温过低时采用远红外线辐射床、暖箱或热水袋等保暖，保持体温稳定。

（五）保证水分和营养物质的供给

病重者推迟哺喂时间，延迟至生后 72 h，不要抱起哺喂，以免加重出血；吸乳能力差者可用滴管或鼻饲喂养，或选择全静脉营养。禁食期间遵医嘱静脉补液，总液量按 60～80 mL/(kg·d)计算，输液速度宜慢。

（六）密切观察病情

严密监测患儿生命体征的变化，观察神志、瞳孔、肌张力及前囟等变化，及早发现颅内压增高征象。

（七）健康教育

向家长介绍本病的治疗、护理、预后知识；耐心解答患儿家长的问题，减轻其紧张和恐惧心理；指导家长做好患儿智力开发、功能训练。

五、护理评价

患儿颅内压是否降为正常，生命体征是否稳定；患儿呼吸形态是否恢复正常；患儿每日是否可以获得足够的能量与水分;家长是否对患儿的康复有信心,是否积极配合治疗、护理。

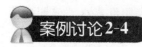

案例讨论2-4

(1) 每6～8人一组,在教师的引导下,学生对案例导入2-4进行分组讨论。
(2) 每组学生写出案例讨论报告,交老师批阅。
(3) 老师点评、归纳总结。

任务六　新生儿黄疸患儿的护理

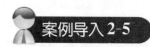

案例导入2-5

足月新生儿,日龄7天,生后第3天面部及巩膜出现黄染,渐波及躯干,吃奶及精神佳,红细胞 5.0×10^{12}/L,血红蛋白 150 g/L,总胆红素 171 μmol/L(10 mg/dL),谷丙转氨酶 30 U/L。诊断为新生儿生理性黄疸。

问题:

(1) 新生儿胆红素代谢有何特点?

(2) 如何区别生理性黄疸与病理性黄疸?引起病理性黄疸常见的原因有哪些?

(3) 作为责任护士,你如何配合医生降低新生儿黄疸患儿血清胆红素的浓度?光照疗法常见副反应有什么?停止光照疗法的条件是什么?

新生儿黄疸又称新生儿高胆红素血症,是由于新生儿时期血中胆红素增高而出现皮肤、巩膜等黄染的现象。新生儿黄疸可分为生理性黄疸和病理性黄疸,部分病理性黄疸可导致胆红素脑病(核黄疸)而引起严重后遗症。

一、新生儿胆红素代谢特点

1. 胆红素生成较多

新生儿每日生成胆红素约 8.8 mg/kg,而成人仅为 3.8 mg/kg。原因如下:①胎儿处于氧分压偏低的环境,红细胞代偿性增多,出生后血氧分压升高,过多的红细胞被迅速破坏;②新生儿红细胞寿命仅 80～100 天,形成胆红素的周期缩短;③旁路胆红素来源多。

2. 联结的胆红素量少

刚出生的新生儿常有不同程度的酸中毒,可减少胆红素与白蛋白联结;早产儿胎龄越小,白蛋白含量越低,其联结胆红素的量也越少。

3. 肝功能不成熟

①新生儿肝细胞内摄取胆红素所必需的 Y、Z 蛋白含量低;②肝细胞内葡萄糖醛酸基转移酶的含量低且活力不足,结合胆红素的转化能力差,一周后此酶活性接近正常;③肝脏对结合胆红素的排泄能力不足。

4. 肠-肝循环增加

新生儿刚出生时肠道内正常菌群尚未建立,不能将肠道内的胆红素还原成粪胆原和尿胆原;且新生儿肠腔内 β-葡萄糖醛酸苷酶活性较高,将结合胆红素水解成葡萄糖醛酸和未结合胆红素,未结合胆红素又被肠壁吸收经门静脉而到达肝脏。

因此,新生儿在胆红素的摄取、结合及排泄等方面的能力均低下,极易出现黄疸。

二、护理评估

(一) 健康史

引起病理性黄疸的主要原因如下。

(1) 感染性 ①新生儿肝炎,多为宫内感染所致,以巨细胞病毒、乙肝病毒为常见,常在生后 1～3 周出现黄疸,并伴有拒奶、呕吐、肝大等症状;②新生儿败血症。

(2) 非感染性 新生儿溶血病、胆道闭锁、母乳性黄疸、遗传性疾病(如红细胞 6-磷酸葡萄糖脱氢酶缺陷、球形红细胞增多症等)、药物性黄疸(如由维生素 K_3、维生素 K_4 等药物引起)。

详细了解孕母妊娠史、胎次、分娩史,新生儿父母血型、感染史、用药史、家族史及新生儿喂养方式、尿便颜色等情况。

(二) 身体状况

评估患儿皮肤及巩膜的黄疸程度,根据黄疸出现的时间、发展的速度、程度及伴随的症状等初步判断黄疸的性质。

1. 生理性黄疸特点

①生后 2～3 天出现黄疸,4～5 天达高峰,7～14 天消退,早产儿可延迟至 3～4 周;②一般情况良好;③血清胆红素足月儿低于 221 μmol/L(12.9 mg/dL),早产儿低于 257 μmol/L(15 mg/dL)。

2. 病理性黄疸特点

①黄疸出现早,一般于生后 24 h 内出现;②黄疸程度重,血清胆红素足月儿高于 221 μmol/L(12.9 mg/dL)、早产儿高于 257 μmol/L(15 mg/dL);③黄疸消退迟,足月儿多于 2 周,早产儿多于 4 周;④黄疸退而复现;⑤黄疸进展快,血清胆红素每日上升超过 85 μmol/L(5 mg/dL);⑥血清结合胆红素＞34 μmol/L(2 mg/dL)。

小儿生后 24 h 内出现黄疸,多考虑为新生儿溶血病、宫内感染;4～5 天出现黄疸或黄疸加深,考虑败血症、胎粪排泄延迟;消退延迟或持续加深,考虑母乳性因素、感染性因素、红细胞形态异常等;尿黄、大便白,考虑胆道梗阻、肝炎、胆汁淤积综合征。

3. 新生儿溶血病

新生儿溶血病是指母、婴血型不合引起的新生儿同种免疫性溶血。以 ABO 血型不合引起为最常见,其次为 Rh 血型不合。

症状轻重与溶血程度基本一致,主要有:①黄疸:患儿出生 24 h 内出现黄疸并迅速加重,血清胆红素以未结合胆红素为主。②贫血:轻重程度不一,Rh 溶血病患儿一般贫血出现早且重,可发生心力衰竭;ABO 溶血病程度较轻。③肝脾大:由于髓外造血反应,引起肝脾代偿性肿大。④胆红素脑病:血中游离胆红素透过血脑屏障,使基底核等处的神经细胞黄染,引起脑组织的病理性损害,又称核黄疸。开始表现为嗜睡、喂养困难、吮吸无力、拥抱反射减弱、肌张力减低等;很快出现双眼凝视、肌张力增高、角弓反张、前囟隆起、呕吐、哭叫、惊厥,如不及时治疗,多数患儿死亡。幸存者1~2天后病情开始好转,但常遗留有手足徐动、听力下降、智力落后、眼球运动障碍等后遗症。

（三）实验室及其他辅助检查

（1）血清胆红素浓度测定　这是新生儿黄疸诊断的重要指标。

（2）红细胞、血红蛋白、网织红细胞、有核红细胞　在新生儿黄疸时这些必须常规检查,有助于新生儿溶血病的筛查。有新生儿溶血病时红细胞和血红蛋白减低,网织红细胞增多。

（3）血型　可疑新生儿溶血病时,查父、母及新生儿的血型（ABO 和 Rh 系统）非常重要。必要时进一步做血清特异性抗体检查以助确诊。

（4）红细胞脆性试验　若红细胞脆性增高,考虑遗传性球形红细胞增多症、自身免疫性溶血症等。若红细胞脆性降低,可见于地中海贫血等血红蛋白病。

（5）肝功能检查　谷丙转氨酶是反映肝细胞损害较为敏感的方法,碱性磷酸酶在肝内胆道梗阻或有炎症时均可升高。

（四）心理社会状况

了解家长对本病的认知程度;评估家长的心理状况,对本病治疗的积极性;评估患儿家庭的经济状况,对本病的经济承受能力等。

三、护理诊断

（1）黄疸　与血中胆红素浓度增高有关。
（2）潜在并发症　胆红素脑病。
（3）知识缺乏　患儿家长缺乏对黄疸的认识及护理知识。

四、护理目标

（1）患儿黄疸逐渐消退。
（2）住院期间患儿不发生胆红素脑病。
（3）家长掌握黄疸有关护理知识与技能,对患儿的康复有信心,积极配合治疗、护理。

五、护理措施

（一）一般护理

保持室内安静,减少不必要的刺激;做好患儿的保暖措施,避免低体温时游离胆红素的增高;提早哺乳,可刺激肠蠕动以利于胎粪排出。

（二）密切观察病情变化

注意监测体温、脉搏、呼吸、心率及尿量等的变化;注意观察皮肤、巩膜、大小便的色泽变化,以判断黄疸出现的时间、进展速度及程度;注意观察神经系统的表现,如患儿是否出现拒食、嗜睡、肌张力减退等现象,预防胆红素脑病的发生。

（三）遵医嘱配合治疗,降低血清胆红素的浓度

（1）光照疗法:蓝光照射皮肤,能降低未结合胆红素,对严重黄疸需要换血的患儿,可减少换血次数,提高疗效（见项目六常用儿科护理技术操作）。

（2）给予白蛋白或血浆:增加胆红素与白蛋白的联结。

（3）肝酶诱导剂（苯巴比妥等）:加速未结合胆红素的转化和排泄。

（4）协助医生做好预防缺氧,感染,水、电解质紊乱,酸中毒,低血糖的护理,以利于胆红素与白蛋白的联结。

（5）换血疗法:用于严重新生儿溶血病所致高胆红素血症。

（四）健康教育

黄疸是新生儿期最常见的症状,既可以是生理性现象,又是多种疾病的一种症状。应指导家长如何进行初步判断,耐心解答家长提出的问题,向家长详细介绍患儿的病情、治疗效果及预后。对曾因新生儿溶血病有过死胎、流产史的家庭,应做好产前咨询及孕妇预防性服药。对可能留有后遗症者,指导家长早期进行功能锻炼。

六、护理评价

患儿黄疸是否逐渐消退,是否发生胆红素脑病,是否能及时发现胆红素脑病的早期症状;家长是否对新生儿黄疸有正确的认识,情绪是否稳定。

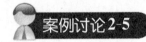

（1）每6~8人一组,在教师的引导下,学生对案例导入2-5进行分组讨论。

（2）每组学生写出案例讨论报告,交老师批阅。

（3）老师点评、归纳总结。

任务七　新生儿败血症患儿的护理

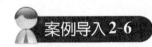

新生儿日龄3天,足月顺产,生后第2天出现黄疸,渐加重,伴不吃、不哭、不动,查体:重度黄染,精神萎靡,心肺检查无明显异常,肝肋下2.5 cm,脾肋下1 cm,脐部少许脓性分泌物。诊断为新生儿败血症。

问题:作为责任护士,你如何对该疾病患儿进行护理评估?请列出现存护理诊断,并实施有效的护理措施与健康教育。

新生儿败血症是指病原菌侵入新生儿血液循环,并在其中生长繁殖、产生毒素而造成的全身性感染。新生儿败血症的发生率和死亡率均较高。

一、护理评估

（一）健康史

根据以下病因进行健康史的评估。

1. 致病菌

致病菌种类较多,我国以葡萄球菌最多见,其次为大肠杆菌等革兰氏阴性杆菌。近年来,由于各种导管、气管插管技术的广泛使用,使机会致病菌、厌氧菌以及耐药菌株等的感染有增多趋势。

2. 感染途径

①产前感染:孕妇菌血症时致病菌经胎盘侵入血循环而感染胎儿;羊膜囊穿刺术等操作不慎亦可致胎儿感染。致病菌以大肠杆菌多见。②产时感染:胎膜早破、产程延长、医疗操作污染等可致小儿感染。致病菌以大肠杆菌多见。③产后感染:最常见,细菌经脐部、皮肤黏膜损伤处、呼吸道及消化道等部位侵入血液,以脐部感染最多见。

3. 易患因素

新生儿非特异性免疫功能及特异性免疫功能均不完善,易发生感染且局限能力差,易发展成为败血症。

（二）身体状况

本病患儿多无特征性表现。一般表现为反应低下、食欲不佳、哭声低弱,以后可出现精神萎靡、不吃、不哭、不动、体重不增("四不"症状)和体温不稳定。若在上述表现的基础上,患儿出现病理性黄疸、出血倾向、肝脾肿大、休克征象、中毒性肠麻痹,同时有皮肤感染病灶,应高度怀疑败血症。严重者可并发肺炎、脑膜炎、肝脓肿、化脓性关节炎等。

（三）实验室检查

（1）血常规　血白细胞总数多升高,有核左移和中毒颗粒。

（2）病原学检查　①在使用抗生素之前做细菌培养;②病原菌抗原检测。

（3）急相蛋白　C反应蛋白(CRP)、触珠蛋白(Hp)等在急性感染早期即可增加,其中CRP反应最灵敏。

（4）鲎试验　用于检测血和体液中细菌内毒素,阳性提示有革兰氏阴性细菌感染。

（四）心理社会状况

评估患儿居住环境、家庭卫生习惯、经济状况等;评估患儿家长对本病病因、性质、预后的认识程度;病情轻者,家长易忽视,重者可引起死亡,且治疗时间长、费用高,评估家长是否有自责、恐惧及焦虑心理等。

二、护理诊断

（1）体温调节无效　与感染有关。

（2）皮肤完整性受损　与脐炎、脓疱疮等感染灶有关。

（3）营养失调：低于机体需要量　与摄入不足、消耗增多有关。

（4）潜在并发症　肺炎、化脓性脑膜炎等。

三、护理目标

（1）患儿体温维持正常。

（2）患儿皮肤黏膜恢复完整。

（3）患儿不发生并发症或减少并发症的发生。

（4）患儿每日获得足够的能量与水分。

四、护理措施

（一）配合治疗

（1）抗生素应用　遵医嘱使用抗菌药物,本病抗生素应用疗程较长,应注意保护静脉,保证抗生素有效进入体内。用药原则:①早用药。②静脉、联合给药。③疗程足:血培养阴性,经抗生素治疗后病情好转时应继续治疗 5～7 天;血培养阳性,疗程至少需 10～14 天;有并发症者应治疗 3 周以上。④注意药物毒副作用。

（2）免疫疗法　遵医嘱静脉注射免疫球蛋白,每日 300～500 mg/kg,3～5 日。重症患儿可行交换输血,换血量 100～150 mL/kg。

（3）并发症处理　遵医嘱纠正低氧血症、酸中毒,扩容抗休克。

（二）维持体温稳定

患儿体温易波动,除感染因素外,还易受环境因素影响。①发热时,调节环境温度,松开包被,供给充足的水分或行温水浴,体温即可下降。新生儿不宜用退热剂、温水擦浴、冷盐水灌肠等刺激性强的降温方法。②体温过低时,及时保暖或置入暖箱。③体温波动大时,1～2 h 测体温 1 次,体温平稳后,每 4 h 测体温 1 次,病情稳定后每天测体温 2 次,并记录。

（三）保证营养供给

坚持母乳喂养,少量多次,细心哺喂;不能进食者,可行鼻饲或通过静脉补充营养。每日测体重 1 次,可作为观察疗效和喂养情况的评估标准。

（四）清除局部病灶

清除局部病灶,如脐炎、脓疱疮、皮肤破损等,促进皮肤早日愈合,防止感染蔓延扩散。

（五）密切观察病情变化

监测生命体征的变化,注意有无肺炎的表现,如气促、口唇发绀、口吐白沫;观察有无化脓性脑膜炎的表现,如面色青灰、哭声低弱、呕吐、脑性尖叫、前囟饱满、两眼凝视、眼睑或面肌小抽动等;观察有无感染性休克或 DIC 的表现,如面色青灰、皮肤发花、四肢厥冷、脉搏细弱、皮肤有出血点等。若有上述表现及时协助医生治疗、护理。

（六）健康教育

向家长讲解相关知识，介绍病情、治疗效果及预后，指导家长正确喂养和护理患儿，保持患儿清洁卫生。

五、护理评价

患儿体温是否维持正常；皮肤黏膜是否恢复完整，是否发生感染；是否出现并发症；营养是否恢复良好状态。

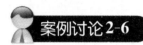

案例讨论 2-6

（1）每 6～8 人一组，在教师的引导下，学生对案例导入 2-6 进行分组讨论。
（2）每组学生写出案例讨论报告，交老师批阅。
（3）老师点评、归纳总结。

任务八　新生儿寒冷损伤综合征患儿的护理

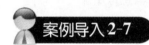

案例导入 2-7

患儿，女，胎龄 35 周，顺产，生后第 2 天开始体温不升，少吃，少哭，少动，于生后第 4 天入院。体检：T 28 ℃，反应差，面颊、四肢及臀部皮肤发硬，呈暗红色，HR 92 次/分，R 22 次/分，脉搏细弱，心音低钝，双肺未闻及啰音。诊断为新生儿寒冷损伤综合征。

问题：

（1）作为护士，请你对该患儿进行护理评估，确定现存的主要护理诊断，并制订相应的护理措施。

（2）患儿出院时，你如何进行健康教育？

新生儿寒冷损伤综合征简称新生儿冷伤，亦称新生儿硬肿症。主要由于受寒、早产、感染、窒息等因素引起，其临床特征是低体温和皮肤硬肿，严重者可发生多器官功能损伤，早产儿发病率最高。

一、护理评估

（一）健康史

寒冷、早产、感染和窒息等因素与本病发生有关。注意询问患儿的胎龄、日龄、体重、出生史、生后保暖情况以及有无感染和其他缺氧等病史。本病主要的易患因素如下。

（1）**体温调节中枢不成熟**　新生儿体温调节中枢发育不成熟，体表面积相对较大，易于散热，造成低体温，早产儿更易发生。

（2）棕色脂肪少　新生儿尤其是早产儿棕色脂肪储存量少，产热储备能力不足，在感染、窒息和缺氧时产热不足，致体温过低。

（3）饱和脂肪酸含量高　新生儿皮下脂肪组织的饱和脂肪酸含量大，其熔点高，寒冷时易凝固出现新生儿寒冷损伤综合征。

（二）身体状况

本病多发生在寒冷季节，出生后一周内多见。主要表现如下。

1. 一般表现　早期出现吸乳能力差、反应低下、哭声低弱等表现，严重时表现为不吃、不哭、不动。

2. 低体温　患儿体温低于正常，常低于 35 ℃，严重者小于 30 ℃，腋温-肛温差由正值变为负值。

3. 皮肤硬肿　特点为皮肤呈暗红色，紧贴皮下组织，不易捏起、不易移动，按之如橡皮样，多伴有可凹性水肿。硬肿发生顺序：小腿—大腿外侧—整个下肢—臀部—面颊—上肢—全身。硬肿范围按头颈部 20%，双上肢 18%，前胸及腹部 14%，背及腰骶部 14%，臀部 8%，双下肢 26% 计算。

4. 多器官功能损害　早期出现心率减慢、呼吸浅表、尿少等表现。严重者出现心力衰竭、DIC、肾功能衰竭等多器官功能损害，临终前往往有肺、消化道出血。

新生儿硬肿症临床上可分为轻、中、重三度（表 2-6）。

表 2-6　新生儿硬肿症的临床分度

分度	肛温	腋温-肛温差	硬肿范围	全身情况和脏器功能
轻度	>34 ℃	>0	<30%	稍差
中度	30～34 ℃	≤0	30%～50%	差，功能明显低下
重度	<30 ℃	< 0	>50%	出现衰竭、休克、DIC、肺出血

（三）实验室检查

根据病情需要选做动脉血气分析，血糖、血电解质、尿素氮、肌酐测定等。必要时可做 ECG 及 X 线胸片检查。

（四）心理社会状况

评估患儿家长对本病病因、性质、预后的认识程度；病情轻者，家长易忽视，重者可引起死亡，且治疗时间长、费用高，评估家长是否有自责、恐惧及焦虑心理等。

二、护理诊断

（1）体温过低　与体温调节功能不足、受寒、感染、窒息等因素有关。

（2）皮肤完整性受损　与皮肤变硬、水肿、局部血液供应不良有关。

（3）营养失调：低于机体需要量　与吸吮、吞咽无力等有关。

（4）有感染的危险　与免疫力低下有关。

（5）潜在并发症　肺出血、DIC。

（6）知识缺乏　与家长缺乏正确育儿知识有关。

三、护理目标

（1）患儿体温恢复正常。

（2）患儿皮肤完整性保持良好，硬肿逐渐消失。

（3）患儿不发生感染及其他并发症。

（4）患儿每日获得足够的能量与水分。

四、护理措施

（一）复温

常用暖箱复温，原则是循序渐进，逐步复温。

（1）轻、中度患儿 体温＞30 ℃或产热良好（腋温-肛温差为正值），患儿置于30 ℃的暖箱中，每小时监测肛温1次，根据患儿体温恢复情况调节暖箱温度在30～34 ℃范围内，使患儿在6～12 h恢复正常体温。当肛温升至35～36 ℃后，将暖箱温度调至该患儿的适中温度。无条件者可采用母亲怀抱、热水袋、热炕、电热毯等保暖复温，要注意防止烫伤。

（2）重度患儿 体温＜30 ℃或产热衰竭（腋温-肛温差为负值），先将患儿置于比其体温高1～2 ℃的暖箱中开始复温，以后每小时监测肛温、腋温1次，同时提高暖箱温度0.5～1 ℃，不超过34 ℃，使患儿体温在12～14 h恢复正常；恢复正常体温后置患儿于预热到适中温度的暖箱中。也可用远红外辐射式保暖床复温。

（二）细心喂养，保证能量及水分的供给

保证热量供给，可使产热增多，是维持体温正常的重要措施之一。能吸吮者可经口喂养；吸吮无力者可用鼻饲或静脉输液，静脉滴入的液体应加温至35 ℃左右；热能开始每日应达到210 kJ/kg，随体温恢复及日龄增长可增至420～504 kJ/kg。

（三）治疗配合

（1）遵医嘱使用药物，纠正器官功能紊乱，及时处理肺出血、微循环障碍、肾功能衰竭及DIC等。

（2）根据血培养和药敏结果应用抗生素控制感染。

（四）预防感染

做好消毒隔离，加强皮肤护理，更换体位，尽量减少肌内注射，防止皮肤破损引起感染。

（五）病情观察

加强患儿体温的监测，记录腋温-肛温差值的变化，便于估计病情的进展和程度；注意观察呼吸、脉搏、硬肿范围及程度的变化；观察和记录24 h出入量，尤其是尿量、奶量和液体量；注意患儿的一般状态，如反应、哭声及吸吮力等的变化；及时发现和处理并发症，如发现患儿面色突然青紫、呼吸增快、肺部湿啰音增多，要考虑肺出血，应及时协助医生进行救治。

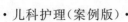

（六）健康教育

向家长进行新生儿硬肿症预防知识的宣教，介绍新生儿的保暖、喂养、预防感染等护理工作的重要性；指导患儿家长掌握家庭简易的保暖方法，鼓励母乳喂养，保证足够的热量。

五、护理评价

患儿体温是否逐渐恢复正常；皮肤完整性是否保持良好，硬肿是否逐渐消退；患儿营养状况是否逐渐改善；住院期间是否发生继发感染及并发症；患儿家长是否能采取正确的保暖措施，能否正确地喂养和护理患儿。

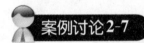

（1）每6～8人一组，在教师的引导下，学生对案例导入2-7进行分组讨论。

（2）每组学生写出案例讨论报告，交老师批阅。

（3）老师点评、归纳总结。

任务九　新生儿脐炎患儿的护理

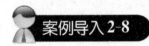

足月新生儿，日龄4天，旧法接生，生后第2天出现脐带根部发红，脐窝潮湿有渗液，未引起家长注意，于生后第3天小儿脐带周围红肿，并伴有烦躁不安、食欲低下，家长带小儿来院就诊。诊断为新生儿脐炎。

问题：

（1）入院后应如何处理该患儿的脐带？

（2）该患儿如不及时治疗、护理，可发生什么严重并发症？

（3）如何预防该疾病？

新生儿脐炎是由于断脐时或出生后脐部处理不当，细菌入侵脐带残端，并在此大量繁殖所引起的急性炎症，或是脐带创口未愈合又受爽身粉等异物刺激引起脐部慢性炎症而形成肉芽肿。脐炎一般能治愈，但如延误治疗可造成感染扩散形成腹壁蜂窝织炎、皮下坏疽；向邻近腹膜蔓延可导致腹膜炎；沿未愈合的脐血管蔓延可引起败血症，甚至危及生命。

一、护理评估

（一）健康史

根据以下病因评估患儿健康史。

新生儿脐炎常见致病菌：金黄色葡萄球菌、大肠杆菌、溶血性链球菌等。常见的感染方式:新生儿非住院分娩,通过旧法接生,消毒不严而感染;新生儿尿布过长,尿液污染脐带残端;新生儿脐带脱落之前盆浴,脐带浸湿后延期脱落易致感染;新生儿洗澡后涂用爽身粉时落到脐部,长期刺激形成慢性脐炎。

(二)身体状况

脐带根部发红,或脱落后伤口不愈合,脐窝渗液、湿润,这是脐带发炎的最早表现。此时如不及时处理,可发展为局部红肿,脐窝有脓性渗出。严重者红肿明显、脓液增多,脐窝内组织腐烂、有臭味,患儿可有拒奶、少哭、烦躁不安、体温异常等表现。病情危重者可引起败血症、腹膜炎。

慢性脐炎时脐部形成肉芽肿,表现为一红色肿物突出,常伴有黏性分泌物,经久不愈。

(三)实验室检查

(1)血常规 重症者白细胞增高。
(2)细菌培养 脐部分泌物培养阳性,可确诊。

(四)心理社会状况

评估患儿家长对本病的预防与护理知识的了解情况,评估家长心理状况,是否有担忧、自责表现。

二、护理诊断

(1)体温调节无效 与感染有关。
(2)潜在并发症 败血症、腹膜炎。
(3)皮肤完整性受损的危险 与脐部感染有关。
(4)家长缺乏知识 与家长缺乏新生儿脐炎的预防与护理知识有关。

三、护理目标

(1)患儿体温恢复正常。
(2)患儿皮肤黏膜恢复完整。
(3)患儿不出现并发症。
(4)患儿家长掌握新生儿脐炎的预防与护理的有关知识与技能。

四、护理措施

(一)清除感染灶

由内向外环形消毒,轻症者:用3%过氧化氢清洗脐部,再涂以75%乙醇,每日3次。重症者:除局部消毒外,遵医嘱应用抗生素,可用青霉素、新青霉素Ⅱ、氨苄青霉素、氧哌嗪青霉素等药,也可切开排脓。

肉芽肿形成者:可用10%硝酸银溶液烧灼后,敷以油膏,每日更换敷料,直到愈合为止。如肉芽肿较大,可做手术切除。

(二)保持脐部清洁、干燥

尿布不宜过长,避免尿液污染脐部伤口;洗澡时注意不要洗湿脐部,洗澡完毕用消

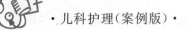
毒干棉签吸干脐窝水,并用 75% 乙醇消毒。

(三) 病情观察

监测患儿体温,观察脐部红肿、脓性分泌物进展情况。如出现体温异常、少吃、少哭、少动等可能为败血症;腹胀、腹肌紧张、腹部触痛可能为腹膜炎。

(四) 健康教育

1. 出院指导

脐炎已治愈且脐部残端已脱落、脐凹干燥则不必再处理。若出院后脐部残端未脱落或虽已脱落但脐部潮湿或有轻度红肿、渗液则应继续做好脐部护理。脐部护理前操作者洗净双手,用 3% 过氧化氢溶液清洗脐部,再涂以 75% 乙醇。如脐部有红肿、渗脓可再涂红霉素软膏、百多邦软膏或用浸有 1% 红霉素溶液的棉球湿敷,最后覆盖无菌纱布,每天 2~3 次。脐部护理用的棉签、纱布必须无菌。要注意保持脐部清洁、干燥,洗澡时避免水浸湿脐部,洗澡完毕立即消毒、护理脐部。避免爽身粉进入未愈合的脐部。勤换尿布,尿布不能盖过脐部,以防尿液污染脐部。

2. 脐炎预防

普及新法接生,断脐时严格执行无菌操作;做好断脐后的护理,保持局部清洁卫生。

五、护理评价

评价前述护理目标是否达成。

案例讨论2-8

(1) 每 6~8 人一组,在教师的引导下,学生对案例导入 2-8 进行分组讨论。

(2) 每组学生写出案例讨论报告,交老师批阅。

(3) 老师点评、归纳总结。

任务十　新生儿低血糖患儿的护理

案例导入2-9

患儿日龄 3 天,胎龄 35 周,顺产,吸乳能力差,于生后第 2 天开始出现淡漠、嗜睡、哭声异常、肌张力减低等表现。家长带小儿来院就诊,化验检查:血糖 1.8 mmol/L,血清总钙 1.9 mmol/L。诊断为新生儿低血糖。

问题:作为护士,你如何对该患儿进行护理评估,确定护理诊断,并实施护理措施与健康教育?

全血血糖 <2.2 mmol/L(40 mg/dL)应诊断为新生儿低血糖,不考虑出生体重、胎龄和日龄。常发生于早产儿、足月小样儿、糖尿病母亲的婴儿,在新生儿缺氧窒息、

新生儿硬肿症、败血症中多见。严重的低血糖持续或反复发作可导致低血糖脑病,造成不可逆性中枢神经系统损伤。新生儿低血糖可以是一个独立的疾病,也可能是其他疾病的一个临床表现。

一、护理评估

(一)健康史

根据以下病因进行健康史的评估。新生儿低血糖常可分为以下两类。

1. 暂时性低血糖 低血糖持续时间短,不超过新生儿期。①葡萄糖储存不足:早产儿、小于胎龄儿、窒息缺氧、败血症、先天性心脏病等。②葡萄糖利用增加:患有糖尿病母亲的婴儿、Rh溶血病等。

2. 持续性低血糖 低血糖持续到婴儿或儿童期。①高胰岛素血症:主要见于胰岛细胞增生症、胰岛细胞腺瘤。②内分泌缺陷:如先天性垂体功能不全、皮质醇缺乏、胰高血糖素缺乏、生长激素缺乏等。③遗传代谢性疾病:糖代谢、脂肪酸代谢、氨基酸代谢等异常。

(二)身体状况

(1)多数低血糖患儿无临床症状,有症状者常为非特异性,主要表现为喂养困难、淡漠、嗜睡、青紫、哭声异常、颤抖、易激惹、肌张力减低,甚至惊厥、呼吸暂停等。在静脉注射葡萄糖后,上述症状消失、血糖恢复正常者,为症状性低血糖。

(2)低血糖会导致中枢神经系统损伤,严重时会引起生命中枢功能障碍表现,称低血糖脑病。低血糖对脑组织的损伤取决于低血糖的严重程度及持续时间。

(三)实验室及其他辅助检查

血糖测定是确诊和早期发现本病的主要方法。对有可能发生低血糖的高危儿应在生后4 h内监测血糖,以后每隔4 h复查,直至血糖浓度稳定。对持续性低血糖者,根据需要可测定血胰岛素、胰高血糖素、生长激素等。

(四)心理社会状况

评估患儿家长对本病病因、性质、预后、护理知识的认识程度,评估家长是否有自责、恐惧及焦虑心理等。

二、护理诊断

(1)潜在并发症 惊厥、低血糖脑病等。

(2)营养失调:低于机体需要量 与摄入不足、葡萄糖利用增加有关。

(3)家长缺乏知识 与家长缺乏新生儿低血糖的预防与护理知识有关。

三、护理目标

(1)患儿不出现并发症。

(2)患儿每日获得足够的能量与水分。

(3)患儿家长掌握新生儿低血糖的预防与护理有关的知识与技能。

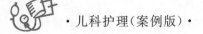

四、护理措施

（一）一般护理

注意保暖，以降低热能消耗；一般状况好的患儿，及时喂奶，可减少葡萄糖的用量；对半乳糖血症患儿应完全停止乳制品，代以不含乳糖的食品；对亮氨酸过敏的婴儿，应限制蛋白质；对糖原储积症患儿应昼夜喂奶；对先天性果糖不耐受症患儿则应限制蔗糖及水果汁等。

（二）遵医嘱给予葡萄糖

1. 无症状性低血糖并能进食者

可先口服葡萄糖，并密切监测血糖，如低血糖不能纠正者可静脉输注 10％ 葡萄糖。

2. 症状性低血糖

静脉滴注 10％～25 ％葡萄糖，足月儿选用 3～5 mL/(kg·min)，早产适于胎龄儿选用 4～6 mL/(kg·min)，早产小于胎龄儿选用 6～8 mL/(kg·min)，并且密切监测血糖。极低体重早产儿对糖耐受性差，输注葡萄糖时应注意输注速度。

3. 持续性低血糖

加快葡萄糖输注速度，还可加用氢化可的松、胰高血糖素，或口服泼尼松（强的松）。

（三）密切观察病情变化

监测血糖，保证血糖浓度稳定；注意有无震颤、多汗、惊厥、呼吸暂停等表现，发现问题及时处理。

（四）健康教育

（1）向家长解释病因与预后，让家长了解低血糖发生时的表现，定期行门诊复查。

（2）预防：①避免可预防的高危因素（如寒冷损伤），高危儿在出生时应监测血糖，并尽早开奶。②对可能发生低血糖者，生后 1 h 即开始补充葡萄糖。喂（或鼻饲）10％葡萄糖，每次 5～10 mL/kg，每小时 1 次，连续 3～4 次。对体重低于 2 kg、窒息、复苏困难或时间长者，应尽快给予 5％～10％葡萄糖 2～6 mL/kg。输注葡萄糖浓度不应太高，以防止高渗血症和高血糖症。

五、护理评价

评价前述护理目标是否达成。

案例讨论2-9

（1）每6～8人一组，在教师的引导下，学生对案例导入2-9进行分组讨论。

（2）每组学生写出案例讨论报告，交老师批阅。

（3）老师点评、归纳总结。

任务十一 新生儿低钙血症患儿的护理

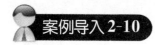

案例导入 2-10

患儿,生后5天,用牛乳人工喂养。今晨突然双眼凝视,手足抽动。拟诊断为新生儿低钙血症。

问题:

(1)如需进一步确诊,还需做什么检查?

(2)作为责任护士,请你对该患儿进行护理评估,确定现存的护理诊断,并实施护理措施与健康教育。

新生儿出生后来自母亲的钙来源突然终止,血钙水平开始下降。血液中总钙的正常浓度是 2.5 mmol/L(10 mg/dL),血清总钙低于 1.8 mmol/L(7.0 mg/dL)或游离钙低于 0.9 mmol/L(3.5 mg/dL)即为低钙血症。新生儿低钙血症是新生儿惊厥的常见原因之一。

一、护理评估

(一)健康史

钙的平衡主要依靠甲状旁腺和降钙素的调节,如调节功能不成熟或异常,或胎儿储钙不足或出生后磷摄入量过多都可引起低钙血症,具体根据以下病因评估健康史。

(1)早期低钙血症 在出生后 72 h 内发生,多由于暂时性甲状旁腺功能抑制所致。因在妊娠晚期孕母血中的钙经胎盘主动输入胎儿的量增加,抑制了甲状旁腺功能。低出生体重儿、窒息和呼吸窘迫综合征的新生儿甲状旁腺功能比足月正常新生儿更差,钙的储备量少。

(2)晚期低钙血症 在出生3天以后发生,高峰在第一周末,多见于牛乳喂养的新生儿,因磷摄入量过多,钙磷比例失调,使钙吸收障碍,使血钙降低。

(3)先天性甲状旁腺功能不全引起的低钙血症 较少见,发病可早可晚,症状持续较久,达3周以上,但大部分患儿随年龄的增长甲状旁腺功能的发育仍可赶上正常婴儿,故属暂时性。

(4)其他 偶见孕母患甲状旁腺功能亢进或腺瘤。母亲甲状旁腺功能亢进,血钙增高,抑制了胎儿甲状旁腺功能,新生儿出生后出现持久性低钙血症。

(二)身体状况

症状轻重不一,主要表现为神经、肌肉兴奋性增高,烦躁不安、惊跳、手足抽搐、震颤和惊厥。发作时可以出现心率增快或发绀,严重时有喉痉挛和呼吸暂停表现。消化系统可出现呕吐、便血。发作间歇时患儿一般情况良好,但肌张力稍高,腱反射增强。

(三)实验室及其他辅助检查

(1)血钙降低,血磷增高 血清总钙低于 1.8 mmol/L(7.0 mg/dL),游离钙低于

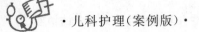

0.9 mmol/L(3.5 mg/dL)，血清磷大于 2.6 mmol/L(8.0 mg/dL)。

(2) 心电图　QT 间期延长，早产儿大于 0.2 s，足月儿大于 1.9 s。

（四）心理社会状况

评估患儿家长对本病病因、性质、预后、护理知识的认识程度；评估家长是否有自责、恐惧及焦虑心理等。

二、护理诊断

(1) 有窒息的危险　与血清钙降低、喉痉挛有关。

(2) 营养失调：低于机体需要量　与血钙降低有关。

(3) 知识缺乏　与家长缺乏新生儿低钙血症的预防与护理知识有关。

三、护理目标

(1) 患儿住院期间不发生窒息。

(2) 患儿血钙逐渐恢复正常。

(3) 患儿家长掌握新生儿低钙血症的预防与护理有关的知识与技能。

四、护理措施

（一）遵医嘱静脉或口服钙剂

建立静脉通路，尽量选择粗直、避开关节、易于固定的静脉，穿刺成功后，连接含钙液体进行滴注或推注，注射完毕后，用生理盐水冲洗，再拔针，以保证钙剂完全进入血管。①用法：10%葡萄糖酸钙 2 mL/kg，以 5%葡萄糖稀释 1 倍后静脉推注，其速度为 1 mL/min。必要时可间隔 6～8 h 再给药 1 次，每日最大剂量为 6 mL/kg（每日最大元素钙量 50～60 mg/kg，10%葡萄糖酸钙含元素钙量为 9 mg/mL）。②注意事项：钙浓度不宜过高，因血钙浓度升高可抑制窦房结引起心动过缓，甚至心脏停搏，故静脉推注时应保持心率>80 次/分。同时应避免药液外溢至血管外，发生组织坏死，如药液外渗，应立即停止注射，给予 25%～50%硫酸镁局部湿敷。③惊厥停止后可口服葡萄糖酸钙或氯化钙 1～2 g/d 维持治疗，疗程一般不超过 1 周。

（二）饮食护理

因母乳中钙磷比例适当，有利于肠道钙的吸收，故应尽量行母乳喂养或应用钙磷比例适当的配方乳。

（三）其他治疗配合

遵医嘱可服用 10%氢氧化铝，3～6 mL/次，因为氢氧化铝可结合牛乳中的磷，从而减少磷在肠道的吸收；甲状旁腺功能低下所致的惊厥不易控制，除用钙剂外，可加用大剂量维生素 D，或用有助于尿磷排泄的药物，注意定期监测血钙水平，调整维生素 D 的剂量，以免血钙过高沉积在肾脏。

（四）严密观察病情变化

监测患儿生命体征，注意观察患儿惊厥、呼吸、心率等变化，备好急救器械及药品，防止惊厥和喉痉挛的发生。

（五）健康教育

（1）向家长解释病因及预后，鼓励母乳喂养，合理搭配营养素。

（2）防治孕母维生素 D 和钙的缺乏。如母亲妊娠期有腓肠肌痉挛应早期应用钙剂和维生素 D，可预防小儿早期佝偻病。必要时应检测母亲的血钙、血磷和碱性磷酸酶以预防新生儿低钙血症。

（3）生后 2 周早产儿、双胎儿（冬季出生小儿生后 1 周）应补充维生素 D 制剂。对于有易激惹、面肌抽动和惊跳的小儿，应及时明确原因，及时采取相应治疗、护理措施。

五、护理评价

评价前述护理目标是否达成。

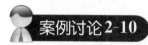

案例讨论2-10

（1）每 6～8 人一组，在教师的引导下，学生对案例导入 2-10 进行分组讨论。

（2）每组学生写出案例讨论报告，交老师批阅。

（3）老师点评、归纳总结。

项目三　儿科常见疾病患儿的护理

　学习目标

1. 了解小儿医疗机构的设置及护理管理要点与方法。
2. 熟悉不同年龄阶段住院患儿的心理护理要点及与患儿沟通的方法和技巧。
3. 掌握住院患儿护理评估的主要内容、注意事项。
4. 运用所学知识,能对儿科常见疾病患儿进行护理评估、护理诊断,并实施有效的护理措施及健康指导。

任务一　住院患儿的护理

子任务一　儿科医疗机构的设置及护理管理

儿科医疗机构应设儿科门诊、儿科急诊及儿科病房三大部分。

一、儿科门诊

(一) 儿科门诊的设置

1. 预诊处

预诊处是儿科医疗机构特有的部门。预诊的主要目的是及时发现传染病,避免交叉感染。预诊还可协助家长选择就诊科别,及时发现危重患儿,争取抢救时间。

预诊处应设在儿童医院的大门口或综合医院儿科门诊的入口处,使患儿在就诊前首先到达此处。预诊处应设两个出口,一个通向门诊候诊室内,另一个通向传染病隔离室。隔离室作为专门诊治可疑传染病患儿时使用,室内备有消毒、隔离设备,如紫外线灯、隔离衣等。如有条件,应多设几间隔离室,以便消毒诊室时交替使用。

预诊检查主要为问诊、望诊及简要的体检。力求抓住关键,在较短的时间内迅速作出判断,以避免患儿在此停留过久而发生交叉感染。对明确诊断的传染病患儿,立即转到传染病门诊,并及时进行疫情报告;未明确诊断者,送隔离室,由医生处理。遇危重患儿时,应由预诊护士立即护送至抢救室。因此,预诊护士要由经验丰富、动作迅速的年资较高的护士担任。

2. 门诊部

门诊部设体温测量处、候诊室、诊查室、注射室、治疗室、饮水处等。

(1)体温测量处 发热小儿在就诊前需先测试体温(腋温),该处设有候诊椅。如体温高达 39 ℃ 以上者,应酌情先行退热处理,以防高热惊厥。

(2)候诊室 由于小儿看病时均有家长陪护,故候诊室要空气流通、宽敞、明亮、备有足够的候诊椅,设 1~2 张小床供包裹患儿、换尿布时使用。室内可利用墙报、黑板、实物模型等向家长和患儿进行卫生宣教。

(3)诊查室 诊查室数量要多,每间最多设不超过两套诊查桌椅,最好设单间诊室,减少就诊患儿的相互干扰。室内设有诊查台,以便诊查。应留有机动诊室,作为其他诊室遇有传染病患儿需关闭消毒时备用。就诊前护士要准备好各种用品(如文具纸张、压舌板、手电筒等),就诊时要做好组织工作,每个患儿只许一位家长陪同进入诊室,以保持环境的安静。

(4)注射室 护理人员要认真执行无菌操作规程和查对制度(对小儿尤为重要),以防止发生差错事故和注射感染。要注意态度和蔼可亲,减少患儿的恐惧心理。

(5)治疗室 备有治疗所需的各种设备、器械和药物,可随时进行各种必要的治疗,如各种穿刺术、灌肠等。

(6)饮水处 多数患儿患病后需要多饮水。所以门诊要有专人负责供应饮用水、消毒杯等,以便于患儿饮水、服药、家长为患儿热奶等。

各室的布置应符合儿童心理特点,如在墙壁上张贴图画等,以营造使患儿欢乐的气氛,消除患儿的紧张与不安。

(二)儿科门诊的护理管理

(1)组织管理 儿科门诊的特点是人员流动量较大,陪伴患儿就诊的家属多。护理人员要做好就诊前的准备、诊查中的协助及诊后向家属解释的工作,保证就诊秩序有条不紊。

(2)病情观察 小儿病情变化快,在候诊过程中,护士要经常巡视,注意观察患儿面色、呼吸、神态等的变化,发现异常情况及时处理。

(3)预防院内感染 严格执行消毒隔离制度,遵守无菌技术操作规程。及时发现传染病的可疑征象,并予以处理,消除可能使患儿发生院内感染的各种因素。

(4)杜绝事故差错 要严格执行核对制度,在给药、注射、测量等各项工作中一丝不苟,以防止因忙乱而发生差错。

(5)卫生宣教 根据季节、疾病情况及儿科护理热点问题等,候诊时应向患儿家长进行科普宣教。宣教形式可采用集体指导、个别讲解或咨询等方式,使患儿家长能在短时间内获得保健及护理常识。

二、儿科急诊

小儿起病急,病情变化快,意外事故较多,如误服毒物、吞食异物等,而有些疾病在典型症状尚未出现之前,即可危及生命,如中毒性痢疾等。因此急诊儿科的护士应有敏锐的观察力和判断力,根据病情,对危重患儿就诊应先抢救后挂号,先用药后交费,以争取时间;候诊中病情有变化的患儿,护士可让其提前诊治。急诊应 24 h 开放、接诊。

(一) 儿科急诊的设置

儿科急诊应设有诊查室、抢救室、治疗室、观察室、隔离观察室,儿童医院内的急诊科应设有各科急诊室、小手术室、药房、化验室、收费处等,形成一个独立的单位,以保证 24 h 工作的连续进行。

(二) 仪器设备

小儿急诊是抢救患儿生命的第一线。许多需要住院的危重患儿须经急诊抢救,待病情稳定后才能移至病房。为保证抢救工作顺利完成,急诊各诊室均需配备必要的仪器设备。

抢救室内设病床 2～3 张,配有人工呼吸机、心电监护仪、气管插管、供氧设备、吸引装置、雾化吸入器等,必要的治疗用具包括各种穿刺包、切开包、导尿包等。室内放置抢救车一台,车上备有常用的急救药品、物品、记录本及笔,以满足抢救危重患儿时的需要。

观察室的设备与病房相似,除床单位用品外,应备有医嘱本、护理记录单及病历记录等。有条件者可配备监护仪器。

小手术室除一般手术室的基本设备外,应准备清创缝合小手术、大面积烧伤初步处理、骨折固定、紧急胸腹部手术等的器械用具及抢救药品。

(三) 儿科急诊的护理管理

1. 重视五个要素,确保急诊抢救质量

急诊抢救的五个要素为人、医疗技术、药品、仪器设备及时间,其中人起最主要的作用。急诊护士应有高度的责任心,良好的医德修养,敏锐的观察力和坚定的抢救意志,决不轻易放弃抢救希望。此外,抢救技术精湛,药品种类齐全,仪器设备先进,时间争分夺秒都是保证抢救成功缺一不可的重要环节。

2. 执行急诊岗位责任制度

坚守岗位,随时做好抢救准备,随时巡视,及时发现病情变化。对抢救设备的使用、保管、补充、维护等应有明确的分工及交接班制度,以争取时间,高质量地完成各种抢救任务。

3. 建立小儿各科常见急诊的抢救护理常规

儿科急诊的护理人员应熟练掌握常见疾病的抢救程序、护理要点,加强平时训练,以提高抢救成功率。

4. 加强急诊文件管理

急诊应有完整的病历,记录患儿就诊时间、诊治过程等。紧急抢救中遇有口头医嘱时,必须当面复述确保无误后方可执行,执行时须经他人核对药物,用过的安瓿保留备查,待抢救工作告一段落后督促医生开处方并补记于病历上,使抢救工作保持连续性,为进一步治疗、护理提供依据,也便于追踪、分析、总结。

三、儿科病房

(一)儿科病房的设置

1. 病室

病室分大、小两种。每间大病室内放 4～6 张床;小病室放 1～2 张床,以便用于隔离、观察及病情较重患儿使用。床与床之间距离为 1 m,一个床单位占地 2 m²,床与窗台的距离为 1 m,病床应有床栏,窗外设有护栏;各病室以玻璃隔断隔开,以便医护人员观察病情,患儿也能隔玻璃观望,减少寂寞。病室内设有洗漱及照明设备方便患儿使用。墙壁、窗帘、卧具、患儿衣服等均采用明快的颜色,并用图画或玩具进行装饰,使病室气氛欢快、活泼,以适应儿童心理,减少患儿的恐惧感。

病房内应设有危重病室,室内放有各种抢救设备,以收治病情危重、需要观察及抢救的患儿。

2. 护士站与医生办公室

护士站与医生办公室设在病房中间,靠近危重病室,以便随时观察和抢救。

3. 治疗室

治疗室分为内、外两间,中间有门相通。各种注射及输液的准备工作在一间进行,另一间则进行各种穿刺,有利于无菌操作,同时也减少其他患儿的恐惧。

4. 配膳(奶)室

配膳(奶)室最好设在病房的入口处。内设配奶用具、消毒设备、冰箱、配膳桌、碗柜及分发膳食用的餐车等。由配膳员将在营养室配好的膳食按医嘱分发到住院患儿床前。

5. 游戏室

游戏室供住院患儿游戏、活动时使用,应设置在病房一端,以免喧哗声影响其他患儿。摆放有与患儿高度相适应的桌椅、可清洁的玩具及图书等,有条件的可放置电视机。室内阳光充足,地面采用木板或塑料等防滑材料。游戏室可兼作饭厅,供较大患儿进餐时使用。

6. 厕所与浴室

厕所的便池及浴池的设置要适合患儿年龄特点。幼儿专用厕所可不设门,学龄儿童使用的厕所可有门,但不加锁,以防意外发生。浴室要稍宽敞,便于护士协助小儿沐浴。

(二)儿科病房的护理管理

1. 环境管理

病房环境要适合儿童心理、生理特点,墙壁用卡通画等装饰,以动物形象作为病房标记;病室窗帘及患儿被服采用颜色鲜艳、图案活泼的布料制作。新生儿室、危重病室一定要光线充足,以便观察;较大儿童病室夜间灯光应较暗,以免影响睡眠。室内温、湿度根据患儿年龄大小而定,新生儿适宜的室温为 22～24 ℃,婴幼儿为 20～22 ℃,相对湿度为 55%～65%。儿童病室的温度可略低,为 18～20 ℃,相对湿度为 50%～60%。病房内要保持安静,工作人员要做到四轻,即走路轻、说话轻、关门轻、操作轻,尽量减少患儿的哭闹。

2. 生活管理

患儿的饮食既要符合疾病治疗的需要,还要满足其生长发育的要求。对个别患儿的特殊饮食习惯,护士应与家长及营养部门沟通并给予相应的调整。食具应由医院供给,做到每次用餐后都进行消毒。医院负责提供式样简单、布料柔软舒适的患儿衣裤,经常洗换、消毒,保持整洁卫生。根据患儿的不同年龄,合理安排作息时间;根据不同疾病与病情决定患儿的活动与休息。帮助患儿减轻或消除因住院而出现的心理问题,尤其对长期住院的患儿更为重要。

3. 安全管理

好奇心强、好动且无防范意识是小儿的共同特点,因此,小儿病房无论设施设备还是日常护理的操作,都要考虑患儿的安全问题,如药柜要上锁、电源应放在小儿不能接触之处、暖气应有防护罩、禁止玩刀剪、不让小儿自己取用热水等,防止出现意外。给患儿做治疗时,要用一定的约束固定技巧,以防脱针、断针等意外发生;治疗与护理完毕后,应清点用品,以防针头、玻璃瓶之类遗留床上造成患儿受伤。病房中用于特殊情况的消防、照明器材,应有固定位置,出口要保持通畅。

4. 预防感染

小儿患病期间身体抵抗力较弱,易发生各种感染,护理人员应给予高度重视,积极预防。病室每日定时通风,按时进行空气、地面的消毒;严格执行无菌操作程序;做好陪伴家属及探视的管理工作。

5. 传染病管理

患儿住院期间发生传染病,应及时转院或转入传染病室;病情不允许转院者,应立即将患儿转移至单间病室,由专人护理,并严格执行消毒隔离制度。对同病房的其他患儿进行隔离检疫,采取相应的被动免疫(注射抗体)或预防性服药等措施,保护易感儿免于发病或使其症状减轻。同时加强管理,立即报告疫情,使防疫机构及时掌握疫情并进行必要的处理。

子任务二　与住院患儿沟通的技巧

人与人之间信息交流的过程称为沟通,它可以通过语言、表情、手势等方式来进行,与患儿沟通的目的是为患儿提供信息,取得患儿的信任,帮助患儿尽快适应环境,解决患儿的健康问题。

一、小儿沟通特点

1. 语言表达能力不足

不同年龄阶段的小儿表达个人需要的方式不同。1岁以内的婴儿语言发育不成熟,多以哭声表示需要,如需饮水、需更换尿布、需被爱抚等;1~2岁小儿开始学习语言,常有吐字不清楚、用词不准确,让人难以理解;3岁以上小儿,可通过语言并借助肢体动作表达情感,但容易夸大事实,掺杂个人想象,缺乏条理性、准确性。因此,婴幼儿尚不能或不能完全通过语言进行沟通,护士必须取得患儿的信任,很好地理解患儿的表达方式,并依据患儿的反应来调整沟通的方法。

2. 分析、认识问题的能力不足

在小儿出生后的前几年内,小儿思维以具体形象思维为主,对事物的认识、对问题的理解有一定的局限性;随年龄增长小儿思维逐步过渡到抽象逻辑思维,但由于小儿生活经验少,想象、推理能力仍差,对语言的理解能力有限。因此,在小儿抽象思维能力尚未完全成熟时,与小儿沟通需要特殊的形式和方法,如身体语言、游戏及绘画等。

二、与患儿沟通的方法和技巧

1. 语言沟通

(1)重视与患儿的初次见面 第一次接触患儿及家长时,护士要做适当的自我介绍,并询问小儿的乳名、年龄、学校等小儿熟悉的事情,拉近患儿和护士间的距离。尤其是4岁以上小儿,利用他们的好奇心,鼓励他们自己表达。

(2)用小儿能理解、易接受的方式 不同年龄的小儿,语言表达和理解能力不同,护士在与小儿交谈时,应根据其年龄用小儿常用的语句、熟悉的词语,这不仅有助于患儿理解,也能促进其主动配合。谈话中稍加停顿,给患儿理顺思路的时间;稍慢的速度、适当的音量、亲切的语气能引起患儿的注意与反应。说话的速度过快,易使小儿感到不坦诚。在谈话中,护士尽量不用"是不是""要不要"等模棱两可的语言,不用否定方式,如患儿对"拿笔画画"的建议能愉快地接受,而对"不能咬笔"的劝告则可能持反抗态度。使用肯定的谈话方式,如检查胸部需解开衣服,可向患儿解释"我来听听你的胸部,要你解开衣扣,需要我帮忙吗?"避免说"我来查体,你要不要解开衣扣?"

(3)体会并分析交谈的含义 小儿表达时,护士要认真倾听,仔细理解、分析其中的含义,表示接受和了解,不要随意打断,更不能取笑小儿或敷衍了事,以免使小儿失去安全感和对护士产生不信任;如不能很好理解,可让小儿再重述一遍,同时适当修正患儿的语句,使其表达更加明确。

2. 非语言沟通

非语言沟通又称为身体语言,包括面部表情、姿态、手势、动作、抚摸等。护士亲切的微笑、轻柔的抚摸,都能给患儿带来心灵上的慰藉,使患儿感到安全与舒适。对婴幼儿来说,抚摸是更有利于情感交流的形式,护士利用怀抱、抚摸向患儿传递"爱"的信息,患儿也从中感受到护士的和蔼可亲,得到情绪上的满足。

3. 游戏

游戏是儿童生活中不可或缺的重要活动。儿童可以从游戏中获得快乐和知识,使身心得到满足。适当的游戏可很快缩短护士与患儿间的距离,促进相互了解。如在游戏开始时对规则、程序的制订,游戏结束后对结果的议论等,护士都能参与其中,使患儿在不知不觉中消除陌生、拘束感,将护士作为朋友对待。通过游戏可以反映他们在住院中的感受,流露出他们的心理需求,发泄自己的情感。同时,病情允许时患儿专心致志地玩,还可以暂时忘却病痛、减轻恐惧和焦虑,所以游戏又是一种促进疾病康复的功能锻炼。

4. 绘画

小儿的图画多与个人熟悉的、体验到的事情有关。护士可通过绘画与患儿进行交流,了解和发现存在的问题。如画面多处涂擦、重叠,与患儿矛盾、焦虑的心理有关。

5. 与患儿家长的沟通

与患儿的沟通多需其家长协助完成。与患儿家长的沟通,一方面可借助家长促进与患儿的交流,另一方面则有助于家长减轻其紧张、焦虑情绪。针对家长的不安情绪,与家长的谈话最好以询问普遍性问题开始,如"孩子现在怎么样",使家长能在轻松的气氛下谈各方面的内容,这样护士获得的信息量较多。

子任务三　住院患儿的健康评估

小儿处在生长发育的动态变化过程中,无论心理还是生理方面均不成熟,在评估小儿健康状况时,要掌握小儿身心特点,运用多学科的知识与技能,以获得全面、正确的主、客观资料,为制订护理方案打下良好的基础。同时,还需要根据快速变化的病情,及时采取相应的护理措施,并不断地评估其效果,以制订进一步的护理方案。

一、健康史的采集

健康史可由患儿、家长、其他照顾者的叙述获得,这对护理计划的正确制订起着重要的作用。

(一) 内容

(1) 一般情况　包括患儿姓名、乳名、性别、年龄、入院日期、病史叙述者、父母或抚养人姓名、通讯地址、联系电话等。年龄记录应准确,新生儿要求记录天数,婴儿记录月龄,年长儿记录到几岁几个月。

(2) 主诉　主诉是指患儿到医院就诊的主要原因及发病经过。

(3) 现病史　按症状出现的先后顺序,了解发病的时间、经过、症状特点、检查治疗情况等。

(4) 既往史　①出生史:新生儿及小婴儿应重点询问,包括第几胎、第几产、是否足月,母亲孕期情况及生产方式,出生时体重、身长、有无窒息等。②喂养史:婴幼儿尤其是有营养缺乏症或消化功能紊乱者,应重点询问。包括喂奶的种类、添加辅食的情况、断奶的时间等,年长儿应注意询问有无偏食、吃零食等不良饮食习惯。③生长发育史:常规了解患儿的体格、语言、动作、认知及神经精神方面的发育情况,在幼儿园或学校的学习状况、与同伴间的关系等。④预防接种史:各种疫苗是否按时接种,接种后有无不良反应等。⑤生活习惯史:包括饮食、睡眠、排泄、清洁卫生习惯及自理情况。

(5) 对住院的反应　是否了解住院的原因、对医院环境能否适应、对治疗能否主动配合、对医护人员是否信任及住院对家庭的影响等。

(二) 注意事项

收集健康史的护士要态度和蔼,取得对方的信任。采取耐心听取与重点提问相结合的方法,注意倾听,不轻易打断家长的诉说,根据需要给予必要的提示和引导,对年长儿可让其补充叙述病情,以获得准确的、完善的资料,从而为护理提供可靠的依据。病情危重时,边重点简要询问边检查抢救,以免耽误救治,详细的询问可在病情稳定后进行。

二、体格检查

(一)内容

(1)一般情况　发育及营养状况,面容、神态,对外界刺激的反应,体位、步态,哭声,语言的流畅、清晰程度及患病后的情绪反应等。

(2)一般测量　包括体温、脉搏、呼吸、血压、身长、体重,必要时测量头围等。

(3)皮肤及毛发　皮肤颜色、弹性、温度、湿润度,有无皮疹、淤点、色素沉着;毛发颜色、光泽,有无干枯等。

(4)淋巴结　常规检查枕部、颈部、耳前后、颌下、腋窝、腹股沟等部位的浅表淋巴结。注意大小、数目、软硬度,有无粘连及压痛。

(5)头部　头颅大小、形状,囟门大小、张力、闭合情况;眼睑有无水肿、结膜有无充血、巩膜有无黄染、瞳孔大小及对光反射;鼻腔有无分泌物、鼻翼有无扇动、鼻窦有无压痛、呼吸是否通畅;口腔黏膜有无溃疡或麻疹黏膜斑、扁桃体及咽后壁有无充血;外耳道有无分泌物、乳突有无红肿及压痛等。

(6)颈部　外观是否正常,有无斜颈,活动是否自如,气管位置是否居中,颈静脉有无怒张,甲状腺的大小等。

(7)胸部　胸廓是否对称、有无畸形;肺部:呼吸频率及节律、有无呼吸困难、触觉语颤有无改变、叩诊有无异常浊音或鼓音等;心脏:心前区有无隆起、心尖搏动位置、心界大小、有无震颤、心率、心律、心音强度、有无杂音。

(8)腹部　腹壁有无静脉曲张,有无脐疝,能否见到肠蠕动波或肠型;触诊腹壁紧张程度如何,有无压痛、有无包块;叩诊有无移动性浊音;听诊肠鸣音是否正常;新生儿注意脐部有无出血、分泌物等。

(9)外生殖器与肛门　外生殖器有无畸形,男孩有无隐睾、鞘膜积液、包茎、疝气,女孩阴道有无异常分泌物;肛门有无畸形、肛裂及直肠脱垂等。

(10)脊柱与四肢　有无畸形、压痛,活动有无障碍;肌张力有无改变;有无反甲等。

(11)神经反射　生理反射是否正常存在,如腹壁反射、提睾反射等,有无病理反射;小婴儿需另外检查如拥抱反射、吸吮反射等一些先天性反射。

(二)注意事项

根据小儿年龄及所需检查部位决定应采取的体位姿势,较小婴儿可由父母抱于胸前,横坐在父母腿上等;护士手要温暖,态度和蔼、动作轻柔,避免过强的刺激造成小儿哭闹;检查前可先让小儿熟悉一些检查用品,以解除其防御、惧怕甚至抗拒的心理状态;根据小儿年龄特点及耐受程度,视具体情况适当调整检查顺序,如检查小婴儿时,先检查心肺,最后检查咽腔;对重症病例,先重点检查生命体征及与疾病有关的部位,边检查边抢救,全面的体检待病情稳定后进行,以免耽误救治。

子任务四　住院患儿的心理护理

患病住院无论对小儿生理还是心理都会造成很大的影响。疾病的痛苦、陌生的环境和人、有限的活动空间与时间、服药注射等一系列的治疗和护理，使小儿处于生理、心理、社会的应激状态，这种影响的大小、强弱，与所患疾病的严重程度及所处的生活环境有密切的关系。护理人员要了解每个住院患儿的心理反应，有的放矢地进行护理，帮助小儿尽快适应医院生活。

一、不同年龄阶段住院小儿的心理护理

小儿住院后的心理反应，与其个人的年龄、所患的疾病及生活经历（散居、入托或上学等）都有密切的关系。现将住院患儿的心理特点及护理，按不同年龄期分述如下。

（一）婴儿期

婴儿期是小儿身心发育最快的时期，对住院的心理反应随月龄的增加而有明显的差别。

4～5个月以前的患儿，如能够及时满足其生理需要，入院后一般比较平静，较少哭闹，即使与母亲分离，心理反应也不太明显，但容易因缺乏外界有益的刺激，感知觉和动作方面的发育受到一定影响。护理人员应尽其可能多与患儿接触，给予抚摸、怀抱、微笑，在护理中与患儿建立感情。同时多提供适当的颜色、声音等感知觉的刺激，促进患儿正常的发育。

6个月后婴儿开始认生，对抚育者尤其对母亲的依恋性越来越强。住院后反应强烈，对陌生环境与人持拒绝态度，多以哭闹表示与亲人分离的痛苦。护士应特别注意给患儿留下较好的初次印象，使患儿产生安全感。向家长了解患儿住院前的生活习惯，把患儿喜爱的玩具或物品放在床旁，同时呼唤其乳名，使患儿感到熟悉和亲切。通过耐心、细致的护理，使其对护士从逐渐熟悉到产生好感，在日常的护理中耐心主动，增加小儿的信任，逐渐使小儿对护理人员表示友好。

（二）幼儿期

幼儿对父母及其他亲人的爱护与照顾有着亲身的体验，住院后的心理变化比婴儿更加强烈。如为无陪伴医院或父母因故不能陪伴患儿，幼儿常常认为住院是父母对自己的惩罚，因而产生疑虑；对医院的陌生环境感到害怕；对住院限制自己的活动产生不满情绪；同时受语言表达与理解能力的限制，在表达需要、与他人交往上出现困难，感到苦恼；担心自身安全受到威胁；担心遭到父母的抛弃等。各种心理反应，使患儿拒绝接触医护人员。具体表现为3个阶段：①反抗（protest）：哭闹，采用打、踢、咬等各种反抗行为，拒绝护士的照顾，企图逃跑，寻找父母。②失望（despair）：对回家或找到父母感到没有希望，情绪抑郁，不愿说话，对周围的一切事物均不感兴趣。常以吮手指、抱紧自己的用物以得到慰藉，这是患儿逃避压力常用的行为方式——退行性行为。③否认（denial）：住院时间长的患儿可进入此阶段。把对父母的思念压抑下来，克制自己的情感，无可奈何地遵守医院的日程安排和治疗、护理等要求，能与周围人交往，能接受护士对自己的照顾，以满不在乎的态度对待父母来院探望或离去。

有人陪护的小儿以上三个阶段的心理反应不突出，主要表现为拒绝医护人员，刚到床前就搂住母亲大哭不止，使查体、注射等治疗、护理更加困难。

心理护理的重点：①由责任护士负责护理患儿：了解患儿表达需要和要求的特殊

方式,护理中尽可能接近患儿原有的生活习惯,使其感到亲切。以患儿能够理解的语言讲解医院的环境、生活安排。②有意识地多与患儿沟通:多与患儿交谈,鼓励其谈论自己喜欢的事情,并注意倾听,以促进患儿语言能力的发展,同时也使小儿获得情感上的满足。③对患儿行为方面的护理:允许患儿以哭闹的方式发泄自己的不满情绪,对患儿入院后出现的反抗予以理解;不当众指责患儿的退行性行为,而是在病情允许时努力帮助其恢复;为患儿创造表现其自主性的机会,如自己洗手、吃饭等,满足其独立行动的愿望。

(三) 学龄前期

学龄前患儿住院存在的主要心理问题是分离性焦虑,惧怕陌生环境,怀疑被父母遗弃,担心身体的完整性因疾病或治疗受到破坏。但表现较温和,如悄悄哭泣、难以入睡、不能按时按量吃饭等,能把情感和注意更多地转移到游戏、绘画等活动中,来控制和调节自己的行为。

心理护理的重点:①重视患儿入院时的介绍:介绍病房环境及同病室的其他小病友,使之尽快熟悉环境、同伴,帮助其减轻陌生感。以患儿容易理解的语言,解释所患的疾病、治疗和护理的简要过程及其必要性,使患儿清楚疾病和住院治疗不会对自己的身体构成威胁。②根据患儿的病情组织适当的游戏活动:用讲故事、做游戏、看电视、绘画等方法,使患儿参与愉快的活动,忘记痛苦烦恼,发泄恐惧心理,减少焦虑情绪。也可组织一些治疗性的游戏,分别扮演医护的不同角色,模拟打针、手术等操作,在游戏中较好地理解治疗和护理,表达、发泄患儿的情感,并促进患儿主动遵守各项制度,配合医护工作。③鼓励患儿参加一些力所能及的工作:在病情允许时,鼓励患儿适当的自我照顾,使患儿看到自己的作用,以帮助其树立自信心。

(四) 学龄期

此阶段小儿接触的范围更广,能更好地控制自己,日常生活已从游戏为主转为学校学习为主,学校生活在他们心目中占有相当的位置,住院与父母暂时分离并不是焦虑的主要原因,入院后的焦虑与不安主要来自于与学校的分离。主要的心理反应为:与同学分离,感到孤独;耽误了学习,担心会落后;对疾病缺乏了解,害怕病情恶化、自己会残疾或死亡;比较注意医护人员查房时的表现、动作、讨论等,以此作为对自己病情的估计;因怕羞而不愿配合体格检查;唯恐因自己住院给家庭造成严重的经济负担而感到内疚。由于此阶段患儿自尊心较强、独立性增加,尽管心理活动很多,但表现比较隐匿,努力做出若无其事的样子来掩盖内心的恐慌,所以更需要关怀。

心理护理重点:①和患儿交谈:与患儿开诚布公地交谈,介绍有关病情、治疗和住院的目的,解除患儿疑虑,取得患儿信任,密切护患关系。②帮助患儿与学校保持联系:鼓励患儿给同学打电话等,允许同学来医院探视,交流学习情况,使之感觉到自己仍是集体的一员,仍属于学校。③组织学习活动,增强战胜疾病的信心:在与患儿共同计划一日生活安排时,一定要包括学习,鼓励患儿每日定时坚持学习,这意味着疾病可以"治疗",并可回到学校,增强其战胜疾病的信心。④关心患儿:注意听取患儿的意见,并尽量满足他们合理的要求,对患儿进行体格检查及各项操作时,要采取必要的措施维护患儿的自尊。提供自我护理的机会,发挥他们独立自主的能力,引导他们情绪

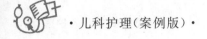

稳定地接受治疗。

二、住院临终患儿的心理护理

临终患儿心理反应与其对死亡的认识有关。影响因素包括：对疾病的理解、家长的情绪和举动、目前身体痛苦的程度、年龄、性格等。

婴幼儿尚不能理解死亡，因此，应允许其家长守护在身边做一些力所能及的护理、适当的照顾，使患儿在濒死时父母和最喜爱的玩具能陪伴在身边。

学龄前小儿对死亡的概念仍不清楚，他们认为死亡是暂时的，像睡觉一样，不知道死后不能复生。还会把死亡与自己的不良行为联系起来，认为死亡是对自己不良行为的一种惩罚。而呼吸困难、疼痛等疾病痛苦使他们难以忍受，护理人员应采取措施尽量减轻临终患儿的痛苦，操作时稳、准、轻、快；及时满足其心理、生理需要，如父母的陪伴、搂抱等，以耐心、细致的护理服务支持患儿。

学龄小儿开始认识死亡，但10岁前的小儿并不理解死亡的真正意义，不能将死亡与自己直接联系起来。病痛的折磨及与亲人的分离使他们难以忍受。10岁以后，小儿对死亡有了和成人相似的概念，逐渐懂得死亡是生命的终结，并把死亡和痛苦联系起来，因此，惧怕死亡及死亡前的痛苦。心理护理时要认真面对患儿提出的死亡问题并给予回答，但因小儿性格的不同，避免预期小儿死亡的时间，随时观察患儿情绪的变化，使其从最爱的人那里得到支持与鼓励，帮助其平静地离开人世。

患儿离开人世后，护士要理解、同情家长的痛苦心情，在劝解、安慰家长的同时，尽量满足家长在患儿身边多停留一些时间等要求；医院应安排僻静的场所，让家长发泄内心的悲痛。

任务二　营养紊乱性疾病患儿的护理

子任务一　蛋白质-能量营养不良患儿的护理

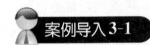案例导入3-1

妈妈抱着11个月的宝宝到儿科门诊看医生。诉宝宝近一个月来间断腹泻，吃奶差，体重减轻。医生详细询问病史得知，患儿出生体重为2.3 kg，母乳不足，给予混合喂养。查体：T 36.2 ℃，P 120次/分，R 34次/分，体重7 kg，身长72 cm，精神萎靡、面色苍白、肌张力低下，腹壁皮下脂肪厚度0.4 cm。诊断为营养不良。

问题：

(1) 如果你是责任护士，你如何对此疾病患儿进行护理评估？

(2) 根据患儿的临床资料，请你确定患儿现存的主要护理诊断，并进行相应的护理干预。

(3) 当该患儿出院时，你如何对家长进行健康教育，以预防蛋白质-能量营养不良疾病？

蛋白质-能量营养不良(protein-energy malnutrition,PEM)是由于能量和(或)蛋白质摄入不足所致的一种慢性营养缺乏症。多见于 3 岁以下婴幼儿。主要表现为体重下降,皮下脂肪减少或水肿,常伴有各器官功能紊乱。

一、护理评估

(一)健康史

根据本病常见病因,应详细评估患儿的出生史、喂养史、饮食习惯史和生长发育史,以了解患儿是否为双胎、多胎、早产,有无喂养不当、母乳不足情况,有无消化系统解剖、功能异常情况或其他急慢性疾病。常见的致病原因如下。

(1)摄入不足 喂养不当是婴儿营养不良的主要病因,如婴儿母乳不足又未及时添加辅食,或骤然断奶后不适应添加的辅食,人工喂养儿牛奶或奶粉配制过稀,长期供给单一淀粉类食品(奶糕、粥)。较大小儿营养不良多为婴儿期营养不良的继续,或因不良的饮食习惯,如偏食、厌食、吃零食过多、早餐过于简单或午餐摄入不足等引起。

(2)消化吸收障碍 消化系统解剖或功能上的异常,如唇裂、腭裂、幽门梗阻、迁延性腹泻、过敏性肠炎、肠吸收不良综合征均可影响食物的消化和吸收。

(3)需要量增加 急、慢性传染病(如麻疹、伤寒、肝炎、结核)的恢复期,早产、双胎、生长发育快速时期等,均可因营养素需要量增多而造成相对不足。

(4)消耗量过大 大量蛋白尿、长期发热、糖尿病、烧伤、甲状腺功能亢进、恶性肿瘤等可使营养素消耗量增多而引起营养不良。

(二)身体状况

体重不增是本病最早出现的症状,继之,体重下降,皮下脂肪逐渐减少甚至消失,久之身高也低于正常。皮下脂减少或消失的顺序如下:腹部→躯干→臀部→四肢→面部。随着营养不良程度的增加,出现皮肤干燥、苍白、松弛,肌张力低下甚至肌肉萎缩,体温低于正常,脉搏减慢、心音低钝、血压下降、腹泻等。有血清蛋白降低时可出现营养不良性水肿。

蛋白质-能量营养不良患儿常因缺乏蛋白质、铁、维生素 B_{12}、叶酸等造血物质而并发营养性贫血,其中缺铁性贫血最常见;缺乏维生素 A、B 族维生素、维生素 C 而并发干眼症、口腔炎、脚气病、末梢神经炎、皮肤黏膜出血(如鼻出血),其中维生素 A 缺乏最常见;免疫功能低下,易并发上呼吸道感染、肺炎、口腔炎、中耳炎、腹泻、尿路感染、皮肤感染、败血症等感染性疾病;重度营养不良儿可在夜间或凌晨并发自发性低血糖,表现为面色灰白、神志不清、脉搏减慢、呼吸暂停、体温偏低,若不及时诊治,可有生命危险。

婴幼儿不同程度蛋白质-能量营养不良的临床特点见表 3-1。

表 3-1 婴幼儿不同程度蛋白质-能量营养不良的临床特点

项 目	Ⅰ度(轻度)	Ⅱ度(中度)	Ⅲ度(重度)
体重低于正常均值/(%)	15~25	25~40	>40
腹部皮下脂肪厚度	0.8~0.4 cm	<0.4 cm	消失

续表

项 目	Ⅰ度(轻度)	Ⅱ度(中度)	Ⅲ度(重度)
身高(长)	尚正常	低于正常	明显低于正常
消瘦	不明显	明显	皮包骨样
皮肤	稍干燥	苍白、干燥、弹性差	苍白、干皱、弹性消失
肌张力	基本正常	肌张力偏低、肌肉松弛	肌张力低下、肌肉萎缩
精神状态	稍不活泼	萎靡或烦躁不安	呆滞,反应低下,抑制与烦躁交替

注:腹部皮下脂肪厚度的测量方法为脐旁乳头线上形成交点,左右旁开 3 cm 与皮肤垂直,将其捏起量其上缘厚度,正常值为 0.8 cm。

（三）实验室检查

了解实验室检查结果,血清白蛋白、血糖是否下降,微量元素是否改变等。

血清白蛋白浓度降低是最重要的改变;胰岛素样生长因子 1 是诊断蛋白质-能量营养不良的较好指标。多种血清酶(血清淀粉酶、脂肪酶、胆碱酯酶、转氨酶、碱性磷酸酶、胰酶等)活性降低,血糖、胆固醇降低,血维生素及矿物质均可下降。

（四）心理社会状况

蛋白质-能量营养不良好发于经济落后的贫困地区、卫生条件差的地区及缺乏喂养知识的家庭。因此,应注意评估家长对本病的认识程度,评估患儿家庭经济状况及家长角色是否称职等。

二、护理诊断

(1) 营养失调:低于机体需要量　与能量和(或)蛋白质摄入不足、消化吸收障碍、需要量增加、消耗过大有关。

(2) 潜在并发症　缺铁性贫血、维生素 A 缺乏症、感染、低血糖等。

(3) 成长发展改变　与营养素缺乏,不能满足小儿生长发育有关。

(4) 知识缺乏　与患儿家长缺乏小儿营养与喂养知识有关。

三、护理目标

(1) 患儿营养素的摄入品种和数量增加,体重逐渐恢复正常。

(2) 避免或减少并发症的发生,一旦发生能及时发现和配合处理。

(3) 患儿体重、身高、皮下脂肪等发育指标逐渐达到同年龄、同性别正常儿水平。

(4) 家长能说出小儿营养和喂养的知识要点,能正确运用喂养方法。

四、护理措施

（一）调整营养

1. 饮食管理

原则上循序渐进,逐渐补充,根据小儿病情、消化功能来调整饮食的量及种类。

(1) Ⅰ度(轻度)蛋白质-能量营养不良患儿:在维持原有膳食基础上,添加含蛋白质和能量较高的食物,能量每日可从 80～100 kcal(330～418 kJ)/kg、蛋白质每日 3 g/kg开始,以后逐渐增加至每日能量 140 kcal(585 kJ)/kg,蛋白质每日 3～4 g/kg。待体重接近正常后,再恢复至正常能量需要。

(2) Ⅱ、Ⅲ度(中、重度)蛋白质-能量营养不良患儿:能量每日可从 40～60 kcal (165～250 kJ)/kg、蛋白质每日 2 g/kg 开始,根据患儿食欲及大便情况,逐渐增加至每日 120～170 kcal(500～727 kJ)/kg、蛋白质每日 3.0～4.5 g/kg。待体重接近正常后,再恢复至正常能量需要。

(3) 鼓励母乳喂养,无母乳或母乳不足,可给予稀释牛奶,少量多次喂哺,渐增至全乳。食物中应添加含优质蛋白、维生素和微量元素等丰富的辅食,以满足生长发育需要。注意食物的色、香、味、形,促进食欲,纠正不良饮食习惯。

(4) 重度蛋白质-能量营养不良患儿必要时行鼻饲喂养,遵医嘱静脉滴注葡萄糖、氨基酸、脂肪乳剂等,水肿者可行输血或血浆等支持疗法,速度应缓慢,以防心力衰竭及肺水肿发生。

2. 遵医嘱配合治疗,促进消化

遵医嘱给予助消化、增进食欲等药物,如消化酶(胃蛋白酶、胰酶)、苯丙酸诺龙(促进蛋白质合成,增加食欲)、普通胰岛素(降低血糖,增加饥饿感,提高食欲)、锌剂(提高味觉敏感度,增加食欲)。

3. 定期测量

每周测体重 1 次,每月测身高(长)及腹部皮下脂肪厚度 1 次,以判断治疗效果。

(二)预防感染

患儿应与感染性疾病患儿分室收住,实行保护性隔离。严格无菌操作,防止交叉感染。做好眼睛、口腔、耳的护理,防止角膜干燥症、口腔炎、中耳炎的发生。若皮肤破损,则覆盖消毒敷料;若臀部皮肤破损,则给予 1∶5000 高锰酸钾溶液坐浴,2 次/日,揩干后涂油膏保护。保持被褥清洁、干燥、平整,及时更换内衣(尿布),且应松软。卧床患儿应定时翻身,动作应轻柔,避免拖、拉、拽,防止擦破皮肤。

(三)密切观察病情,防止并发症

Ⅲ度蛋白质-能量营养不良患儿在夜间或凌晨易发生低血糖,一旦发现应立即抢救,即予 25%～50% 的葡萄糖 2 mL/kg 静脉注射;维生素 A 缺乏引起的角膜干燥者,用生理盐水湿润角膜及涂抗生素眼膏,同时遵医嘱口服或注射维生素 A 制剂。

(四)健康教育

(1) 向患儿家长讲解营养不良的原因及预防方法、护理措施。

(2) 向家长讲述小儿营养需求的知识,说明母乳喂养的重要性,指导人工喂养、混合喂养儿配乳方法,介绍辅食添加的原则、方法;根据不同年龄小儿生长发育对营养的需求不同,指导家长科学合理安排儿童"三餐两点"的膳食,纠正小儿偏食、挑食等不良饮食习惯,注意避免强迫小儿进食,以防产生畏食心理。

(3) 指导唇裂、腭裂及幽门狭窄等先天畸形患儿的手术时间。

(4) 指导家长合理安排小儿的生活制度,加强体格锻炼,保证充足的睡眠,纠正不良的卫生习惯。

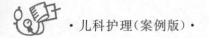

（5）指导家长做好小儿生长发育监测，定期测体重，如发现体重增长缓慢或不增，应尽快查明原因，及时予以纠正。

五、护理评价

经过治疗与护理是否达到：①营养素摄入品种和数量增加，体重逐渐恢复正常。②避免或减少并发症的发生率。③体重、身高、皮下脂肪等发育指标逐渐达到同年龄、同性别正常儿水平。④家长能说出小儿营养和喂养的知识要点，能正确运用喂养方法。

 案例讨论3-1

（1）每4～6人一组，在教师的引导下，学生对案例导入3-1进行分组讨论。
（2）每组学生写出案例讨论报告，交老师批阅。
（3）老师点评、归纳总结。

子任务二　VitD营养障碍患儿的护理

一、VitD缺乏性佝偻病

 案例导入3-2

男孩，11个月，因哭闹、多汗、夜惊一个月来诊。该患儿系混合喂养，至今未加辅食。母亲妊娠期有下肢抽搐史，居高楼，户外活动少，时而腹泻，现仍不能扶站。查体：体重9.3 kg，身长70 cm，前囟门大小1.8 cm×1.8 cm，有枕秃，乳牙未出，胸部有肋骨串珠，心肺听诊未见异常，腹软，肋缘外翻。长骨X线片干骺端呈毛刷状及杯口状改变。诊断为VitD缺乏性佝偻病。

问题：
（1）该小儿属于VitD缺乏性佝偻病的哪一期？为什么？
（2）根据临床资料，请你确定现存的主要护理诊断，并进行相应的护理干预。
（3）当该患儿出院时，你如何对患儿家长进行健康教育？

VitD缺乏性佝偻病是由于小儿体内VitD缺乏致钙、磷代谢异常，产生的一种以骨骼病变为特征的全身慢性营养性疾病。本病多见于2岁以下的婴幼儿，为我国儿童重点防治的"四病"之一。

（一）护理评估

1. 健康史

根据本病常见致病原因，评估母亲妊娠后期有无严重营养不良、肝肾疾病、慢性腹泻等；评估患儿是否为早产、双胎和出生季节、居住环境及户外活动情况，是否及时添加辅食及口服鱼肝油，有无生长过快和既往有无胃肠道、肝肾疾病等。引起VitD缺乏的常见原因如下。

（1）日光照射不足　人体内VitD的主要来源是皮肤中的7-脱氢胆固醇经日光紫外线照射转变而来的。冬季日光照射不足，紫外线又不能透过玻璃窗，尤其我国北方冬季较长，日照时间短，小儿户外活动少；大城市高楼大厦可阻挡日光照射，大气污染如烟雾、尘埃亦会吸收部分紫外线，故北方小儿发病率高于南方，大城市小儿发病率高于农村。

（2）VitD摄入不足　天然食物中VitD含量很少，不能满足小儿生长发育需要，若小儿缺少户外活动，又不及时补充鱼肝油及蛋、肝脏等富含VitD的辅食，则易发生佝偻病。

（3）生长发育迅速，VitD相对不足　婴儿生长速度快，VitD需要量增加，如早产儿、双胎生后生长速度较足月儿快，若未及时补充VitD和钙，更易发生佝偻病。重度营养不良患儿生长迟缓，发生佝偻病较少。

（4）疾病与药物因素　胃肠道或肝胆疾病可影响VitD的吸收与利用，如慢性腹泻、肠结核、婴儿肝炎综合征、先天性胆道闭锁等；肝肾疾病影响VitD的羟化作用导致生成量不足而引起佝偻病。长期服用抗惊厥药物（如苯妥英钠、苯巴比妥）可使VitD加速分解为无活性的代谢产物；服用糖皮质激素可对抗VitD对钙转运的调节，也可致佝偻病。

VitD缺乏时，肠道吸收钙、磷减少致血钙、血磷浓度降低。血钙降低刺激甲状旁腺，此时其功能代偿性亢进，则甲状旁腺素（PTH）分泌增加，加速旧骨溶解、释放骨钙入血，使血钙浓度维持在正常或接近正常；但PTH同时又抑制肾小管重吸收磷，使尿磷排出增加，致血磷降低、钙磷乘积降低，导致骨样组织钙化障碍，成骨细胞代偿增生、碱性磷酸酶分泌增加，临床出现一系列佝偻病症状、体征以及血生化改变（图3-1）。

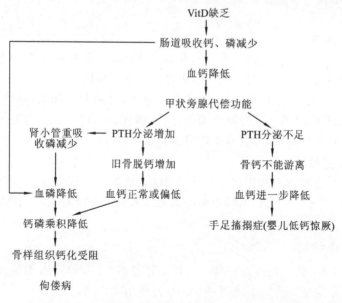

图3-1　VitD缺乏性佝偻病和手足搐搦症的发病机制

2. 身体状况

通过症状评估和护理体检，评估患儿有无骨骼改变、肌肉松弛和神经精神症状等表现。

（1）初期（活动早期）　多于生后3个月左右开始起病，主要为非特异性的神经精神症状，小儿易激惹、烦躁、睡眠不安、夜惊、多汗（与室温季节无关）、枕部脱发（即"枕秃"征）。

（2）激期（活动期）　主要表现为骨骼改变、肌肉关节松弛及神经精神发育迟缓。

骨骼改变：①头部：3～6个月患儿可见颅骨软化，指尖轻压枕骨或顶骨的后部，可有乒乓球样的感觉；7～8个月患儿可有方颅，即额骨和顶骨双侧骨样组织增生呈对称性隆起，严重者呈鞍状或十字状颅；前囟闭合延迟；出牙延迟，牙釉质缺乏并易患龋齿。②胸部：胸廓畸形多见于1岁左右患儿。由于骨样组织堆积，在肋骨与肋软骨交界处呈钝圆形隆起，上下排列如串珠状，以第7～10肋最明显，可触及或看到，称佝偻病串珠；膈肌附着部位的肋骨长期受膈肌牵拉而内陷，形成一条沿肋骨走向的横沟，称为肋膈沟或赫氏沟；第7、8、9肋骨与胸骨相连处软化内陷，形成鸡胸，如胸骨剑突部位也向内凹陷，在鸡胸的基础上可形成漏斗胸。③四肢：6个月以上患儿腕、踝部骨样组织堆积，形成钝圆形环状隆起，称佝偻病手镯征、脚镯征；1岁左右小儿开始行走后，由于骨质疏松软化，下肢负重可出现弯曲，形成膝内翻（"O"形腿）或膝外翻（"X"形腿）。此外，还可见脊柱侧弯或后突、扁平骨盆等。

肌肉关节松弛：患儿肌张力低下，肌肉松弛，颈项软弱无力，坐、立、行走均迟于正常小儿；腹部膨隆，如蛙形腹，易发生脐疝。

神经精神发育迟滞：初期的神经精神症状更加明显，甚至条件反射形成缓慢，患儿情感、动作、语言发育落后。

（3）恢复期　经适当治疗后，临床症状和体征、血生化检查及X线检查逐渐减轻或接近正常。

（4）后遗症期　多见于3岁以上的小儿。此期其他表现均正常，只留下不同程度的骨骼畸形。

3. 实验室检查

初期：①血生化：患儿血钙正常或稍低，血磷降低，钙磷乘积稍低，碱性磷酸酶正常或稍高，25-(OH)D$_3$降低。②X线检查：正常或钙化带模糊。

激期：①血生化：患儿血钙稍低，血磷明显降低，钙磷乘积降低，碱性磷酸酶增高。②X线检查：长骨临时钙化带模糊或消失，呈毛刷样、杯口样改变，骨骺软骨带明显增宽，骨质疏松，骨密度降低，可有骨干弯曲或青枝骨折。

4. 社会心理状况

评估家长对合理营养知识的认识及VitD缺乏性佝偻病对小儿身体危害的认识程度，评估家长有无因患儿骨骼畸形担心患儿形象和运动能力及是否需要手术而焦虑等情况。

（二）护理诊断

（1）营养失调：低于机体需要量　与日光照射不足、VitD摄入不足、疾病等有关。

（2）潜在并发症　药物副作用，如VitD过量引起中毒。

（3）知识缺乏　与家长缺乏佝偻病的预防及护理知识有关。

（三）护理目标

（1）患儿体内VitD能满足机体需要，VitD缺乏性佝偻病的临床表现逐渐减轻至消失。

（2）患儿在治疗期间不发生 VitD 中毒。

（3）家长能说出 VitD 缺乏性佝偻病的预防和护理要点。

（四）护理措施

（1）纠正 VitD 缺乏状态。

① 多进行户外活动，接受日光照射。在不影响保暖的情况下尽量暴露皮肤，夏季可在树荫下进行，其他季节可开窗或在背风处进行，每日接受日光照射从 10 min 开始逐渐延长至 2 h。

② 提倡母乳喂养，多食含 VitD 丰富的辅食，如动物肝脏、蛋、蘑菇等。

③ 遵医嘱配合治疗，给予 VitD 制剂。原则以口服 VitD 为主，一般剂量为 2000～4000 IU/日，一个月后改为预防量 400～800 IU/日。当重症 VitD 缺乏性佝偻病或伴有其他疾病及无法口服者可肌内注射 $VitD_2$ 40 万 IU 或 $VitD_3$ 30 万 IU 一次，3 个月后改为预防量 400～800 IU/日。

（2）遵医嘱补充 VitD 制剂同时，补充钙剂。

（3）预防骨骼畸形和骨折。

① 活动期 VitD 缺乏性佝偻病患儿衣服应松软，胸部不宜束缚过紧；② 尽量减少患儿负重，避免久坐、久站、久行；③ 护理患儿要有耐心，动作要轻柔，避免用力过大过猛，以防发生骨折。

（4）后遗症的护理。向患儿家长示范骨骼畸形矫正方法，如出现胸部畸形，鼓励患儿做俯卧-抬头-展胸动作；如已经出现下肢畸形可做下肢肌肉按摩（"O"形腿按摩外侧肌，"X"形腿按摩内侧肌），增加肌张力，以纠正畸形。严重骨骼畸形者可考虑外科手术矫治。

（5）加强护理，预防感染。

（五）健康教育

1. 向孕妇或家长宣传 VitD 缺乏性佝偻病的预防、护理知识

（1）户外活动　从孕期开始应多进行户外活动，尽量暴露皮肤，增加日光照射面积。初生儿一般可在满 1 个月后开始，活动时间每次可从 10 min 开始渐延长至 1 h以上。夏季气温较高，应避免太阳直射，可在阴凉处活动；冬季在室内活动时尽可能开窗，使紫外线能够直接射入。

（2）多食富含 VitD 的辅食和补充 VitD 制剂　妊娠后期的孕妇除多食富含VitD、钙、磷及其他营养素的食物外，应补充 VitD 800 IU/日，有利于胎儿储存，以满足生后较长时间生长发育的需要；小儿生后提倡母乳喂养，及时添加富含 VitD 和钙剂的食物，生后 2 周开始口服 VitD 预防量（400～800 IU/日）至 2 岁，未成熟儿头 3 个月内预防量应加倍。不能坚持口服者可肌内注射 $VitD_3$ 10 万～20 万 IU 一次。夏季户外活动多，可暂停服用或减量。

（3）补充钙剂　中国营养学会推荐我国每日膳食钙供给量 0～6 个月为 300 mg，7～12个月为 400 mg，1～3 岁为 600 mg。只要母乳充足或摄入足够的配方乳，可满足婴幼儿的钙营养，一般不另补钙剂。对食欲差、生长过快的人工喂养婴儿或有急、慢性疾病者可适量补充钙剂,但不宜与乳类同服,应在两餐之间服用,以免影响其吸收。

2. 预防 VitD 中毒

VitD 用量按医嘱给予,密切观察有无中毒的表现,如出现食欲减退、倦怠、烦躁,或呕吐、腹泻、顽固性便秘和体重下降等,应立即停用,及时就诊。

（六）护理评价

经过治疗和护理患儿是否达到:患儿体内 VitD 能满足机体需要,VitD 缺乏性佝偻病的临床表现逐渐减轻至消失;患儿在治疗期间未发生 VitD 中毒;家长掌握 VitD 缺乏性佝偻病的预防和护理方法。

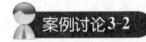

案例讨论3-2

（1）每 4～6 人一组,在教师的引导下,学生对案例导入 3-2 进行分组讨论。

（2）每组学生写出案例讨论报告,交老师批阅。

（3）老师点评、归纳总结。

知识链接

VitD 的来源、转化及作用

VitD 是一组具有生物活性的脂溶性类固醇衍生物,包括 $VitD_2$（麦角骨化醇）和 $VitD_3$（胆骨化醇）,前者存在于植物性食物（植物油）中,后者系人体或动物皮肤中的 7-脱氢胆固醇经日光紫外线照射转变而来,是 VitD 的主要来源;食物（肝、牛奶、蛋黄等）及鱼肝油等制剂中的 VitD 为外源性 VitD。$VitD_2$ 和 $VitD_3$ 均无生物活性,摄入后即与血浆中的 VitD 结合蛋白结合后被转运、储存于肝脏、脂肪、肌肉等组织内,经过两次羟化作用后发挥生物效应:首先在肝脏中 25-羟化酶的作用下生成 25-羟胆骨化醇（$25\text{-}(OH)D_3$）,常作为评估人体 VitD 营养状况的检测指标。$25\text{-}(OH)D_3$ 有一定的生物活性,但作用较弱,必须在肾脏中的 1-羟化酶作用下生成 1,25-二羟胆骨化醇（$1,25\text{-}(OH)_2D_3$）,具有很强的生物活性。正常情况下,$1,25\text{-}(OH)_2D_3$ 约 85% 与血浆中 DBP 相结合,约 15% 与清蛋白结合,仅 0.4% 以游离形式存在,主要作用于靶器官（如肠、骨、肾）,发挥其生物效应。

$1,25\text{-}(OH)_2D_3$ 发挥其抗 VitD 缺乏性佝偻病的生理功能有:①促进小肠黏膜对钙、磷的吸收;②促进成骨细胞的增殖和碱性磷酸酶的合成,促进骨钙素的合成,使新骨钙化;同时促进骨质吸收,使旧骨溶解,释放钙、磷,增加细胞外液钙、磷的浓度,利于钙盐沉着。③增加肾小管对钙、磷的重吸收,减少尿钙、尿磷排出,利于骨的钙化。

二、VitD缺乏性手足搐搦症

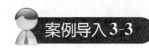 案例导入3-3

　　5个月女婴,因1天前全身惊厥3次而入院。患儿人工喂养,未添加VitD制剂,很少进行户外活动,平时易惊、多汗、睡眠少。今晨突然双眼凝视,手足抽动,持续约1 min,抽后入睡,醒后活泼如常,反复发作3次,每次持续1~1.5 min自行缓解。查体:T 36.6 ℃,P 116次/分,R 30次/分,前囟门大小2.0 cm×2.0 cm,枕后有乒乓球感,颈软,心肺听诊无异常,腹软。诊断为VitD缺乏性手足搐搦症。

　　问题:

　　(1)进一步确诊,你会建议家长做什么检查?

　　(2)请你对此疾病患儿进行护理评估,确定现存的护理诊断,并进行相应的护理干预。

　　VitD缺乏性手足搐搦症又称佝偻病性低钙抽搐,主要由于VitD缺乏,血钙降低导致神经肌肉兴奋性增高,出现惊厥、手足搐搦、喉痉挛等表现。多见于婴幼儿。

　　(一)护理评估

　　1. 健康史

　　评估患儿有无VitD缺乏的原因(参见本节佝偻病)。血钙下降是本病的直接病因。因VitD缺乏使血钙下降,此时甲状旁腺又不能代偿性分泌增加(反应迟钝),不能促进旧骨脱钙以维持正常血钙浓度。当血钙低于1.75~1.88 mmol/L(7.0~7.5 mg/dL)或游离钙<1.0 mmol/L(4 mg/dL)时,即可出现VitD缺乏性手足搐搦症。

　　2. 身体状况

　　通过症状和体征,评估患儿有无惊厥、手足搐搦、喉痉挛的发生,有无骨骼改变、肌肉松弛等VitD缺乏性佝偻病的表现。本病除具有VitD缺乏性佝偻病的症状、体征外,还具有以下三个典型症状及三个隐性体征。

　　(1)**典型症状** ①惊厥:多见于婴儿,为本病最常见的症状。表现为突发性、阵发性的四肢抽动,两眼上翻,神志不清,大小便失禁。持续发作数秒至数分钟。发作停止后意识恢复,精神萎靡而入睡,醒后活泼如常。可数日1次或1日数次。不伴发热。轻者仅有短暂的面部肌肉抽搐或眼球上窜,神志清楚。②手足搐搦:多见于较大婴幼儿,为本病的特殊症状。表现为手足肌肉痉挛,手腕部弯曲,手指僵直,拇指内收贴近掌心;踝关节僵直,足趾强直弯曲成弓状。③喉痉挛:多见于婴儿,表现为声门和喉部肌肉痉挛,出现吸气性呼吸困难、喉鸣,严重者可发生窒息而死亡,应提高警惕。

　　(2)**隐性体征** 当血钙浓度为1.75~1.88 mmol/L(7.0~7.5 mg/dL)、无典型症状时,体格检查可引出神经兴奋性增高的体征:①面神经征:用指尖或叩诊锤轻叩耳前面部,引起口角与眼睑迅速抽搐为阳性。正常新生儿可出现假阳性。②陶瑟征:用血压计的袖带包裹上臂,打气使血压维持在收缩压与舒张压之间,5 min之内该手出现痉挛状为阳性。③腓反射:用叩诊锤叩击膝关节下外侧腓骨小头处的腓神经,引起

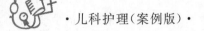

足部向外侧收缩为阳性。

3. 实验室检查

患儿血钙低于 1.75～1.88 mmol/L(7.0～7.5 mg/dL)或游离钙低于 1.0 mmol/L(4 mg/dL)。

4. 心理社会状况

本病经治疗后大多可以停止发作,不留后遗症,预后良好,死亡原因主要是喉痉挛。因此,主要评估家长对本病认识程度及因患儿喉痉挛、窒息而焦虑等情况。

（二）护理诊断

(1) 有窒息的危险　与惊厥、喉痉挛发作有关。

(2) 有受伤的危险　与惊厥、手足搐搦有关。

(3) 营养失调:低于机体需要量　与 VitD 缺乏有关。

(4) 知识缺乏　与家长缺乏关于 VitD 缺乏性手足搐搦症的病因、护理及预后等知识有关。

（三）护理目标

(1) 患儿在治疗期间不发生窒息。

(2) 患儿在治疗期间无受伤发生。

(3) 患儿钙和 VitD 缺乏状态纠正,临床症状、体征消失。

(4) 家长了解本病的病因、预后及护理方法。

（四）护理措施

1. 预防窒息

(1) 密切观察惊厥、喉痉挛的发生情况,备好氧气、吸痰器、急救药品、气管插管等。

(2) 惊厥、喉痉挛发作时,立即就地抢救,松开衣领,将患儿头偏向一侧,清除口鼻分泌物,保持呼吸道通畅,并给予吸氧;保持室内安静,减少刺激。

(3) 遵医嘱使用镇静剂和钙剂:①镇静剂:地西泮每次 0.1～0.3 mg/kg 肌内注射或静脉注射(≤1 mg/min),或苯巴比妥每次 5～8 mg/kg 肌内注射,或 10％水合氯醛每次 40～50 mg/kg 保留灌肠。静脉注射地西泮时密切观察呼吸,因剂量过大或速度过快可抑制呼吸致呼吸骤停。②钙剂:用 10％葡萄糖酸钙 5～10 mL 加 10％～25％葡萄糖 10～20 mL 缓慢静脉注射(>10 min)或静脉点滴,必要时每日重复 2～3 次,惊厥控制后改口服 10％氯化钙,每次 5～10 mL,一日 3 次,连用 3～5 天改服葡萄糖酸钙或乳酸钙,防止高氯性酸中毒。注射钙剂时应避免药液外渗引起组织坏死。

2. 加强护理,避免受伤

及时拉上床栏,周围用棉制护围保护,选用软质材料制作的玩具,创造安全的环境,以防惊厥或手足搐搦发生时造成外伤。惊厥发作时,将舌尖拉出口外,上下牙间放置牙垫,避免咬伤舌头。

3. 补充 VitD 制剂

血钙上升后,遵医嘱补充 VitD 制剂。

4. 给予心理支持

患儿发作时尽量陪伴和安慰家长;解释本病的预后和护理方法,解除家长恐惧及顾虑。

5. 健康教育

向家长讲解预防 VitD 缺乏的相关知识。教会家长当患儿惊厥或喉痉挛发作时的处理方法,如:就地抢救,使患儿平卧,松开衣领,头偏向一侧,颈部伸直,清除口鼻分泌物,保持呼吸道通畅;保持安静,减少刺激;针刺人中穴 2～3 min,同时及时就医。

(五)护理评价

经过治疗和护理患儿是否达到:患儿在治疗期间未发生窒息、受伤;患儿钙和VitD 缺乏状态纠正,临床症状、体征消失;家长了解本病的病因、预后及护理方法。

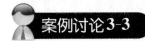

案例讨论3-3

(1)每 4～6 人一组,在教师的引导下,学生对案例导入 3-3 进行分组讨论。
(2)每组学生写出案例讨论报告,交老师批阅。
(3)老师点评、归纳总结。

任务三　消化系统疾病患儿的护理

子任务一　小儿消化系统解剖生理特点

一、口腔

足月新生儿出生后即具有较好的吸吮能力和吞咽功能,早产儿则较差。新生儿出生时唾液腺发育不够完善,唾液及唾液中淀粉酶分泌不足,导致口腔黏膜干燥而受损,易患口腔炎。由于唾液淀粉酶分泌少,因此 3 个月以内的小婴儿不宜喂淀粉类食物。3～4 个月后,唾液开始分泌增多,5～6 个月后唾液腺发育完善,唾液量明显增多,而婴儿口腔浅,不会及时吞咽过多的唾液,易出现生理性流涎。

二、食管

婴儿食管呈漏斗状,腺体缺乏、弹力组织和肌层不发达,食管下端贲门括约肌发育不成熟,控制能力差,易发生胃食管反流,一般 9 个月时消失。

三、胃

婴儿胃呈水平位,直立行走后逐渐转为斜位;胃平滑肌发育尚不完善,易发生胃扩张;贲门括约肌发育不成熟、幽门括约肌发育良好,自主神经调节功能差,且婴儿吸奶时常同时吸入空气,故易导致幽门痉挛出现呕吐。婴儿胃容量较小,新生儿的胃容量为 30～60 mL,1～3 个月为 90～150 mL,6 个月为 150～210 mL,1 岁时为 250～300 mL,因此,应少量多次喂哺。胃排空时间随食物种类不同而不同,水为 1.5～2 h,母乳为 2～3 h,牛乳为 3～4 h,早产儿胃排空速度慢,易发生胃潴留。婴儿期胃液的 pH 值为 4～5,胃消化酶的分泌较少,活性低,喂养不当易出现消化不良。

四、肠

婴儿肠管相对较长，血管丰富，肠绒毛发育较好，分泌面积和吸收面积较大，有利于消化吸收，但固定作用差，易发生肠扭转或肠套叠。婴儿肠壁薄，通透性高，屏障功能差，肠内毒素、消化不全产物和过敏原等可经肠黏膜吸收引起全身性感染或变态反应性疾病。

五、肝

小儿年龄越小，肝脏相对越大，肝细胞发育和肝功能不成熟，解毒能力差。正常婴幼儿肝在右肋缘和剑突下可触及。婴儿肝脏结缔组织发育差，肝细胞再生能力不强，不易发生肝硬化，但在缺氧、感染、药物中毒等因素影响下可发生肝充血肿大、变性、坏死，影响其正常生理功能。婴儿期胆汁分泌较少，影响脂肪的消化和吸收。

六、胰腺

出生时胰液分泌量少，3～4个月时增多。胰淀粉酶活性较低，1岁后才接近成人，故不宜过早给婴儿喂淀粉类食物。新生儿及小婴儿胰脂肪酶和胰蛋白酶的活性都较低，故对脂肪和蛋白质的消化和吸收不够完善，易出现腹泻。

七、肠道细菌

胎儿消化道内无细菌，出生后数小时细菌很快从口、鼻、肛门侵入肠道，大多集中在结肠和直肠内。肠道菌群受食物成分影响，母乳喂养者以双歧杆菌为主，人工喂养和混合喂养者大肠杆菌、嗜酸杆菌、双歧杆菌及肠球菌所占比例几乎相等。正常肠道菌群对侵入肠道的致病菌有一定的拮抗作用。消化道功能紊乱时，肠道细菌大量繁殖可进入小肠甚至胃而致病。

八、健康小儿粪便

（一）胎粪

多数新生儿在出生后12 h内开始排胎粪，胎粪是由胎儿肠道脱落的上皮细胞、消化液及吞下的羊水组成的，呈深墨绿色、黏稠、无臭味，2～3日逐渐过渡为黄色糊状粪便。如24 h内无胎粪排出，应注意检查有无肛门闭锁等先天性消化道畸形。

（二）母乳喂养儿粪便

母乳喂养儿粪便呈黄色或金黄色，均匀糊状，无臭味，呈酸性反应，每日2～4次。

（三）牛、羊乳喂养儿粪便

牛、羊乳喂养儿粪便呈淡黄色，较干燥，有臭味，呈中性或碱性反应，每日1～2次。

（四）混合喂养儿粪便

混合喂养儿粪便为暗褐色，臭味加重，添加辅食后大便外观与成人相似，每日1～2次。

子任务二 口腔炎患儿的护理

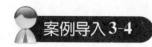案例导入3-4

金金,男,9个月。因哭闹,拒食2天而就诊。查体:体温38.5 ℃,在牙龈、舌、唇内和颊黏膜等处可见单个或成簇黄白色小水疱及溃疡面,溃疡面覆以黄白色膜状物,周围绕以红晕,颌下淋巴结肿大。拟诊断为疱疹性口腔炎。

问题:

(1) 口腔炎有哪几种类型? 口腔黏膜各有何特点?

(2) 根据临床资料,请你列出该患儿现存的主要护理诊断。

(3) 针对不同类型的口腔炎,如何进行口腔护理?

口腔黏膜的炎症简称口腔炎,婴幼儿时期常见,多由病毒、细菌、真菌或螺旋体感染引起。可单独发病,亦可继发于全身性疾病,如急性感染、腹泻、营养不良、久病体弱和B族维生素、维生素C缺乏等。如病变仅局限于舌、牙龈、口角亦可称为舌炎、牙龈炎、口角炎。食具消毒不严、口腔不卫生常常是导致口腔炎的诱因。

一、护理评估

(一) 健康史

婴幼儿口腔黏膜干燥、柔嫩、血管丰富,有利于微生物繁殖。当食具消毒不严、口腔不卫生、营养不良、机体抵抗力下降时,易诱发口腔炎。

(1) 鹅口疮 又名雪口病,为白色念珠菌感染所致。多见于新生儿、营养不良、腹泻、长期应用广谱抗生素或激素的小儿。

(2) 疱疹性口腔炎 由单纯疱疹病毒感染引起。1～3岁小儿多见,传染性强,可在集体托幼机构引起小流行。

(3) 溃疡性口腔炎 主要由链球菌、金黄色葡萄球菌感染引起。多见于婴幼儿。小儿长期腹泻等机体抵抗力降低时,更利于细菌繁殖而致病。

(二) 身体状况

(1) 鹅口疮 其特征是在口腔黏膜上出现白色或灰白色乳凝块样物质,最常见于颊黏膜,其次是舌、牙龈、上腭,甚至蔓延到咽部,起初呈点状和小片状,可逐渐融合成片,形似乳凝块,但不易拭去,若强行擦拭剥脱后,局部黏膜可有出血。取患儿口腔白膜少许,加10%氢氧化钠1滴,可检出真菌菌丝及孢子。患处不红、不痛、不流涎、不影响吃奶,一般无全身症状。重者可累及食管、肠道、喉、气管等,出现低热、呕吐、拒食、吞咽困难、声音嘶哑等。

(2) 疱疹性口腔炎 常以发热起病,体温达38～40 ℃,1～2天后,在牙龈、舌、唇内和颊黏膜等处可见单个或成簇黄白色小水疱,迅速破裂后形成浅表溃疡,溃疡面上覆盖黄白色膜样渗出物,周围有红晕,多个小溃疡可融合成不规则的较大溃疡。局部疼痛,出现流涎、拒食、烦躁、颌下淋巴结肿大。病程1～2周,局部淋巴结肿大可持续

2～3周。本病须与疱疹性咽峡炎鉴别,后者由柯萨奇病毒引起,为呼吸系统疾病,多发生于夏秋季,疱疹主要在咽部和软腭,有时可见于舌,但不累及牙龈和颊黏膜,颌下淋巴结不肿大。

(3)溃疡性口腔炎　病初口腔黏膜充血水肿,常见于舌、唇内及颊黏膜处,可蔓延到唇及咽喉部。之后形成大小不等的糜烂或溃疡,溃疡表面有纤维素性炎性渗出物形成的假膜,常呈灰白色,边界清楚,易拭去,遗留出血的创面,但不久又被假膜覆盖。可有局部疼痛、流涎、拒食、烦躁等表现,常有发热,可达 39～40 ℃,局部淋巴结肿大。

(三)实验室及其他检查

(1)血常规　溃疡性口腔炎患儿白细胞总数和中性粒细胞增多,而疱疹性口腔炎、鹅口疮患儿白细胞总数和中性粒细胞正常或降低。

(2)病原菌检查　真菌性口腔炎患儿,可取白膜少许,加 10% 氢氧化钠 1 滴,可检出真菌菌丝及孢子。溃疡性口腔炎患儿取少许假膜涂片染色见大量细菌。

(四)心理社会状况

因口腔疼痛,患儿常烦躁、哭闹;家长因缺乏关于该病的病因及护理等知识,常有焦虑情绪。

二、护理诊断

(1)口腔黏膜改变　与口腔感染有关。
(2)疼痛　与口腔黏膜糜烂、溃疡有关。
(3)体温过高　与感染有关。
(4)知识缺乏　患儿及家长缺乏口腔炎预防及护理知识。

三、护理目标

(1)患儿口腔黏膜破损逐渐愈合。
(2)患儿口腔疼痛减轻,逐渐消失。
(3)患儿体温逐渐恢复正常。
(4)患儿家长能说出口腔炎的病因、护理、预防知识。

四、护理措施

(一)口腔护理

(1)鼓励患儿多饮水,进食后漱口,保持口腔黏膜湿润和清洁。

(2)清洗口腔:常用 3% 过氧化氢溶液清洗口腔溃疡面,鹅口疮用 2% 碳酸氢钠溶液于哺乳前后清洁口腔,较大儿童可用含漱剂。清洗口腔以餐后 1 h 为宜,动作应轻快,避免呕吐。对流涎者,应及时清理口腔分泌物,保持皮肤干燥、清洁,避免引起皮肤湿疹及糜烂。

(3)正确涂药:鹅口疮局部涂用 10 万～20 万 U/mL 制霉菌素溶液,每日 2～3 次;疱疹性口腔炎局部涂疱疹净、锡类散、冰硼散、西瓜霜等药;溃疡性口腔炎常可涂

2.5%～5%金霉素鱼肝油。涂药前应先将纱布或干棉球放在颊黏膜腮腺管处或舌系带两侧,以隔断唾液,防止药物被冲掉;然后用干棉球将病变部位表面吸干后再涂药。涂药后嘱患儿闭口 10 min 再取出纱布或棉球,并嘱患儿不可立即漱口、饮水或进食。

(二)饮食护理

提供高热量、高蛋白、富含维生素的温凉流质或半流质食物,避免喂过热、过冷、过硬等刺激性的食物,疼痛明显的小儿在进食前局部涂 2%利多卡因。

(三)维持体温正常

监测体温,当体温过高时,给予松解衣服、置冰袋等物理降温,必要时行药物降温。

(四)健康教育

给家长讲解口腔炎发生的原因,示教清洁口腔、局部涂药的方法;教育孩子养成良好的卫生习惯,纠正吮指、不刷牙等不良习惯,进食后漱口,避免粗暴擦伤口腔;向家长宣传均衡营养对提高机体抵抗力的重要性,避免偏食、挑食,培养良好的饮食习惯。食具专用,做好清洁消毒工作。

五、护理评价

经过治疗和护理患儿是否达到:口腔黏膜破损愈合;口腔疼痛逐渐消失;体温恢复正常;家长懂得口腔炎的病因、护理、预防知识。

 案例讨论3-4

(1)每 4～6 人一组,在教师的引导下,学生对案例导入 3-4 进行分组讨论。

(2)每组学生写出案例讨论报告,交老师批阅。

(3)老师点评、归纳总结。

子任务三　腹泻患儿的护理

 案例导入3-5

患儿 8 个月,11 月中旬入院。3 天前突然发热、咳嗽,随后呕吐、腹泻,呕吐物为胃内容物,大便为黄色稀水样,每日 10 余次,量较多,黏液少,无腥臭。体检:T 39 ℃,精神萎靡,前囟及眼窝凹陷,哭时泪少,咽稍充血,心肺(一),腹软,皮肤弹性差,尿量明显减少,大便检查(一)。诊断为腹泻。

问题:

(1)引起腹泻的病原体最可能是什么?

(2)该患儿有无脱水? 如有,则属于哪种程度、何种性质脱水?

(3)根据临床资料,请你列出该患儿现存的主要护理诊断,并制订相应的护理措施。

(4)当该患儿出院时,你如何对患儿家长进行健康教育?

小儿腹泻又称腹泻病，是一组由多病原、多因素引起的以大便次数增多和大便性状改变为特点的一组临床综合征，为婴幼儿时期的常见病，是我国儿童保健重点防治的"四病"之一。发病年龄多在6个月～2岁，其中1岁以内约占半数。一年四季均可发病，以夏秋多见。腹泻是引起小儿营养不良、生长发育障碍的主要原因之一。

　　临床上根据腹泻的病因可分为感染性腹泻和非感染性腹泻；根据病程可分为急性腹泻（病程在2周以内）、迁延性腹泻（病程在2周～2个月）和慢性腹泻（病程在2个月以上）。小儿腹泻的治疗原则：调整饮食，合理用药，控制感染，预防和纠正水、电解质紊乱及对症处理。急性腹泻侧重于维持水、电解质平衡及抗感染，而迁延性腹泻及慢性腹泻则应注意调整肠道菌群失调及行饮食疗法。

一、护理评估

（一）健康史

本病由多种病因、多种因素所致，分易感因素、感染性因素及非感染性因素三类。

1. 易感因素

（1）消化系统特点　婴幼儿消化系统发育不成熟，胃酸和消化酶分泌少，活性较低，不能适应食物质和量的变化；生长发育快，所需营养物质多，胃肠道负担重，容易发生消化功能紊乱。

（2）机体防御功能差　①婴儿胃液酸度低，排空快，对进入胃内的细菌的杀灭能力弱；②血清免疫球蛋白（尤其是IgA、IgM）和胃肠道SIgA均较低，免疫功能差。③正常肠道菌群对入侵的致病微生物有拮抗作用，新生儿正常肠道菌群尚未建立或使用抗生素引起肠道菌群失调，易患肠道感染。

（3）人工喂养　母乳中含大量免疫因子（如：SIgA、乳铁蛋白）、巨噬细胞和粒细胞等；动物乳中虽含这些成分，但在加热过程中被破坏，且人工喂养易污染，故人工喂养儿肠道感染发生率明显高于母乳喂养儿。

2. 感染性因素

（1）肠道内感染　可由病毒、细菌、真菌、原虫等引起，尤其以病毒、细菌多见。①病毒：80％以上的婴幼儿腹泻是由病毒感染所引起，其中以人类轮状病毒引起的秋冬季腹泻最常见，其次是星状病毒和杯状病毒、埃可病毒、柯萨奇病毒、腺病毒、冠状病毒等。②细菌（不包括法定传染病病原）：大肠杆菌是引起夏季腹泻的主要病原。引起腹泻的大肠杆菌有5种类型：致病性大肠杆菌、产毒性大肠杆菌、侵袭性大肠杆菌、出血性大肠杆菌和黏附-集聚性大肠杆菌。其他有空肠弯曲菌、耶尔森菌、鼠伤寒沙门菌、绿脓杆菌、变形杆菌、金黄色葡萄球菌等。③真菌：常见有念珠菌、曲菌、毛霉菌等，小儿以白色念珠菌为主。④寄生虫：常见有蓝色贾第鞭毛虫、结肠小袋虫、阿米巴原虫和隐孢子虫等。

（2）肠道外感染　婴幼儿患中耳炎、上呼吸道感染、肺炎、肾盂肾炎、皮肤感染以及急性传染病时也可引起腹泻，其发生机制为发热及病原体的毒素作用引起消化功能紊乱，或肠道外感染的病原同时感染肠道，又称症状性腹泻。

3. 非感染性因素

（1）饮食因素　喂养不当，如喂养不定时，饮食量不当，突然改变食物品种，过早喂食大量淀粉或脂肪类食物，又称食饵性腹泻。

（2）气候因素　①气候突然变冷，腹部受凉致肠蠕动增加；②天气过热，消化液分泌减少，诱发消化功能紊乱而引起腹泻。

（3）过敏性因素　如患儿对大豆或牛奶过敏而引起腹泻。

（4）吸收不良综合征　如乳糖不耐受症、糖原性腹泻、先天性氯化物性腹泻、遗传性果糖不耐受症、原发性肠吸收不良等均可引起腹泻。

（二）身体状况

1. 轻型腹泻

多为饮食因素或肠道外感染引起。以胃肠道症状为主，每日大便多在 10 次以下，呈黄绿色稀糊状或蛋花汤样便，有酸臭味，常有未消化的奶瓣，每次大便量不多，无明显水、电解质紊乱和酸中毒表现。患儿精神尚好，偶有低热，无明显全身感染中毒症状。大便镜检可见大量脂肪球。一般数日内痊愈。

2. 重型腹泻

多由肠道内感染所致。

（1）较重的胃肠道症状　每日大便 10 次以上，量多，呈黄绿色水样或蛋花样便，有黏液或脓血。患儿食欲低下、呕吐、腹胀、腹痛、肛周皮肤发红或糜烂。

（2）明显的全身中毒症状　患儿常发热，体温高达 40 ℃，烦躁不安，精神萎靡或嗜睡，甚至昏迷、休克等。

（3）不同程度的水、电解质紊乱及酸碱平衡失调。

脱水程度：由于腹泻、呕吐丢失体液和摄入量不足使体液总量尤其是细胞外液量减少，而导致不同程度的脱水。根据累积的体液损失程度，一般将脱水分为轻度、中度、重度三种（表 3-2）。

表 3-2　不同程度脱水的临床表现

项　　目	轻度	中度	重度
失水量占体重的百分比	5%	5%～10%	>10%
失水量/(mL/kg)	30～50 mL/kg	50～100 mL/kg	100～120 mL/kg
精神状态	稍差	萎靡或烦躁	呈重病容，昏睡或昏迷
前囟和眼窝	稍凹陷	明显凹陷	极度凹陷
哭时眼泪	稍少	少	无
口腔黏膜	稍干燥	明显干燥	极度干燥
口渴	稍有	明显	极明显
尿量	稍减少	明显减少	极少或无尿
皮肤	稍干燥，弹性稍差	苍白干燥，弹性差	发灰干燥，弹性极差
代谢性酸中毒	无	可有，较轻	常有，较重
周围循环衰竭（休克症状）	无	无	有

营养不良患儿因皮下脂肪少,皮肤弹性较差,脱水程度常易被估计过高;而肥胖小儿皮下脂肪多,脱水程度常易被估计过低,临床上应予以注意,不能单凭皮肤弹性来判断,应综合考虑。

脱水性质:脱水的同时常伴有电解质的丢失,由于腹泻时水与电解质丢失比例不同,导致体液渗透压发生不同的改变,临床上根据血钠浓度、体液渗透压可将脱水分为等渗性、低渗性、高渗性脱水三种。其中以等渗性脱水最常见,其次为低渗性脱水,高渗性脱水少见。不同性质脱水的临床表现见表3-3。

表3-3 不同性质脱水的临床表现

项　目	低渗性脱水	等渗性脱水	高渗性脱水
原因及诱因	失盐大于失水,补充非电解质过多,常见于病程较长、营养不良和重度脱水者	失水等于失盐,常见于病程较短、营养状况较好者	失水大于失盐,补充电解质过多,常见于高热、大量出汗者
血钠浓度	<130 mmol/L	130～150 mmol/L	>150 mmol/L
主要丧失液区	细胞外液	细胞外液	细胞内脱水
口渴	不明显	明显	极明显
皮肤弹性	极差	稍差	尚可
血压	极低	低	正常或稍低
神志	嗜睡或昏迷	精神萎靡	烦躁、易激惹

酸中毒:中重度脱水的患儿常伴有不同程度的酸中毒。主要原因如下:腹泻时丢失大量碱性物质;进食少和吸收不良,热量摄入不足,体内脂肪氧化增加,酮体生成增多;血容量减少,血液浓缩,血流缓慢,组织缺氧致乳酸堆积;肾血流量减少,尿量减少,酸性代谢产物在体内堆积等。临床上主要根据血浆二氧化碳结合力将酸中毒分为轻、中、重三度,临床表现见表3-4。

表3-4 不同程度酸中毒的临床表现

项目	轻度	中度	重度
血浆二氧化碳结合力	13～18 mmol/L	9～13 mmol/L	<9 mmol/L
临床表现	症状不明显,仅呼吸稍快	精神萎靡或烦躁,呼吸深长,口唇呈樱桃红色等	昏睡、昏迷,恶心、呕吐,心率增快,呼吸深快、节律不齐,呼吸有丙酮味,似烂苹果味

新生儿及小婴儿因呼吸代偿功能较差,呼吸改变不典型,常表现为精神萎靡、拒乳、面色苍白等。

低钾血症:正常血清钾浓度为3.5～5.5 mmol/L,当血清钾低于3.5 mmol/L时称低钾血症。腹泻时导致低钾血症的主要病因如下:进食少,钾摄入不足;呕吐、腹泻致消化道丢钾过多;肾脏在缺钾时仍从尿中继续排钾;输入不含钾的液体,随着脱水、酸中毒的纠正,血钾迅速下降。主要临床表现:神经肌肉症状,表现为神经肌肉兴奋性减低,如精神萎靡、反应低下、躯干和四肢无力,严重者发生弛缓性瘫痪,腹胀、肠鸣音减弱或消失、腱反射减弱或消失;心血管症状,表现为心率增快、心音低钝、心律失常,心电图显示 T 波增宽、低平或倒置,Q-T 间期延长,ST 段下降,出现 U 波,在同一导联中 U 波大于 T 波;肾脏损害,表现为口渴、多饮、多尿、夜尿、反常性酸性尿等。

低钙血症和低镁血症:脱水易导致低钙血症和低镁血症。主要原因如下:腹泻患儿进食少,吸收不良,从大便丢失钙、镁,可使体内钙、镁减少;在脱水和酸中毒时,由于血液浓缩和离子钙增加,可不出现低钙症状,输液后血钙被稀释及酸中毒被纠正后离子钙减少,可出现手足搐搦、惊厥等表现,多见于营养不良和活动性佝偻病患儿。极少数长期腹泻和营养不良患儿,经补钙后症状不能缓解,应考虑低镁血症的可能,常表现为易激惹、烦躁不安、手足震颤、惊厥等。

3. 几种不同类型肠炎的临床特征

(1)轮状病毒肠炎 又称秋季腹泻,多发生在秋冬季,呈散发或小流行。常见于 6 个月～2 岁小儿。潜伏期 1～3 天,常伴发热和上呼吸道感染等症状。起病急,病初即有呕吐,然后腹泻,大便呈黄色或黄绿色水样或蛋花汤样,每日数次到十余次,量多,无腥臭味,易出现水、电解质紊乱。本病为自限性疾病,病程 1 周左右,大便镜检偶见少量白细胞。

(2)大肠杆菌肠炎 多发生在 5—8 月气温较高季节,病情轻重不一。①致病性大肠杆菌肠炎大便呈蛋花汤样,腥臭,有较多黏液,常伴呕吐,多无发热和全身症状。病程 1～2 周。②产毒性大肠杆菌肠炎,起病较急,主要表现为呕吐、腹泻,大便呈水样,常发生明显水、电解质紊乱和酸碱平衡失调,多无发热和全身症状,病程 5～10 天。③侵袭性大肠杆菌肠炎,起病急,患儿高热、腹泻频繁、大便带黏液脓血,常伴有腹痛、恶心呕吐、里急后重等症状,有时可出现严重中毒症状,甚至休克。临床表现与细菌性痢疾相似,需做大便培养鉴别。④出血性大肠杆菌肠炎,散发或暴发流行,大便开始为黄水样便,后为血水便,有特殊臭味。镜检有大量红细胞,无白细胞。

(3)空肠弯曲菌肠炎 多发生在夏季,多见于 6 个月～2 岁的小儿,平均潜伏期 3～5 天。腹泻前可有发热、腹痛等前驱症状,大便呈水样、黏液或脓血便,每日在 10 次以内,有腥臭味。年龄越小,病情越重。偶可出现败血症、脑膜炎等严重并发症。大便镜检有大量白细胞和少量红细胞。

(4)真菌性肠炎 主要由白念珠菌感染所致,常并发于其他感染,与患儿免疫力低下或长期使用广谱抗生素有关。主要症状为大便稀黄,泡沫较多,带黏液,有时可见豆腐渣样细块(菌落),偶见血便;大便镜检可见真菌孢子和假菌丝,真菌培养呈阳性。

(5)金黄色葡萄球菌肠炎 多继发于长期使用广谱抗生素后或继发于慢性疾病基础上。起病急,中毒症状重,患儿高热、呕吐、腹泻频繁,病初大便呈黄绿色,3～4 天后多转变为腥臭、海水样大便,黏液多。常有不同程度的脱水、电解质紊乱。大便镜检有大量脓细胞,培养有金黄色葡萄球菌生长,凝固酶阳性。

(6)生理性腹泻 多见于出生 6 个月以内的婴儿,外观虚胖,除大便次数增多外,无其他症状,不影响生长发育,精神、食欲及体重增长良好。添加辅食后,大便即逐渐转为正常。

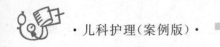

知识链接

小儿腹泻的发病机理

★**感染性腹泻** ①病毒性肠炎:病毒(如轮状病毒)侵入小肠绒毛的上皮细胞,使之变性、坏死,绒毛变短脱落,引起水、电解质吸收减少,肠液在肠腔内大量积聚而导致腹泻;同时,绒毛上双糖酶,尤其是乳糖酶活性降低,造成双糖吸收障碍,使食物中糖类消化不全而滞留在肠腔内,并被细菌分解成小分子的短链有机酸,导致肠内渗透压增高,使水进入肠腔,进一步造成水和电解质的丢失,腹泻加重。②肠毒素性肠炎:由各种产生肠毒素的细菌所致,如产毒性大肠杆菌侵入肠道后,在肠腔内繁殖并黏附于小肠上皮细胞刷状缘上,向肠腔释放不耐热肠毒素和耐热肠毒素,可抑制肠上皮细胞吸收钠和水,同时促进氯的分泌,使肠腔内液量增多,当超过肠吸收的限度而致分泌性腹泻。③侵袭性肠炎:各种侵袭性细菌感染可引起渗出性腹泻,如侵袭性大肠杆菌、空肠弯曲菌、耶尔森菌、金黄色葡萄球菌等侵袭性细菌侵袭肠黏膜,使肠黏膜发生炎症改变,出现充血、肿胀、炎性细胞浸润、渗出和溃疡,病变的肠组织影响水和电解质吸收,患儿常出现黏液脓血便。

★**非感染性腹泻** 主要由饮食不当引起,以人工喂养儿多见。当喂养不当时,食物不能被充分消化吸收,食物残渣被积滞于小肠上部,使肠内的酸度减低,有利于肠道下部细菌繁殖和上移,并分解食物使之发酵、腐败,造成内源性感染,使消化功能更加紊乱。加之食物分解后产生的短链有机酸使肠腔内渗透压增高(渗透性腹泻),并协同腐败性产物胺类等物质刺激肠壁,使肠蠕动增加,引起腹泻,严重时导致水、电解质紊乱。

（三）实验室及其他检查

（1）血常规 白细胞总数及中性粒细胞增多,提示细菌感染;白细胞总数及中性粒细胞不增,一般属于病毒感染。嗜酸性粒细胞增多,常见于寄生虫病或过敏性病变。

（2）大便检查 大便常规检查注意有无红细胞、白细胞或脓细胞、虫卵、真菌菌丝和孢子。细菌感染,大便可培养出致病菌。

（3）血液生化检查 血钠测定可提示脱水性质。血钾测定可反映体内缺钾程度。血气分析及测定二氧化碳结合力(CO_2-CP)可了解体内酸碱平衡紊乱程度及性质。重症同时测尿素氮,必要时查血钙及血镁。

（四）心理社会状况

腹泻是小儿常见病、多发病,因家长缺乏喂养及饮食卫生知识,小儿腹泻初期,常不能引起家长重视,忽视正规治疗,而使病情加重;就诊后家长常因患儿烦躁、哭闹或嗜睡等表现而出现焦虑、不安和紧张等情绪。

二、护理诊断

（1）体液不足 与丢失体液过多和摄入量不足有关。

（2）腹泻　与喂养不当、感染等有关。

（3）体温过高　与肠道感染有关。

（4）潜在并发症　脱水、酸中毒、低钾血症等。

（5）有皮肤黏膜完整性受损的危险　与腹泻、大便刺激及尿布使用不当有关。

（6）知识缺乏　家长对喂养知识、卫生知识及腹泻患儿的护理知识缺乏。

三、护理目标

（1）患儿腹泻次数逐渐减少，大便性状恢复正常。

（2）患儿体液不足及电解质紊乱纠正。

（3）患儿体温逐渐恢复正常。

（4）家长能说出小儿腹泻的病因，能协助医护人员护理患儿。

四、护理措施

（一）调整饮食

腹泻时患儿进食和吸收均减少，而丢失和发热使营养需要量增加，无论何种类型的腹泻都要坚持继续喂养，预防营养不良。但严重呕吐者可暂禁食 4～6 h（不禁水），一旦病情好转，患儿有食欲，宜及早恢复喂养。饮食需适应患儿的消化功能，根据个体情况，分别对待，最好参考患儿食欲、腹泻等情况，结合平时的饮食习惯，采取循序渐进的原则，并适当补充微量元素和维生素。

母乳喂养者继续母乳喂养，暂停辅食，缩短每次哺乳时间，少量多次喂哺。人工喂养者：6 个月以下的婴儿给予米汤、稀释牛奶、发酵乳喂养；6 个月以上的婴儿可用已经习惯的饮食，选用稠粥、面条，并加些植物油、蔬菜、肉末或鱼末等。病毒性肠炎患儿多有双糖酶缺乏，应限制糖的摄入量，可暂停乳类喂养，改用豆制代乳品，或使用无乳糖配方奶粉等。腹泻恢复期应逐渐增加喂养的次数和量，直至恢复到正常饮食。对少数严重病例口服营养物质不能耐受者，应加强支持疗法，必要时给予全静脉营养。

（二）遵医嘱，合理使用抗生素，控制感染

病毒性肠炎、非侵袭性细菌所致的急性肠炎一般不需用抗生素，以饮食管理和支持疗法为主。抗生素适用于侵袭性细菌感染的患儿，重症非侵袭性细菌性腹泻患儿、新生儿、小婴儿和原有严重消耗性疾病（如糖尿病、血液病等）者，使用抗生素指征放宽。可选用喹诺酮类、黄连素、呋喃唑酮、第三代头孢菌素及氧头孢烯类、氨基糖苷类等。喹诺酮类药是治疗腹泻的抗菌药物中的首选药物，但可影响关节软骨发育，儿童剂量不宜过大，疗程不宜过长，一般不超过 1 周。腹泻的病原菌普遍对第三代头孢菌素及氧头孢烯类抗生素敏感，包括治疗困难的多重耐药菌，副作用少，但价格贵。氨基糖苷类抗生素临床疗效仅次于第三代头孢菌素和环丙沙星，但可引起耳毒性和肾损害，6 岁以下的儿童慎用。对空肠弯曲菌感染：红霉素是治疗的首选药。对金黄色葡萄球菌感染：停用原用的抗生素，选用万古霉素、苯唑西林等。隐孢子虫肠炎患儿口服大蒜素片。真菌性肠炎患儿选用制霉菌素。

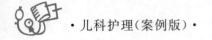

（三）严格做好消毒隔离

对肠道感染性腹泻患儿要做好隔离，防止交叉感染，患儿食具、尿布、衣服应专用，尿布最好用一次性的，用后焚烧，对腹泻粪便应进行消毒处理。

（四）维持正常体温

监测体温，当体温超过 38.5 ℃时，可用物理降温或药物降温。

（五）补充体液，纠正水、电解质紊乱及酸碱平衡失调

参见子任务四"小儿液体疗法及护理"。

（六）维持皮肤黏膜完整性

腹泻患儿的臀部皮肤受大便的刺激易发生尿布皮炎。选用吸水性强、消毒过的软棉尿布，避免使用不透气塑料布或橡皮布，尿布湿了，及时更换，每次便后均要用温水清洗并吸干，保持会阴部及肛周皮肤干燥、清洁。局部皮肤发红处涂以消毒植物油、5％鞣酸软膏或 40％氧化锌油等并按摩片刻，促进血液循环；也可采用暴露法，臀下仅垫尿布，不加包扎，使臀部皮肤暴露于空气中或阳光下；局部皮肤溃疡可用灯光照射，每次照射 20～30 min，每日 3 次，使局部皮肤干燥。照射时护理人员必须坚持守护患儿，避免烫伤，照射后局部涂以油膏。

（七）密切观察病情

监测生命体征，如体温、脉搏、呼吸、血压等。观察大便情况：观察并记录大便次数、颜色、性质、量，做好动态比较，为补液方案和治疗提供可靠依据。观察全身中毒症状，如发热、烦躁、嗜睡、怠倦等。观察水、电解质紊乱和酸碱平衡失调症状：注意观察患儿神志、精神、皮肤弹性、前囟和眼眶有无凹陷、体重和尿量变化等，记录 24 h 出入液量，估计患儿脱水的程度，动态观察补液后脱水症状是否得到改善；观察患儿酸中毒、低钾血症表现，出现酸中毒、低钾血症，应及时配合医生治疗、护理。

（八）健康教育

（1）腹泻是小儿最常见的疾病之一，除少数患儿因严重脱水需住院治疗外，多数患儿可在门诊或居家治疗、护理。因此，家庭护理是腹泻治疗的重要部分，这需要医护人员及时解除家长的疑虑，教会家长切实可行的护理方法。

（2）积极向家长宣传预防腹泻的措施：严格管理水源，注意食品卫生；指导合理喂养，提倡母乳喂养，避免在夏季断奶，辅食添加时要循序渐进；养成良好的饮食卫生习惯，饭前便后要洗手，注意食物的新鲜、清洁和食具的消毒，以减少肠道感染；增强体质，适当进行户外活动，防止受凉或过热；及时治疗营养不良、贫血、佝偻病等疾病，避免长期使用广谱抗生素。

五、护理评价

经过治疗和护理患儿是否达到：腹泻次数减少，大便性状恢复正常；体液不足及电解质紊乱纠正；体温逐渐恢复正常；家长能说出小儿腹泻的病因，能协助医护人员护理患儿。

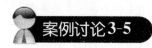

案例讨论3-5

(1) 每 4～6 人一组,在教师的引导下,学生对案例导入 3-5 进行分组讨论。

(2) 每组学生写出案例讨论报告,交老师批阅。

(3) 老师点评、归纳总结。

子任务四 小儿液体疗法及护理

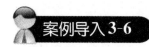

案例导入3-6

患儿,男,7 个月,因呕吐、腹泻 3 天,尿少 1 天,无尿 12 h 而入院。患儿系人工喂养,3 天前开始腹泻,7～8 次/天,为水样便,呕吐 3～4 次/天,次日大便次数增加,每天十几次,持续至今。患儿食欲差,已 12 h 无尿。护理体检:体温 38.0 ℃,体重 7 kg,嗜睡与烦躁交替,前囟凹陷,唇樱红,呼吸深快有丙酮味,口唇和皮肤干燥,弹性极差,四肢凉、有花纹,脉细弱,160 次/分,腹胀,肠鸣音减弱,血钠 136 mmol/L,血钾 3.5 mmol/L。

问题:

(1) 请你评估患儿脱水的程度与性质,并确定第一天补液总量。

(2) 患儿首批输液宜选用哪种液体? 量为多少? 在多长时间内输完? 滴速为多少?

(3) 补充患儿累积损失量宜选用哪种液体? 量为多少? 在多长时间内输完?

(4) 该患儿补液 6 h 后,已排尿,脱水情况好转,但出现乏力、腹胀、肠鸣音减弱、双膝腱反射消失、心音低钝,考虑发生了什么? 怎么处理?

(5) 当输液瓶中还剩 100 mL 液体,患儿已开始排尿,在 100 mL 液体中最多加10%氯化钾多少毫升?

(6) 经过补液,患儿尿多而脱水未纠正,说明什么液体输入过多? 怎么调整?

一、小儿体液平衡的特点

体液是人体的重要组成部分,保持其生理平衡是维持生命的重要条件,体液中水、电解质、酸碱度、渗透压等的动态平衡有赖于神经、内分泌、肺及肾脏等多个脏器的调节。保持体液的相对稳定对维持机体组织、细胞的正常功能起着十分重要的作用。

(一)体液的总量和分布特点

体液的分布可分为三区,即血浆区、间质区和细胞区。前两区合称为细胞外液,后一区又称为细胞内液。细胞内液和血浆液量相对固定,间质液量变化较大。小儿年龄越小,体液总量相对越多,间质液量的所占比例也越大,细胞内液和血浆液量的比例则与成人相近(表 3-5)。因此,小儿发生急性脱水时,首先丢失间质液,脱水症状出现早。

表 3-5　不同年龄小儿的体液分布（占体重的百分比）　　　　　单位：%

体液分布	足月新生儿	1 岁	2～14 岁	成人
体液总量	78	70	65	55～65
细胞内液	35	40	40	40～45
细胞外液	43	30	25	15～20
血浆液	6	5	5	5
间质液	37	25	20	10～15

（二）体液的电解质组成

除新生儿在生后数日内血钾、氯、磷、乳酸偏高，血钠、钙、碳酸盐偏低外，小儿体液电解质的组成与成人相似。细胞外液中主要阳离子是 Na^+，主要阴离子为 Cl^-、HCO_3^-。细胞内液中主要的阳离子是 K^+，主要阴离子为 HPO_4^{2-} 和蛋白质。它们对维持细胞内、外液的渗透压起着重要的作用。

（三）水的交换特点

小儿新陈代谢旺盛，每日需水量相对较成人多。年龄越小，需水量越多（表3-6），每日体内、外水的交换量为细胞外液量的 $1/2$，而成人仅为 $1/7$，故婴儿体内水的交换率比成人快 $3～4$ 倍。此外，由于小儿生长发育快，新陈代谢旺盛，所需热量较大，其不显性失水量也较多，加上对缺水的耐受力差，在病理情况下，如呕吐、腹泻等，婴儿比成人更容易导致脱水。

表 3-6　不同年龄小儿每日水的需要量

年　　龄	水需要量/(mL/kg)
0～1 岁	120～160
1～3 岁	100～140
4～9 岁	70～110
10～14 岁	50～90
成人	50

（四）体液调节特点

体液调节主要靠肾、肺、血浆中的缓冲系统及神经和内分泌的功能调节。肾脏在维持机体水、电解质、酸碱平衡方面起重要作用。而小儿体液调节功能相对不成熟，如肾功能发育还不成熟，处理水、钠的功能不完善，浓缩和稀释功能明显不足；加上呼吸较快，不显性失水较多，故容易发生水、电解质代谢紊乱。

二、小儿液体疗法常用溶液及其配制

溶液中电解质所具有的渗透压为张力，与血浆渗透压相等时定为 1 个张力，即等张或等渗,低于血浆渗透压时为低张或低渗,高于血浆渗透压时为高张或高渗,所以液体分等渗液、低渗液、高渗液三种。

(一) 非电解质溶液

临床上常用5％葡萄糖溶液和10％葡萄糖溶液。前者为等渗液,后者为高渗液,但输入体内后被氧化为二氧化碳和水,同时供给能量,或转变成糖原储存在体内,失去维持血浆渗透压作用。因此在液体疗法时视各种浓度的葡萄糖溶液为无张力液体(即张力为0),主要用于补充水分和供给能量。

(二) 电解质溶液

主要用于补充丢失的体液、所需的电解质,纠正体液的酸碱平衡失调等。

1. 0.9％氯化钠溶液(生理盐水,NS)

生理盐水为等张液,钠离子和氯离子浓度均为154 mmol/L,其中溶液中钠离子浓度接近于血浆中浓度(142 mmol/L),而氯离子浓度较血浆中浓度(103 mmol/L)高,大量输入生理盐水可致高氯性酸中毒。

2. 复方氯化钠溶液(林格氏液)

林格氏液为等张液,内含0.86％氯化钠、0.03％氯化钾和0.03％氯化钙,大量输注不会发生稀释性低钾血症和低钙血症。但氯的含量高,大量输入林格氏液可致高氯性酸中毒。

3. 碱性溶液

碱性溶液主要用于纠正酸中毒,临床常用的如下。

(1) 碳酸氢钠溶液　可直接增加缓冲碱,纠正酸中毒作用迅速,是治疗代谢性酸中毒的首选药物。市售5％碳酸氢钠为高渗液,一般可用5％或10％葡萄糖溶液稀释3.5倍即为1.4％碳酸氢钠(为等张液)。在抢救重度酸中毒时,可不经稀释直接静脉推注。

(2) 乳酸钠溶液　需在有氧条件下经肝脏代谢产生 HCO_3^- 而起作用,显效较缓慢,因此在肝功能不全、缺氧、休克、新生儿期及乳酸潴留性酸中毒时不宜使用。市售11.2％乳酸钠为高渗液,用5％或10％葡萄糖溶液稀释6倍即为1.87％乳酸钠(为等张液)。

4. 氯化钾溶液

氯化钾溶液用于纠正低钾血症,临床常用10％和15％氯化钾溶液。均不能直接静脉推注或静脉点滴,静脉点滴时应稀释成0.2％～0.3％,禁止静脉直接推注以免发生心脏骤停而死亡。

(三) 混合溶液

将各种不同渗透压的溶液按不同比例配成混合溶液,目的是减少或避免各自的缺点以互补不足,以适应不同情况液体疗法的需要。几种常用混合溶液的组成及临床运用见表3-7。

表 3-7　几种常用混合溶液的组成及临床运用

混合溶液	生理盐水/份	5%或10%葡萄糖溶液/份	1.4%碳酸氢钠或1.87%乳酸钠/份	张力	临床运用
1:1液	1	1		1/2张	等渗性脱水
1:(2~4)液	1	2~4		1/3~1/5张	高渗性脱水
2:1含钠液	2		1	等张	低渗性脱水或重度脱水伴休克
2:3:1液	2	3	1	1/2张	等渗性脱水
4:3:2液	4	3	2	2/3张	低渗性脱水

几种常用混合溶液的简便配制方法见表 3-8。

表 3-8　几种常用混合溶液的简便配制

混合溶液	5%或10%葡萄糖溶液/mL	加入溶液/mL	
		10%氯化钠	5%碳酸氢钠（11.2%乳酸钠）
1:1液	500	20	—
2:1含钠液	500	30	50(30)
2:3:1液	500	15	25(15)
4:3:2液	500	20	33(20)
1:4液	500	10	—

注：为了配制简便，加入的 10%氯化钠和 5%碳酸氢钠（11.2%乳酸钠）均为整数，且未从葡萄糖溶液中扣除。

（四）口服补液盐溶液（简称 ORS 溶液）

ORS 溶液是世界卫生组织（WHO）推荐使用的一种溶液，配制方法：氯化钠 0.35 g，碳酸氢钠 0.25 g（或枸橼酸钠 0.29 g），氯化钾 0.15 g，葡萄糖 2 g，加温开水 100 mL 溶解配成。在实际应用时可因地制宜，用米汤代替温开水。此溶液为 2/3 张，含钾浓度为 0.15%。

三、婴幼儿腹泻的液体疗法

液体疗法的目的是通过补充不同种类的液体，来纠正水、电解质紊乱和酸碱平衡失调，以恢复机体的正常生理功能。包括口服补液和静脉补液两种方法。

1. 口服补液（口服 ORS 溶液）

ORS 溶液用于腹泻时脱水的预防以及轻、中度脱水无明显呕吐、腹胀者，一般在家庭进行，嘱家长病情加重应及时就诊。

（1）补液量　轻度脱水 50~80 mL/kg，中度脱水 80~100 mL/kg，于 8~12 h 内补足累积损失量。对无脱水者，可将 ORS 溶液加等量水稀释，每天 50~100 mL/kg，少量多次喂服，以防脱水。

（2）补液方法　年长儿可用杯子少量多次直接饮用，2 岁以下患儿每 1~2 min 喂

5 mL(约1小勺),若有呕吐,可停10 min后再慢慢喂服,每2~3 min喂5 mL。

2. 静脉补液

在实施过程中正确掌握"三定""三先""三见"补液原则,即"定量、定性、定速""先快后慢、先浓后淡、先盐后糖""见尿补钾、见惊补钙(或镁)、见酸补碱"。

(1)定量 根据脱水程度决定补液总量。补液总量包括累积损失量(发病后至入院治疗前所丢失的水和电解质的总液量)、继续损失量(患儿补液开始后因呕吐、腹泻等继续丢失的液量)和生理需要量(维持机体基础代谢所需液量)。以上三部分合计,第1天补液总量:轻度脱水90~120 mL/kg,中度脱水120~150 mL/kg,重度脱水150~180 mL/kg。

(2)定性 根据血清钠浓度来判断脱水性质,决定补液种类。补充累积损失量时等渗脱水用1/2张含钠液,低渗脱水用等张或2/3张含钠液,高渗脱水用1/5~1/3张含钠液。等渗性脱水在临床上最为常见,故临床上判断脱水性质有困难时,可先按等渗性脱水处理。继续损失量常用1/3~1/2张含钠液,生理需要量常用1/5~1/3张含钠液。

(3)定速 遵循先快后慢原则,包括扩容阶段、补充累积损失量为主的阶段和维持补液阶段。重度脱水伴休克患儿应先迅速扩容,改善肾功能,用2:1等张含钠液20 mL/kg(总量不超过300 mL)于0.5~1 h内快速静脉输入。补充累积损失量为主的阶段,补液量为总量的一半扣除扩容量,于前8~12 h内补足。维持补液阶段主要补充继续损失量和生理需要量,补液量为总量的另一半,在后12~16 h内输入。在补液过程中要随时根据患儿病情变化而调整输液速度,相对而言,低渗性脱水时速度应快些,高渗性脱水时速度宜慢些,否则易引起脑细胞水肿而发生惊厥。

(4)纠正酸中毒 轻度酸中毒在补液纠正脱水后,可自行缓解,无需另补碱性溶液;严重者应补充碱性溶液,临床首选碳酸氢钠。

(5)纠正低血钾 必须严格掌握补钾的原则:见尿补;能口服尽量口服,不能口服,静脉滴注,绝对不可直接静脉推注,以免发生高血钾而引起心跳骤停;钾总量不能多,每日补钾总量为200~300 mg/kg;钾浓度不能高,静脉滴注时钾的浓度≤0.3%;速度不能快,每日静脉滴注时间不少于6 h。细胞内钾浓度恢复正常要有一个过程,故治疗低血钾需持续4~6天,严重者时间要更长。

(6)纠正低血钙和低血镁 适用于输入大量液体,酸中毒被纠正后钙离子减少的情况,尤其是营养不良、佝偻病及腹泻较重患儿。常用10%葡萄糖酸钙5~10 mL加5%或10%葡萄糖溶液稀释1~2倍后缓慢静脉注射,时间不少于10 min,注意药液切勿漏出血管外,以免引起剧痛和局部组织坏死。当患儿发生震颤、抽搐或惊厥,钙剂治疗无效者,应考虑低血镁,常用25%硫酸镁0.2 mL深部肌内注射,每天1~2次,连用3~5天。

以上是第1天的补液,第2天及以后的补液:主要补充继续损失量和生理需要量,继续补钾、供热能。补液量根据吐泻和进食情况估算,一般生理需要量按每日60~80 mL/kg计,用1/5张含钠液;继续损失量是按丢多少补多少的原则,也可按每日10~30 mL/kg估算,用1/2~1/3张含钠液,这两部分液体相加于12~24 h内均匀静脉滴注。

四、几种特殊情况的液体疗法

(一)营养不良伴腹泻液体疗法

婴幼儿营养不良时,因长期摄入不足或摄入后不能被充分吸收利用或其他疾病等长期消耗过多,故营养不良伴腹泻时多为低渗性脱水,应补2/3张含钠液;因患儿皮下脂肪少、皮肤弹性差,易将脱水程度估计过高,补液总量应减少1/3;补液速度应慢,一般为每小时3~5 mL/kg,以免加重心、肺负担;患儿大多有低血钾、低血钙,腹泻后症状更明显,故应尽早补充。

(二)婴幼儿肺炎液体疗法

重症肺炎患儿,因其肺循环阻力加大,心脏负担较重,故在一般情况下,应尽量口服补液供给足够的热量。必须静脉补液时,输液总量和钠量要相应减少约1/3,补液总量为60~80 mL/kg,输液速度宜缓慢,一般控制在每小时5 mL/kg,以免发生肺水肿或合并心力衰竭。对伴有酸中毒者,应以改善肺通气为主,一般不用碱性溶液。

(三)新生儿液体疗法

新生儿心、肺功能差,肾脏调节水、电解质、酸碱平衡功能不完善,因此应控制补液总量及速度,减少电解质含量(补液种类以1/4~1/5张含钠液为宜)。除急需扩充血容量者外,全日液体总量应在24 h内匀速滴注。由于生理性溶血,生后数天内红细胞破坏较多,血钾偏高,可不必补钾。肝功能尚不成熟,若有酸中毒时应选用碳酸氢钠。

五、液体疗法的护理

(1)按医嘱要求全面计划第一天液体总量,遵循"三定""三先""三见"补液原则。

(2)补液过程中应记录24 h液体出入量,入量包括口服液体和胃肠外补液量,出量包括尿、大便和不显性失水。婴儿大小便不易收集,可用"称尿布法"计算液体排出量。

(3)注意输液管是否通畅,局部有无渗液和红肿,有无输液反应。

(4)严格掌握输液速度,根据每小时输入液体的量,计算出每分钟输液滴数(1 mL约15滴),注意防止输液速度过快或过慢。过快易发生心力衰竭及肺水肿,过慢脱水不能纠正,有条件者最好应用输液泵,以便准确地控制速度。

(5)严密观察病情变化:①监测生命体征:若突然出现烦躁不安、脉率及呼吸加快、肺部出现湿啰音等,应警惕是否发生输液过量或过速而致心力衰竭和肺水肿。②注意有无代谢性酸中毒:当患儿出现精神萎靡或烦躁、心率增快、呼吸深长、口唇樱桃红色提示代谢性酸中毒。宜按医嘱及时补充碱性液体,补液时碱性液体避免漏出血管外,以免引起局部组织坏死。③注意有无低钾血症:当患儿出现神经肌肉兴奋性减低,如精神萎靡、反应低下、躯干和四肢无力、心率增快、心音低钝、心律失常等提示低钾血症,宜按医嘱及时补钾,严格掌握补钾的浓度和速度,绝不可静脉推注。④注意输液效果:观察患儿脱水情况,比较治疗前后变化,判断脱水是减轻还是加重。皮肤弹性及眼窝凹陷恢复,说明脱水已经纠正;尿多而脱水未纠正,说明液体中含糖液过多;眼睑水肿说明液体含钠盐过多,应及时调整液体的种类。

案例讨论3-6

(1) 每4～6人一组，在教师的引导下，学生对案例导入3-6进行分组讨论。

(2) 每组学生写出案例讨论报告，交老师批阅。

(3) 老师点评、归纳总结。

任务四 呼吸系统疾病患儿的护理

呼吸系统疾病是儿科的常见病、多发病，其中急性呼吸道感染最为常见，占儿科门诊患者的60%以上。由于各年龄时期小儿呼吸系统解剖生理特点不同，使疾病的发生、发展、预后及护理等方面各具特点。一般年龄愈小，病情愈重，并发症愈多，病死率愈高。

子任务一 小儿呼吸系统解剖生理特点

呼吸系统以环状软骨下缘为界，分为上、下呼吸道两个部分。上呼吸道包括鼻、鼻窦、咽、咽鼓管及喉等部位；下呼吸道包括气管、支气管、毛细支气管及肺泡。

一、解剖特点

（一）上呼吸道

（1）鼻与鼻窦、鼻泪管 婴幼儿时期，由于头面部颅骨发育不成熟，鼻和鼻腔相对短小狭窄，缺少鼻毛，鼻黏膜柔嫩，富于血管组织，故易受感染。感染时鼻黏膜充血肿胀使鼻腔更加狭窄，甚至堵塞，引起呼吸困难及吸吮困难。鼻腔黏膜与鼻窦黏膜相连续，生后6个月内的婴儿鼻窦发育较差，很少患鼻窦炎，此后鼻窦发育增大，可因上呼吸道感染而累及鼻窦，易致急性鼻窦炎，以额窦和筛窦最易被感染。此外，小儿鼻泪管较短，开口部的瓣膜发育不全，在上呼吸道感染时易侵犯眼结膜，引起结膜炎症。

（2）咽与咽鼓管 小儿咽部狭窄且垂直，鼻咽部富于淋巴组织，其中包括鼻咽扁桃体和腭扁桃体，前者在4个月即发育，如增殖过大，称为增殖体肥大。腭扁桃体1岁末逐渐增大，4～10岁发育至高峰，14～15岁渐退化，因此，扁桃体炎多发生在年长儿，婴幼儿则较少见。婴幼儿咽鼓管宽、短、直，呈水平位，故上呼吸道感染后容易并发中耳炎。

（3）喉 小儿喉部较长，喉腔狭窄，呈漏斗形，软骨柔软，声带及黏膜柔嫩，富于血管、淋巴组织，容易发生炎性肿胀，患喉炎时易发生梗阻而致声音嘶哑和吸气性呼吸困难。

（二）下呼吸道

（1）气管与支气管 小儿气管和支气管管腔狭小，软骨柔软，缺乏弹力组织，黏膜柔嫩，血管丰富，纤毛运动差，易引起感染和呼吸道阻塞。右侧支气管较直，是气管的直接延伸，而左侧支气管则自气管侧方分出，故支气管异物多见于右侧。

（2）肺　小儿肺组织发育尚未完善，肺泡数量少，气体交换面积不足，但间质发育良好，血管组织丰富，造成含气量少而含血量多，故易于感染。炎症时也易蔓延，感染时易引起间质性炎症、肺不张及坠积性肺炎。

（3）胸廓　小儿胸廓较短小，其前后径约与横径相等，呈圆桶状；肋骨处于水平位，膈肌位置较高；胸腔狭小而肺脏相对较大，呼吸肌不发达，主要靠膈肌升降进行呼吸，呼吸时肺的扩张受到限制，不能充分地进行气体交换。一旦感染，易致缺氧和二氧化碳潴留而出现发绀。

二、生理特点

（一）呼吸频率和节律

小儿代谢旺盛，需氧量接近成人，为满足机体代谢和生长需要，只有增加呼吸频率来代偿。故年龄愈小，呼吸频率愈快。婴幼儿因呼吸中枢发育不完善，呼吸运动调节功能较差，迷走神经兴奋占优势，易出现呼吸节律不齐、间歇呼吸及呼吸暂停等，尤以新生儿明显。不同年龄小儿呼吸和脉搏频率见表 3-9。

表 3-9　各年龄小儿呼吸和脉搏频率

年　　龄	呼吸/(次/分)	脉搏/(次/分)	呼吸：脉搏
新生儿	40～45	120～140	1：3
1 岁以下	30～40	110～130	1：(3～4)
2～3 岁	25～30	100～120	1：(3～4)
4～7 岁	20～25	80～100	1：4
8～14 岁	18～20	70～90	1：4

（二）呼吸类型

婴幼儿胸廓活动范围受限，呼吸辅助肌发育不全，故呼吸时肺向横膈方向移动，呈腹（膈）式呼吸。随年龄增长，2 岁以后出现胸腹式呼吸。

（三）呼吸功能

小儿肺活量、潮气量、每分通气量和气体弥散量均较成人小。按单位体表面积计算，肺活量约为成人的 1/3；年龄越小，潮气量越小，死腔/潮气量大于成人；气道管径小，气道阻力较成人大，故呼吸功能的储备能力低，当患呼吸道疾病时，易发生呼吸衰竭。

三、免疫特点

小儿呼吸道的非特异和特异免疫功能均发育较差。如咳嗽反射弱，呼吸道纤毛运动功能差，不能有效清除吸入的尘埃和异物颗粒。婴幼儿体内免疫球蛋白含量低，尤其是分泌型 IgA 低，肺巨噬细胞功能不足，乳铁蛋白、溶菌酶、干扰素、补体等数量和活性都不足，故易患呼吸道感染。

子任务二 急性上呼吸道感染患儿的护理

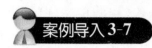 **案例导入3-7**

1岁女孩,急起高热,咽痛、流涎、拒食,查体:咽部充血,咽腭弓、悬雍垂、软腭等处可见2～4 mm大小的疱疹,心肺(一)。诊断为急性上呼吸道感染。

问题:

(1)属于哪种类型的上呼吸道感染?此种类型常见病原体是什么?有何临床特点?

(2)针对患儿发热,应如何护理?

急性上呼吸道感染简称上感,俗称"感冒",是小儿最常见的疾病,主要侵犯鼻、鼻咽和咽部。若上呼吸道的某一局部炎症特别突出,即按该炎症处命名,如急性鼻炎、急性咽炎、急性扁桃体炎等。而急性上呼吸道感染主要用于上呼吸道感染部位不确切者。该病四季均可发生,以冬春季多见。可散发流行。

一、护理评估

(一)健康史

急性上呼吸道感染90%以上由病毒引起,主要有呼吸道合胞病毒、流感病毒、副流感病毒、腺病毒、鼻病毒、柯萨奇病毒等。也可在病毒感染的基础上继发细菌感染,最常见的是溶血性链球菌,其次为肺炎球菌、流感嗜血杆菌等。

婴幼儿时期由于上呼吸道的解剖生理特点和免疫特点,易患呼吸道感染,若患有VitD缺乏性佝偻病、营养不良、贫血等病的体弱儿更易反复发生呼吸道感染。居住拥挤、室内通风不良、冷暖失调等往往容易诱发本病。

(二)身体状况

症状轻重不一,与年龄、病原体和机体抵抗力有关。

1. 一般类型上感

(1)症状 年长儿全身症状较轻,以局部症状为主;婴幼儿以全身症状为主,局部症状不明显。①局部症状:流涕、鼻塞、打喷嚏、咽部不适、咽痛、轻度干咳。②全身症状:发热、畏寒、头痛、烦躁不安、拒奶、乏力,常伴有呕吐、腹泻甚至高热惊厥。

(2)体征 体检可见咽部充血,扁桃体肿大,颌下淋巴结肿大、触痛。肠道病毒感染者可出现不同形态皮疹。肺部听诊一般正常。

病程一般为3～5天,若体温持续不退或病情加重,应考虑感染可能侵袭其他部位。

2. 两种特殊类型上感

(1)疱疹性咽峡炎 病原体为柯萨奇A组病毒,好发于夏秋季。急起高热,咽痛、流涎、拒食等。检查可见咽充血,咽腭弓、悬雍垂、软腭等处黏膜上有2～3 mm大小灰白色疱疹,周围有红晕,疱疹破溃后形成小溃疡。病程1周左右。

（2）咽-结合膜热　病原体为腺病毒,春夏季发病多,可在集体儿童机构中流行。以发热、咽炎、结合膜炎为特征。主要表现为高热、咽痛、眼部刺痛、畏光、流泪等。体检可见咽充血,一侧或双侧眼结合膜炎及颈部或耳后淋巴结肿大。病程1～2周。

3. 并发症

上呼吸道感染可向临近器官蔓延,并发中耳炎、鼻窦炎、咽后壁脓肿、颈淋巴结炎、喉炎等。年幼及体弱患儿,上呼吸道感染易向下发展,引起支气管炎及肺炎。年长儿童患链球菌感染引起的上呼吸道感染,常并发急性肾小球肾炎、风湿热等变态反应性疾病。

（三）实验室及其他检查

病毒感染者白细胞计数正常或偏低;鼻咽分泌物病毒分离、抗原及血清学检测可明确病原。细菌感染者血白细胞及中性粒细胞可增高,咽拭子培养可有病原菌生长。链球菌引起者血中 ASO 滴度增高。

（四）心理社会状况

患儿常因鼻塞、发热等不适而烦躁、哭闹。家长在患儿起病初期多不重视,当患儿出现高热等严重表现后家长便担心病情变化,产生焦虑、自责、抱怨等情绪。应评估家长是否焦虑,对该病病因、预防及护理知识的了解程度。特殊类型的上感常流行,且很多急性传染病的早期表现为上呼吸道感染症状,因此还应注意评估流行病学情况。

二、护理诊断

（1）体温过高　与上呼吸道感染有关。
（2）不舒适　与咽痛、鼻塞等有关。
（3）潜在并发症　高热惊厥。

三、护理目标

（1）患儿体温恢复正常。
（2）患儿咽、鼻腔恢复舒适。
（3）患儿住院期间不发生高热惊厥等并发症。

四、护理措施

（一）维持体温正常

（1）环境温度与湿度　保持室内空气新鲜、流通（避免对流风）,维持室内温度在18～22 ℃,湿度50%～60%。

（2）衣着　患儿衣被不宜过多,以免影响散热,出汗后及时更换衣服。

（3）饮食　鼓励患儿多喝水,保证摄入充足的水分,给予易消化、含维生素丰富的清淡食物。

（4）降温　密切监测体温变化,体温超过38.5 ℃时应物理或药物降温,预防高热惊厥的发生。可在头部进行冷湿敷、枕冰袋,在颈部、腋下及腹股沟处放置冰袋,或用温水擦浴,冷盐水灌肠等。同时,遵医嘱使用退热剂。热退后应及时更换汗湿衣服,以免再次受凉。

(二)遵医嘱配合治疗

抗病毒药物常用三氮唑核苷(病毒唑),中药治疗如口服银翘散、板蓝根等有一定效果。如病情较重有继发细菌感染或发生并发症者,可选用抗生素治疗,常选用青霉素类、复方新诺明及大环内酯类抗生素,如既往有肾炎或风湿热病史者,青霉素疗程宜为 10～14 天。

(三)促进舒适

(1)保持呼吸道通畅 及时清除鼻腔及咽喉部分泌物,鼻塞严重时应先清除鼻腔分泌物后用 0.5% 麻黄素液滴鼻,每天 2～3 次,每次 1～2 滴,滴液时头取低位,以免药液引起呛咳。对因鼻塞而妨碍吸吮的婴儿,宜在哺乳前 10～15 min 滴鼻,使鼻腔通畅,保证吸吮。

(2)口腔护理 保持口腔清洁,避免进食过烫、辛辣、刺激性食物。咽部不适或疼痛时可用温盐水或复方硼酸液漱口、含服润喉片等。

(四)观察病情,防止并发症发生

密切监测体温变化,警惕高热惊厥发生;在疑有咽后壁脓肿时及时联系医生,同时注意防止脓肿破溃后脓液流入气管而发生窒息。

(五)健康教育

(1)反复发生上呼吸道感染的患儿应加强体育锻炼,多进行户外活动。做好三浴锻炼,穿衣要适当,以逐渐适应气温的变化,避免过热或过冷,以提高御寒能力。合理喂养,合理安排生活制度,保证充足的睡眠。

(2)避免去人多拥挤及通风不良的场所,保证室内空气的清新、流通。在集体儿童机构中,如有呼吸道感染流行,应早期隔离患儿,防止交叉感染。也可用食醋熏蒸法将居室消毒。

(3)要积极防治各种慢性病,如佝偻病、营养不良、贫血等。

五、护理评价

经过治疗和护理患儿是否达到:体温恢复正常;咽、鼻腔恢复舒适;住院期间未发生高热惊厥等并发症。

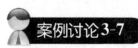
案例讨论3-7

(1)每 4～6 人一组,在教师的引导下,学生对案例导入 3-7 进行分组讨论。

(2)每组学生写出案例讨论报告,交老师批阅。

(3)老师点评、归纳总结。

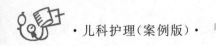

子任务三 急性感染性喉炎患儿的护理

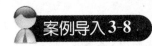**案例导入 3-8**

患儿，4岁，因发热、咳嗽2天而就诊。2天前患儿因受寒而出现烦躁不安、发热、咳嗽、声嘶，最高体温39℃，咳嗽为阵发性犬吠样，在家自服抗感冒药，效果不佳，上述症状加重，同时出现吸气性呼吸困难。查体：T 38.5℃，听诊可闻及喉传导音或管状呼吸音，心率128次/分。拟诊断为急性感染性喉炎。

问题：

(1) 急性感染性喉炎发生喉梗阻如何分度？

(2) 对此患儿如何缓解喉头水肿，保持呼吸道通畅？

小儿急性感染性喉炎是以声门区为主的喉黏膜的急性弥漫性炎症，以声音嘶哑、咳声如犬吠为主要特征，重者可导致喉梗阻而危及生命。好发于6个月～3岁的小儿，多见于冬春季节。

一、护理评估

（一）健康史

由病毒或细菌感染引起，常继发于普通感冒、急性鼻炎、咽炎，也可继发于某些急性传染病如麻疹、百日咳等。

（二）身体状况

起病急，症状重，患儿有不同程度的发热、声音嘶哑、阵发性犬吠样咳嗽、吸气性喉喘鸣，一般白天症状轻，夜间症状加重。病情重者出现吸气性呼吸困难，患儿出现鼻翼扇动，胸骨上窝、锁骨上窝、肋间隙吸气时下陷（临床上称为三凹征），烦躁不安，出冷汗，脉搏加快等症状。

临床上按吸气性呼吸困难的轻重，将喉梗阻分为四度。Ⅰ度：仅在活动后才出现吸气性喉鸣及吸气性呼吸困难，听诊呼吸音清晰，心率正常。Ⅱ度：安静时即出现喉鸣及吸气性呼吸困难，听诊可闻及喉传导音或管状呼吸音，心率较快，可达120～140次/分。Ⅲ度：除Ⅱ度症状外还出现阵发性烦躁不安，口唇、指甲发绀，两肺呼吸音减弱，心音较钝，心率达140～160次/分。Ⅳ度：半昏迷或昏迷，面色苍白发灰，呼吸无力，三凹征不明显，听诊两肺呼吸音几乎消失，仅有气管传导音，心音微弱，心律不齐。

（三）实验室及其他检查

纤维或电子喉镜检查可见喉黏膜充血肿胀，声门下区变窄。声带由白色变为粉红色或红色，黏膜表面有时附有黏性分泌物。

（四）心理社会状况

应评估家长是否焦虑，对该病病因、预防及护理知识的了解程度。

二、护理诊断

(1) 低效性呼吸型态　与喉头水肿有关。

(2) 有窒息的危险　与喉梗阻有关。

(3) 体温过高　与感染有关。

三、护理目标

(1) 患儿呼吸功能改善,呼吸道保持通畅。

(2) 患儿体温恢复正常。

四、护理措施

(一) 缓解喉头水肿,保持呼吸道通畅

(1) 保持室内空气新鲜,温、湿度适宜。

(2) 置患儿于舒适体位,保持患儿安静、减少哭闹,及时清除呼吸道分泌物,及时吸氧。

(3) 遵医嘱尽早使用有效、足量的抗生素和激素或行激素雾化吸入,以控制感染,消除水肿、减轻喉梗阻症状。

(4) Ⅳ度喉梗阻,经药物治疗后喉梗阻症状未缓解者,应配合医生及时做气管切开术。

(二) 营养与水分

保证患儿的营养供给,维持水、电解质平衡,耐心喂养,避免呛咳,必要时静脉补液。

(三) 严密观察病情变化

监测患儿生命体征,观察患儿精神状态、呼吸困难程度等,发现危重情况,及时配合医生急救处理。

(四) 健康教育

关心患儿,及时向家长解释病情的发展和可能采取的治疗方案,指导家长正确护理小儿,生活规律,饮食有节,加强户外活动,增强体质,按时预防接种,注意气候变化,及时增减衣服,避免感寒受热,提高抗病能力。

五、护理评价

经过治疗和护理患儿是否达到:呼吸功能改善,呼吸道保持通畅;体温恢复正常。

案例讨论3-8

(1) 每 4~6 人一组,在教师的引导下,学生对案例导入 3-8 进行分组讨论。

(2) 每组学生写出案例讨论报告,交老师批阅。

(3) 老师点评、归纳总结。

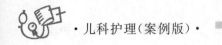

子任务四　急性支气管炎患儿的护理

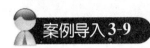

案例导入 3-9

患儿，4 岁，1 周前出现鼻塞、流涕、喷嚏，未及时服药。昨天开始出现发热、咳嗽、咳痰，痰液黏稠，不易咳出。查体：T 38.2 ℃，R 28 次/分，两肺呼吸音粗糙，可闻及少量不固定的中、粗湿啰音。胸片示两肺纹理增多。诊断为急性支气管炎。

问题：

(1) 急性支气管炎有一种特殊的类型，你知道是什么吗？其有何特点？

(2) 根据临床资料，请列出患儿现存的主要护理诊断，并制订相应的护理措施。

急性支气管炎是指支气管黏膜的急性炎症，气管常同时受累，大多数继发于上呼吸道感染，亦常为肺炎的早期表现。

一、护理评估

（一）健康史

凡能引起上呼吸道感染的病毒和细菌皆可引起支气管炎，但多数是在病毒感染的基础上继发细菌感染，因此，病原多为各种病毒与细菌的混合感染。特异性体质、免疫功能失调、营养不良、佝偻病、鼻窦炎等患儿常易反复发生支气管炎。

患儿病前多有上呼吸道感染史，可有湿疹或过敏史。应详细询问既往健康情况，病后有无治疗，效果如何。

（二）身体状况

多数患儿先有上呼吸道感染症状，3～4 天后出现咳嗽，咳嗽为主要症状，初为刺激性干咳，以后有痰。婴幼儿全身症状较重，常有发热、精神不振、食欲不佳或呕吐、腹泻等症状。

体征：肺部呼吸音粗糙，或有散在干、湿啰音。啰音的特点不固定，常在体位改变或咳嗽后随分泌物的排出而暂减少或消失，这是与肺炎听诊的鉴别要点。

婴幼儿可发生一种特殊类型的支气管炎，称为喘息性支气管炎，系指婴幼儿时期以喘息为突出表现的急性支气管炎。除有上述表现外，主要特点如下：①多见于 3 岁以下患儿，虚胖，往往有湿疹或其他过敏病史。②咳嗽频繁，类似支气管哮喘表现，有呼气性呼吸困难伴喘息，夜间或清晨较重，或在哭闹、活动后加重。③体征：两肺布满哮鸣音及中、湿啰音。④本病与感染有关，有反复发作倾向，但大多数患儿，随年龄增长，发病次数逐渐减少，程度减轻，于学龄期痊愈，少数反复发作多次后可发展为支气管哮喘。

（三）实验室及其他检查

由病毒引起的急性支气管炎，周围血白细胞总数正常或稍高；由细菌引起者或合并细菌感染时，白细胞数及中性粒细胞数均见增多。胸部 X 线检查多无异常改变，或有肺纹理增粗，肺门阴影增浓。

（四）心理社会状况

本病易反复发作,尤其是喘息性支气管炎,少数患儿可发展成为支气管哮喘。应注意评估家长对该病的了解程度、护理知识的掌握程度,是否有焦虑等。患儿常因呼吸困难而焦虑,住院患儿因环境陌生可出现恐惧。

二、护理诊断

（1）清理呼吸道无效　与痰液黏稠不易咳出导致气道分泌物堆积有关。
（2）体温过高　与细菌或病毒感染有关。

三、护理目标

（1）患儿痰液排出,呼吸平稳。
（2）患儿体温逐渐恢复正常。

四、护理措施

（一）保持呼吸道通畅

清除呼吸道分泌物是护理的重要手段。病室湿度维持在60％左右,变换体位、拍背,鼓励患儿咳嗽、多饮水以利于痰的引流;及时清除呼吸道分泌物,分泌物黏稠者,使用超声雾化吸入,雾化吸入后注意拍背,使呼吸道分泌物易于排出,必要时可吸痰。喘息性支气管炎应及时吸氧,注意氧气应温湿化,以有利痰液的稀释排出。

（二）维持体温正常

参阅本项目子任务二。

（三）遵医嘱配合治疗

（1）控制感染　病毒感染时采用抗病毒药物治疗。对年幼体弱儿或有发热、痰多而黄、白细胞增多时若考虑为细菌感染,则使用抗生素。
（2）对症治疗　一般不用镇咳药物,以免抑制咳嗽反射,影响痰液排出。常用口服祛痰剂如复方甘草合剂、10％氯化铵等。喘憋严重者可使用支气管扩张剂,如氨茶碱,必要时用激素。

（四）健康教育

参阅本项目子任务二。

五、护理评价

经过治疗和护理患儿是否达到:呼吸平稳,体温恢复正常。

案例讨论3-9

（1）每4～6人一组,在教师的引导下,学生对案例导入3-9进行分组讨论。
（2）每组学生写出案例讨论报告,交老师批阅。
（3）老师点评、归纳总结。

子任务五　肺炎患儿的护理

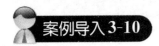
案例导入 3-10

　　患儿，男，2岁6个月，因发热、咳嗽3天，加重1天入院。3天前患儿出现咳嗽，痰多，不易咳出，体温波动于38～39 ℃，在家自行服用抗感冒药，效果不佳。1天前出现咳嗽加剧、气喘、烦躁不安而来院就诊。查体：T 38.5 ℃，R 55次/分，P 150次/分，精神萎靡，口周发绀，鼻翼扇动，轻度三凹征，心率150次/分，双肺呼吸音粗，可闻及固定的中、细湿啰音，在两肺下方脊柱旁易听到，腹软，肝肋下2 cm，质软，神经系统无异常。胸片示两肺中下野小斑片状阴影。血常规：白细胞 $9.5×10^9$/L，中性粒细胞76%，淋巴细胞24%。诊断为小儿支气管肺炎。

　　问题：

　　(1) 什么是三凹征？支气管炎与肺炎在肺部听诊上有何区别？

　　(2) 作为责任护士，请你对该患儿进行护理评估，列出现存的主要护理诊断，并制订相应的护理措施。

　　(3) 当该患儿出院时，请你就如何预防小儿呼吸道感染，对家长进行健康指导。

　　肺炎是由感染或其他因素（如吸入或过敏）所致的肺部炎症。其临床以发热、咳嗽、气促、呼吸困难和肺部固定细湿啰音为主要表现。肺炎是小儿时期需要重点防治的"四病"之一，也是发展中国家5岁以内儿童疾病死因之首。一年四季均可发病，以冬春季节发病率为高。

　　肺炎分类方法有如下5种。

　　(1) 按病理分类　可分为大叶性肺炎、支气管肺炎（小叶性肺炎）、间质性肺炎。

　　(2) 按病因分类　①感染性肺炎，如病毒性肺炎、细菌性肺炎、真菌性肺炎、支原体肺炎、衣原体肺炎等；②非感染性肺炎，如吸入性肺炎、过敏性肺炎等。

　　(3) 按病程分类　①急性肺炎：病程在1个月以内。②迁延性肺炎：病程1～3个月。③慢性肺炎：病程3个月以上。

　　(4) 按病情分类　①轻症肺炎：除呼吸系统外，其他系统基本不受累，全身症状轻。②重症肺炎：病情重，除呼吸系统症状外，全身中毒症状明显，并可累及其他系统，可出现心力衰竭、呼吸衰竭、中毒性脑病、中毒性肠麻痹等。

　　(5) 按临床表现典型与否分类　①典型肺炎：由肺炎链球菌（肺炎双球菌）、金黄色葡萄球菌、流感嗜血杆菌、大肠杆菌等引起的肺炎。②非典型肺炎：由肺炎支原体、衣原体、军团菌、病毒等引起的肺炎。2003年春季在我国发生一种传染性非典型性肺炎，初步认定由新型冠状病毒引起，以肺间质病变为主，传染性强，病死率高。

　　临床上若病因明确，则以病因分类命名，可指导治疗；病因不明则按病理分类。若两者均不能提供明确资料，则按病程、病情分类。小儿以支气管肺炎多见，下面进行重点讲解。

一、护理评估

（一）健康史

引起肺炎的主要病原体为病毒和细菌，在发达国家小儿肺炎病原体以病毒为主，在发展中国家则以细菌为主。我国小儿病毒性肺炎已和细菌性肺炎的发病率基本相同。常见病毒为呼吸道合胞病毒，其次为腺病毒、流感病毒等；细菌感染以肺炎链球菌（肺炎双球菌）多见，其他有葡萄球菌、革兰氏阴性杆菌等。近年来，肺炎支原体感染有增多趋势。

冷暖失调、居住环境不良是本病的诱发因素。VitD缺乏性佝偻病、营养不良、先天畸形以及免疫功能低下患儿易患肺炎，且病程长，易反复发作。

（二）身体状况

1. 支气管肺炎

支气管肺炎是婴幼儿肺炎中最常见的类型，大多数起病较急，主要表现为发热、咳嗽和气促，听诊肺部有固定的中、细湿啰音。

（1）轻症肺炎　以呼吸系统表现为主，大多急性起病。主要表现：①发热：多为不规则发热，程度不一，热型不定。小婴儿及重度营养不良患儿可不发热，甚至体温不升。②咳嗽、气促：咳嗽较频，初为刺激性干咳，以后咳嗽有痰。气促多发生在发热、咳嗽之后，呼吸加快，严重者可有鼻翼扇动及三凹征，唇周发绀。③肺部体征：肺部可听到较固定的中、细湿啰音，以背部、两肺下方、脊柱旁较易听到，深吸气末更为明显。新生儿、小婴儿症状、体征可不典型。

（2）重症肺炎　上述呼吸系统症状加重，甚至出现呼吸衰竭；全身中毒症状明显，并可累及其他系统。

循环系统：常见心肌炎和心力衰竭。心肌炎表现为面色苍白，心动过速、心音低钝、心律不齐，心电图ST段下移，T波低平、双向和倒置。心力衰竭表现如下：①心率突然加快，婴儿>180次/分，幼儿>160次/分；②呼吸突然加快，>60次/分；③突然极度烦躁不安，明显发绀，面色苍白或发灰；④肝脏短期内迅速增大在肋下3 cm或短时间内增加1.5 cm；⑤心音低钝或有奔马律；⑥颈静脉怒张，尿少或无尿，颜面、眼睑或下肢水肿。重症患儿可发生弥散性血管内凝血，表现为血压下降，四肢凉，皮肤、黏膜出血等。

神经系统：表现为嗜睡、烦躁不安，或两者交替出现。重症者可出现抽搐、昏迷或反复惊厥等中毒性脑病的表现。

消化系统：①食欲不振、呕吐、腹泻、腹胀等。②中毒性肠麻痹，腹胀明显，致膈肌升高进一步加重呼吸困难。③胃肠道出血，吐咖啡样物质，便血或排柏油样便。

若诊断、治疗不及时或病原体致病力强者，还可有脓胸、脓气胸、肺大泡、败血症等并发症。

2. 几种不同病原体所致肺炎的特点

（1）呼吸道合胞病毒肺炎　亦称喘憋性肺炎，是呼吸道合胞病毒感染所致，多见于2岁以内婴儿，6个月以下发病率最高。起病急骤，喘憋明显，很快出现呼气性呼吸困难及缺氧症状,肺部体征以喘鸣为主,可听到细湿啰音,全身中毒症状明显。胸部 X 线改变为小片阴影、肺纹理增多及肺气肿。

呼吸道合胞病毒可以引起婴幼儿下呼吸道感染的另一种临床类型即毛细支气管炎,毛细支气管炎表现同上述症状,但全身中毒症状不严重。肺部 X 线以肺间质病变为主,常伴有肺气肿和支气管周围炎。

（2）腺病毒肺炎　为腺病毒引起,在我国以 3、7 血清型为多见。临床特点:①本病多见于 6 个月~2 岁幼儿;②起病急骤,全身中毒症状明显,体温达到 39 ℃以上,呈稽留热或弛张热,重症可持续 2~3 周;③咳嗽频繁,可出现喘憋、呼吸困难、发绀等。肺部体征出现较晚,多在发热 3~7 日后开始出现肺部湿啰音,以后因肺部病变融合而出现肺实变体征;④胸部 X 线改变出现较肺部体征为早,特点为大小不等的片状阴影或融合成大病灶,并可见病灶周围肺气肿,病灶吸收需数周至数月。

（3）葡萄球菌肺炎　包括金黄色葡萄球菌及白色葡萄球菌所致的肺炎。多见于新生儿及婴幼儿。肺部以坏死、多发性小脓肿为其特点。临床起病急,进展迅速,多呈弛张型高热,中毒症状明显。肺部体征出现早,易并发脓胸、脓气胸。

（4）肺炎支原体肺炎　病原体为肺炎支原体。临床特点是症状与体征不一致。起病多较缓慢,学龄期儿童多见。刺激性干咳为突出的表现。常有发热,热程 1~3 周。肺部体征常不明显。胸部 X 线检查大体分为 4 种改变:①肺门阴影增浓为突出表现;②支气管肺炎改变;③间质性肺炎改变;④均一的实变阴影。

知识链接

小儿肺炎过程中全身代谢及重要脏器有何改变?

病原体多由呼吸道入侵,也可经血行入肺。病原体入侵支气管、肺,引起支气管黏膜水肿,管腔狭窄,肺泡腔内充满炎性渗出物,肺泡壁充血水肿而增厚,导致通气与换气功能障碍,引起缺氧、二氧化碳潴留。

★发生低氧血症及二氧化碳潴留时,为增加通气及呼吸深度,患儿出现代偿性呼吸与心率增快、鼻翼扇动和三凹征。重症可产生呼吸衰竭。

★缺氧、二氧化碳潴留及毒血症共同作用可累及重要脏器,导致循环系统、消化系统、神经系统出现一系列变化以及代谢性和呼吸性酸中毒、电解质紊乱。①循环系统:缺氧使肺小动脉反射性收缩,肺循环压力增高,形成肺动脉高压;病原体和毒素作用于心肌,引起心肌炎。肺动脉高压和中毒性心肌炎是诱发心力衰竭的重要原因。重症患儿可出现微循环障碍、休克及弥散性血管内凝血。②中枢神经系统:缺氧和二氧化碳潴留不仅影响脑细胞的能量代谢,使 ATP 生成减少,乳酸堆积,引起脑细胞内水钠潴留,而且也使脑血管扩张,血流减慢,血管通透性增加;二者均可引起脑水肿和颅内高压。病原体毒素作用亦可致中毒性脑病。③消化系统:缺氧和毒血症可使胃肠黏膜受损,可发生黏膜糜烂、出血、上皮细胞坏死、脱落等应激反应。严重者发生中毒性肠麻痹和消化道出血。也可出现胃肠功能紊乱,如呕吐、腹泻等症状。④水、电解质紊乱和酸碱平衡失调:重症肺炎患儿常出现混合性酸中毒,因为缺氧使体内有氧代谢发生障碍,酸性代谢产物增加,加之高热、进食少等因素而发生代谢性酸中毒;二氧化碳潴留,碳酸增加导致呼吸性酸中毒。

（三）实验室及其他辅助检查

（1）实验室检查　外周血白细胞总数在病毒感染时大多正常或降低,细菌感染时增高。

（2）病原学检查　鼻咽、气管分泌物或血清学检查有助于病原学诊断。

（3）胸部 X 线检查　支气管肺炎早期出现肺纹理增粗,以后出现大小不等的斑片状阴影,可融合成片。以双肺下野、中内侧带居多。

（四）心理社会状况

患儿病情较重,住院时间较长,可因发热、缺氧等不适加上环境陌生及与父母分离而产生焦虑和恐惧,表现为哭闹、易激惹或少动寡言、情绪抑郁。患儿家长因住院时间较长、家庭正常生活被打乱,同时因不了解该病的有关知识而产生焦虑和不安,表现为急躁、不知所措。应评估患儿及家长的心理状态、对疾病的病因和预防知识的了解程度、家庭环境及家庭经济情况。了解患儿既往有无住院的经历。

二、护理诊断

（1）气体交换受损　与肺部炎症有关。

（2）清理呼吸道无效　与呼吸道分泌物过多,痰液黏稠,无力排痰有关。

（3）体温过高　与感染有关。

（4）潜在并发症　心力衰竭、中毒性脑病、中毒性肠麻痹、脓胸、脓气胸。

（5）焦虑或恐惧　与小儿不舒适、环境改变、不良刺激有关。

三、护理目标

（1）患儿呼吸道保持通畅,呼吸功能改善,呼吸平稳。

（2）患儿体温逐渐恢复正常。

（3）患儿住院期间不发生并发症,或发生时能及时被发现,并得到及时处理。

（4）患儿及家长情绪稳定,积极配合治疗、护理。

四、护理措施

（一）保持呼吸道通畅

（1）室内安静,空气新鲜,室温在 $18 \sim 22\ ℃$,湿度在 $50\% \sim 60\%$。

（2）患儿取半卧位或抬高床头,以利于呼吸,保持呼吸道通畅。

（3）摄入充足的水分,饮食宜给予易消化、营养丰富的流质、半流质食物,少量多餐。

（4）帮助患儿翻身、拍背,鼓励患儿进行有效的咳嗽,松动痰液,以利于排出。拍背方法是五指并拢,稍向内合,由上而下、由外向内地轻拍背部。

（5）遵医嘱给予祛痰剂。

（6）遵医嘱给予超声雾化吸入，必要时吸痰。

（二）改善呼吸功能

（1）保持患儿安静，各种护理操作应集中完成，减少刺激、避免哭吵，以降低氧耗量。

（2）凡有呼吸困难、喘憋、口周发绀应立即吸氧。根据缺氧程度决定给氧方式、氧流量及供氧时间。主张以低浓度、低流量、温湿化给氧为宜。纯氧吸入不应超过 6 h，以防氧损伤。常用鼻前庭导管给氧和面罩给氧，必要时也可选择器械通气给氧。鼻导管给氧方法简单，比较安全，是常用的给氧方法，氧流量为 0.5～1 L/min，氧浓度 25%～30%（不超过 40%）；面罩法，氧流量 2～4 L/min，氧浓度 50%～60%。

（3）遵医嘱给予抗生素、抗病毒药物，消除肺部炎症。绝大多数重症肺炎是由细菌感染引起，或在病毒感染的基础上合并细菌感染，故需抗生素治疗。使用原则：①根据病原菌选择敏感药物；②早期治疗；③联合用药；④足量、足疗程、静脉给药；⑤关于用药时间，一般应持续至体温正常后 5～7 天，症状、体征消失后 3 天停药。支原体肺炎至少使用抗生素 2～3 周；葡萄球菌肺炎在体温正常后 2～3 周停药。WHO 推荐 4 种一线抗生素，即复方新诺明、青霉素、氨苄西林和阿莫西林。其中青霉素是首选药。

病毒感染尚无特效药物，用于临床的有利巴韦林（病毒唑）、干扰素、阿昔洛韦、更昔洛韦等。

（三）维持体温正常

参阅本项目子任务二。

（四）密切观察病情，及时发现并发症

（1）注意观察患儿的生命体征是否平稳，评估缺氧状态是否改善。

（2）严格控制输液的总量和速度，3～5 mL/(kg·h)。

（3）如患儿出现烦躁不安，面色苍白，呼吸困难加剧伴心率加速，肝脏短时间内迅速增大，应考虑并发心力衰竭；若患儿突然口吐粉红色泡沫痰，应考虑出现肺水肿。

（4）若患儿出现烦躁、嗜睡、惊厥、昏迷、呼吸不规则、肌张力增高等，应考虑出现颅内高压。

（5）若患儿发热持续不退或退而复升，中毒症状加重，呼吸困难，频繁咳嗽，咳出大量脓性痰多提示可能并发了肺脓肿。

（6）若患儿突然病情加重，出现剧烈咳嗽、呼吸困难、胸痛、发绀、脉率加快、烦躁不安、患侧呼吸运动受限等，应考虑并发脓胸或脓气胸的可能。

若出现上述情况，立即配合医生抢救治疗，做好相应护理。

（五）健康教育

（1）向患儿和（或）家长讲解肺炎的发病原因、主要表现、转归、护理要点等；介绍患儿的病情，解释治疗用药的作用和疗程，指导家长正确用药；做操作时应向患儿解释不熟悉的操作过程和仪器，缓解患儿及家长的紧张、焦虑情绪。

（2）指导小儿平时要加强营养，进行户外活动，多晒太阳，提高对气温变化的适应能力;进行体格锻炼,尤其是加强呼吸运动锻炼,改善呼吸功能;积极预防、治疗容易引起呼吸系统急性炎症的疾病如营养不良、贫血、佝偻病等。

(3)合理安排小儿作息制度,避免小儿过度疲劳;教育小儿不随地吐痰,防止病原菌污染空气而传染他人,患儿咳嗽时,用手帕或纸捂嘴,尽量勿使痰飞沫向周围喷射;尽量避免到人多的公共场所,天气变化时应注意随时增减衣服,防止上呼吸道感染。

五、护理评价

经过治疗和护理患儿是否达到:呼吸道保持通畅,呼吸功能改善,呼吸平稳;体温逐渐恢复正常;住院期间未发生并发症,或发生时能及时被发现,并得到及时处理;患儿及家长情绪稳定,积极配合治疗和护理。

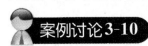
案例讨论3-10

(1)每4～6人一组,在教师的引导下,学生对案例导入3-10进行分组讨论。
(2)每组学生写出案例讨论报告,交老师批阅。
(3)老师点评、归纳总结。

任务五 循环系统疾病患儿的护理

子任务一 小儿循环系统解剖生理特点

一、心脏胚胎发育

原始心脏是由胚盘的中胚层细胞发育而来,其外表收缩环自下而上把它分成心房、心室和心球三部分。原始心脏在胚胎第2周形成一个纵直的原始心管,在胚胎第4周形成共腔的房室,第4周后开始形成间隔,至第8周房室间隔完全长成,即成为四腔心脏。所以心脏胚胎发育关键时期是在胚胎发育的第2～8周,在此期间如受到某些物理、化学和生物因素的影响,则易发生先天性心血管发育畸形。

二、胎儿血液循环及出生后改变

1. 正常胎儿血液循环

胎儿的营养代谢与气体交换是通过脐血管和胎盘与母体之间以弥散的方式进行。胎盘的动脉血经脐静脉进入胎儿体内,在肝下缘分成两支:一支入肝与门静脉吻合;另一支经静脉导管入下腔静脉,与来自下半身的静脉血混合,共同流入右心房。此混合血约三分之一经卵圆孔入左心房,再经左心室流入升主动脉,主要供应心、脑及上肢,其余的流入右心室。从上腔静脉回流的来自上半身的静脉血,入右心房后绝大部分流入右心室,与来自下腔静脉的血液一起进入肺动脉。由于胎儿肺脏处于压缩状态,肺血管阻力高,故肺动脉的血只有少量流入肺,而大部分经动脉导管入降主动脉,供应腹腔器官及下肢,同时经脐动脉回至胎盘,获取营养及氧气。

综上所述,胎儿血液循环有以下特点:①胎儿的营养代谢与气体交换是通过脐血管和胎盘与母体之间以弥散的方式进行。②胎儿期左、右心脏同时向全身供血。③只有体循环而无有效的肺循环。④静脉导管、卵圆孔、动脉导管是胎儿血循环的特殊通道。⑤除脐静脉内是氧合血外,胎儿体内大多是混合血,肝脏血氧含量最丰富,心、脑及上半身次之,腹腔脏器及下肢血氧量最低(图 3-2)。

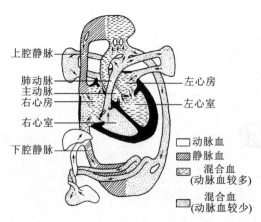

图 3-2　胎儿血液循环示意图

2. 出生后血液循环的改变

(1) 卵圆孔关闭　出生后脐血管结扎(脐带结扎后 6～8 周脐血管完全闭锁形成韧带),呼吸建立,肺脏进行有效的气体交换,肺循环阻力下降,从右心经肺动脉入肺的血液增多,左心房压力增高,当左心房压力超过右心房时,卵圆孔发生功能性关闭,生后 5～7 个月可形成解剖上的关闭。

(2) 动脉导管闭合　由于肺循环压力的降低与体循环压力的上升,流经动脉导管的血流逐渐减少,最后停止,形成功能上的关闭。正常足月儿动脉导管在生后 24 h 发生功能性关闭,80%婴儿在生后 3 个月,95%在出生 1 年内形成解剖上的关闭。

三、正常小儿心脏、心率、血压的特点

1. 心脏大小与位置

新生儿心脏重量为 20～25 g,1 岁时达 60 g,相当于新生儿的 2 倍,青春后期增至 12～14 倍,达到成人水平。初生时心腔容积为 20～22 mL,1 岁时为出生时的 2 倍,7 岁时为 5 倍,为 100～110 mL,青春期为 140 mL,18～20 岁达 240～250 mL,约为初生时的 12 倍。小儿心脏的位置随年龄增长而变化。2 岁以下小儿心脏多呈横位,心尖搏动在左侧第 4 肋间隙锁骨中线外。2 岁以后心脏由横位逐渐转为斜位,3～7 岁时心尖搏动在第 5 肋间隙锁骨中线处,7 岁以后心尖搏动移到第 5 肋间隙锁骨中线内 0.5～1.0 cm。

2. 心率

小儿年龄愈小,心率愈快。哭闹、体力活动、进食、发热或精神紧张时,心率可明显加速。一般体温每增高 1 ℃,心率每分钟增加 10～15 次。睡眠时心率每分钟可减少 10～12 次。新生儿平均每分钟心率 120～140 次,婴儿 110～130 次,2～3 岁 100～120

次,4～7 岁 80～100 次,8～14 岁 70～90 次。

3. 动脉血压(简称血压)

血压高低主要取决于心搏出量和外周血管阻力。婴儿由于心搏出量较少,血管口径较粗,动脉壁柔软,故动脉压较低。新生儿收缩压平均为 60～70 mmHg(8～9.3 kPa),1 岁时平均为 70～80 mmHg(9.3～10.7 kPa)。2 岁以上小儿上肢血压正常值可按下列公式计算:收缩压＝80 mmHg＋(2×年龄),舒张压为收缩压的 2/3。收缩压高于此标准 20 mmHg 以上考虑为高血压,低于此标准 20 mmHg 以上可考虑为低血压。脉压为收缩压与舒张压之差。正常情况下,下肢血压比上肢血压高约 20 mmHg。小儿血压受诸多外界因素的影响,如哭闹、体位变动、情绪紧张皆可使血压暂时升高。血压计袖带宽度应以该小儿上臂长度的 2/3 为宜,过窄测得的血压偏高,过宽测得的血压偏低。

子任务二　先天性心脏病患儿的护理

案例导入 3-11

患儿,男,4 岁,易反复发生呼吸道感染,曾多次患肺炎,平时无发绀,活动后气促,哭闹后青紫。查体:体格瘦小,精神差,无发绀,心前区隆起,心界扩大,律齐,胸骨左缘第 3、4 肋间可闻及收缩期杂音,P_2 亢进。腹软,肝肋下 1.5 cm,脾未及,神经系统检查未见异常。诊断为先天性心脏病。

问题:

(1) 此小儿先天性心脏病属哪种类型?

(2) 病例中此患儿的 X 线检查结果显示心脏的变化可能是怎样的?如需进一步确诊还需做什么检查?

(3) 针对此病例,你如何进行护理评估、确定主要护理诊断、进行护理干预和健康教育?

案例导入 3-12

男孩,4 岁,出生后不久即出现口唇青紫,且进行性加重,哭闹后青紫加剧伴气促,会走路后发现其喜欢蹲踞,行走 20～30 m 或登楼即有气促,近半年曾发生昏厥 2 次。患儿系第一胎,第一产,足月顺产,无窒息抢救史,出生体重 2.8 kg,母乳喂养。母亲孕期曾有病毒感染史,无 X 线接触史及药物应用史。家族中无先天性心脏病病史。查体:T 36.5 ℃,P 92 次/分,R 30 次/分,BP 94/58 mmHg,体重 13 kg,身高 100 cm。青紫明显,唇、指(趾)、甲床、球结膜均青紫,杵状指(趾),营养不良。双肺呼吸音清晰,心前区明显隆起,心尖区及剑突下抬举样搏动明显,心界向左扩大,心律齐,心音有力,胸骨左缘第 2～4 肋间可听到粗糙的喷射性收缩期杂音,P_2 减弱。腹软,肝、脾肋下未及,神经系统(一)。诊断为先天性心脏病。

问题：

（1）患儿先天性心脏病属哪种类型？此病有何临床特点？

（2）患儿为什么会出现青紫？有何特点？

（3）患儿发生晕厥的原因是什么？发生后怎么处理？

（4）什么是蹲踞症状？患儿为什么喜欢蹲踞？

（5）此病最常见的并发症是什么？怎么预防？

一、概述

先天性心脏病是指胎儿时期心脏、血管发育异常而致的心血管畸形，是小儿最常见的心脏病，其发生率为活产婴儿的 0.7%～0.8%，早产儿发病率为成熟儿的 2～3 倍。

先天性心脏病的种类很多，临床根据血流动力学改变，即心脏左、右两侧及大血管之间有无异常通道、分流及分流的方向，可将先天性心脏病分为以下三类。

1. 左向右分流型（潜伏青紫型）

左向右分流型为临床上最常见的类型。在左、右心之间或主动脉与肺动脉之间有异常通路和血液分流。由于左心压力高于右心压力，主动脉压力高于肺动脉压力，血液由左向右分流，因此一般不出现青紫。因某些原因，如肺炎、哭闹、屏气时，肺循环压力或右心室压力大于体循环压力或左心室压力，则血液由右向左分流，出现暂时性青紫。当病情发展严重，使肺循环阻力进行性增高，产生肺动脉高压，导致肺循环压力持续高于体循环，临床上出现持续性青紫。常见的有室间隔缺损、房间隔缺损和动脉导管未闭（图 3-3 至图 3-5）。

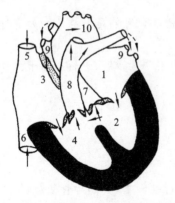

图 3-3　室间隔缺损血液循环示意图

注：1. 左心房；2. 左心室；3. 右心房；4. 右心室；
　　5. 上腔静脉；6. 下腔静脉；7. 主动脉；
　　8. 肺动脉；9. 肺静脉；10. 动脉导管。

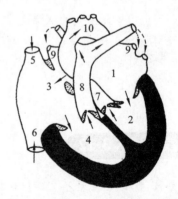

图 3-4　房间隔缺损血液循环示意图

注：1. 左心房；2. 左心室；3. 右心房；4. 右心室；
　　5. 上腔静脉；6. 下腔静脉；7. 主动脉；
　　8. 肺动脉；9. 肺静脉；10. 动脉导管。

2. 右向左分流型（青紫型）

右向左分流型为先天性心脏病中最严重、死亡率高的类型。在左、右心之间或主动脉与肺动脉之间有异常通路和血液分流。由于心脏结构异常，造成右心压力增高超过左心，使血液从右向左分流；或大血管起源异常，使大量静脉血流入体循环，均可出现持续性青紫。以法洛四联症(图3-6)和大血管错位最常见。

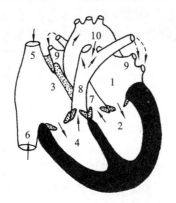

图 3-5 动脉导管未闭血液循环示意图

注：1.左心房；2.左心室；3.右心房；4.右心室；
5.上腔静脉；6.下腔静脉；7.主动脉；
8.肺动脉；9.肺静脉；10.动脉导管。

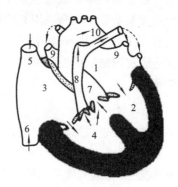

图 3-6 法洛四联症血液循环示意图

注：1.左心房；2.左心室；3.右心房；4.右心室；
5.上腔静脉；6.下腔静脉；7.主动脉；
8.肺动脉；9.肺静脉；10.动脉导管。

3. 无分流型(无青紫型)

心脏的左、右两侧或大血管之间无异常通道或分流，不出现青紫，如肺动脉狭窄和主动脉缩窄。

本病内科治疗的目的在于维持患儿正常生活，使之能安全地达到手术年龄，主要是建立合理的生活制度、加强营养、控制感染、对症治疗和防止并发症。由于心脏外科的发展，常见的先天性心脏病目前大部分能根治。若分流量不大，通常于4~6岁进行手术较适宜，但分流量大、症状明显或并发心力衰竭者，应及时手术根治。房、室间隔缺损，在低温麻醉体外循环下做缺损修补术；动脉导管未闭者行单纯结扎或切断缝合术；法洛四联症患儿若重度发绀、肺血管发育不良，应在新生儿期先做姑息性分流术，1岁以后进行完整的矫正手术是最佳选择。近年来，采用心导管介入治疗先天性心脏病已取得很大进展，该法治疗先天性心脏病不需开胸，且疗效确切，安全，恢复快，并发症少。

随着超声心动图、心导管和心血管造影术、放射性核素造影、计算机断层扫描及磁共振成像等新技术及在低温麻醉和体外循环下心脏直视手术的发展，临床上对复杂的先天性心血管畸形的诊断和治疗状况发生了很大变化，先天性心脏病的预后大为改善。

二、护理评估

(一)健康史

在心脏胚胎发育时期，任何因素的影响使心脏的某一部分发育停顿或异常，均可引起先天性心脏畸形。大多数先天性心脏病是由内因和外因及其相互作用引起的。注意根据以下病因进行评估。

(1)内因 与遗传有关，主要包括染色体易位与畸变、单基因突变和先天性代谢紊乱。

（2）外因 ①感染因素:孕母在妊娠第2~8周时感染风疹病毒、流感病毒、流行性腮腺炎病毒和柯萨奇病毒等是导致胎儿发生心血管畸形的重要因素。②理化因素:孕母接受大剂量放射线和服用某些药物如抗癌药、甲亢宁、抗癫痫药物等;妊娠早期酗酒或吸食毒品等。③疾病影响:孕母患代谢紊乱性疾病,如糖尿病、高钙血症等;孕母患有能造成宫内缺氧的慢性疾病。④其他因素:高龄产妇所生小儿患先天性心脏病的比例较高。

（二）身体状况

了解患儿发现心脏病的时间、生长发育情况,评估患儿皮肤黏膜有无发绀及其程度,有无喂养困难、声音嘶哑,有无反复呼吸道感染,是否喜欢蹲踞,有无阵发性呼吸困难或突然发生晕厥,胸廓有无畸形,有无杵状指(趾);评估患儿心脏杂音位置、性质和程度等,特别注意肺动脉瓣区第二心音是增强还是减弱,是否有分裂;评估患儿有无呼吸急促、心率加快、鼻翼扇动,以及肺部啰音、肝脏增大等心力衰竭表现。

1. 室间隔缺损(ventricular septal defect,VSD)

室间隔缺损为先天性心脏病中最常见的类型,在我国几乎占小儿先天性心脏病的一半。较大室间隔缺损血液动力学变化见图3-7。

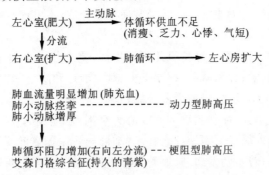

图 3-7 较大室间隔缺损血液动力学变化

临床表现取决于缺损大小。小型缺损常无明显症状,生长发育不受影响。缺损较大者,体循环血量减少,肺循环内明显充血,患儿体格发育落后、消瘦、乏力、多汗、喂养困难、体重不增,活动后心慌、气急;易患肺部感染及充血性心力衰竭。有时因肺动脉的扩张压迫喉返神经,可引起声音嘶哑。体检:心前区隆起,心尖搏动弥散,心界扩大。胸骨左缘第3、4肋间有响亮粗糙的Ⅲ级以上全收缩期吹风样杂音,向四周广泛传导,杂音最响处可触及收缩期震颤,肺动脉瓣区第二心音增强。分流量很大且伴有肺动脉高压者,出现右向左分流时,患儿呈持续青紫,并逐渐加重,即艾森门格综合征,此时,心脏杂音较轻而肺动脉瓣区第二心音显著亢进。

室间隔缺损易并发支气管炎、支气管肺炎、充血性心力衰竭和亚急性细菌性心内膜炎。

2. 房间隔缺损(atrial septal defect,ASD)

房间隔缺损占先天性心脏病发病总数的20%~30%,女孩较多见。

房间隔缺损血液动力学变化见图3-8。

房间隔缺损的症状随缺损大小而不同。缺损小可无症状,仅在体检时闻及心脏杂音。缺损大者因体循环血流量不足而影响生长发育,患儿体格瘦小、乏力、多汗、活动后气促;因肺循环充血而易患支气管肺炎等呼吸道感染;当患儿哭闹、发生肺炎或心力衰竭时,右心房压力大于左心房,出现暂时性右向左分流而呈现青紫。体检:心前区隆起,心尖搏动弥散,心界扩大。胸骨左缘第 2～3 肋间闻及Ⅱ～Ⅲ级喷射性收缩期杂音,肺动脉瓣区第二心音增强,呈固定分裂。

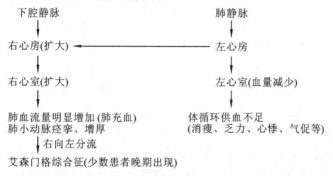

图 3-8 房间隔缺损血液动力学变化

房间隔缺损易并发支气管炎、支气管肺炎,重者可并发充血性心力衰竭。

3. 动脉导管未闭(patent ductus arteriosus,PDA)

动脉导管未闭占先天性心脏病发病总数的 15%～20%,女孩较多见。

动脉导管未闭血液动力学变化见图 3-9。

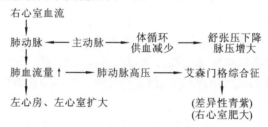

图 3-9 动脉导管未闭血液动力学变化

临床症状取决于动脉导管的粗细。导管口径较细者可无症状,仅在体检时偶然闻及心脏杂音。导管口径粗大者分流量大,有体循环供血不足的表现,如消瘦、乏力、多汗、心悸、体格发育落后等;易患呼吸道感染、充血性心力衰竭;肺动脉扩张可压迫喉返神经引起声音嘶哑。体检:心前区隆起,心尖搏动弥散,心界扩大。胸骨左缘第 2 肋间闻及粗糙响亮的连续性机器样杂音,以收缩期末最响,向左锁骨下、颈部和腋下传导;杂音最响处可触及收缩期或收缩、舒张两期震颤,肺动脉瓣区第二心音增强。此外,动脉舒张压降低,脉压增大,可有水冲脉、毛细血管搏动和股动脉枪击音等周围血管征。有显著肺动脉高压时,产生右向左分流,出现下半身青紫,称为差异性青紫。

4. 法洛四联症(tetralogy of Fallot,TOF)

法洛四联症为存活婴儿中最常见的青紫型心脏病。有四种病理变化:①肺动脉狭窄;②室间隔缺损;③主动脉骑跨;④右心室肥厚。4 种畸形中以肺动脉狭窄最重要。

法洛四联症血流动力学变化见图 3-10。

法洛四联症临床表现的严重程度与肺动脉狭窄的程度成正比,主要表现如下。

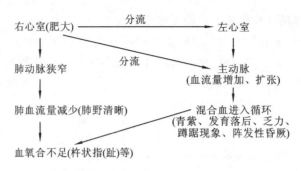

图 3-10　法洛四联症血流动力学变化

（1）青紫　出生后青紫逐渐加重为主要表现，多见于毛细血管丰富的浅表部位，如唇、指（趾）甲、球结膜、耳垂等。在哭闹、吃奶及活动后气促及青紫加重。

（2）蹲踞现象　患儿于行走、活动时，因气急而自行下蹲片刻后再行走。蹲踞时下肢屈曲，使静脉回心血量减少，心脏负荷减轻，同时体循环阻力增加，右向左分流减少，缺氧症状得以暂时缓解。不会行走的患儿常常喜欢大人抱起且双下肢呈屈曲状。

（3）阵发性缺氧发作　患儿在吃奶、哭闹或情绪激动时出现阵发性呼吸困难，青紫加重，重症时可有晕厥、抽搐，甚至死亡。这是由于肺动脉漏斗部肌肉痉挛，肺动脉一过性梗阻，脑缺氧加重所致。

（4）其他表现　长期缺氧使侧支循环增多，出现杵状指（趾）、眼结膜充血等表现。长期缺氧还使红细胞代偿性增多，血液黏稠度增高，易引起脑栓塞，若为细菌性血栓，则成为脑脓肿。

（5）体格检查　体格发育落后，重者智能发育落后。心前区可隆起，胸骨左缘第2～4肋间可闻及Ⅱ～Ⅲ级粗糙喷射性收缩期杂音。杂音响度取决于肺动脉狭窄程度，严重的狭窄使流经肺动脉的血液减少，杂音则轻而短。部分伴有收缩期震颤。肺动脉瓣区第二心音减弱或消失。

法洛四联症常见并发症为脑血栓、脑脓肿及亚急性细菌性心内膜炎。

（三）辅助检查

（1）X线检查　左向右分流的先天性心脏病：小型缺损可正常或仅有轻度房室增大及肺充血。缺损大可见肺野充血、肺动脉段突出，肺血管影增粗，搏动强烈，称肺门"舞蹈征"。此外，室间隔缺损时，可见左心室、右心室、左心房增大；房间隔缺损时，可见右心房、右心室增大；动脉导管未闭时，可显示左心室和左心房增大。

法洛四联症：右心室肥厚，心尖圆钝上翘，肺动脉凹陷，心影呈靴形。肺血管影缩小，肺纹理减少，肺野清晰，部分患儿肺野出现网状侧支循环影。

（2）超声心动图　一项无痛、非侵入性检查方法，能显示心脏内部的精确图像，明确缺损部位、缺损大小、分流方向。常用的有 M 型超声心动图、二维超声心动图、三维超声心动图、多普勒彩色血流显像等，尤其是多普勒彩色血流显像可实时显示血流方向和相对速度，提供在心脏和大血管内血流的时间和空间信息，其效果如同 X 线心血管造影术，使人能直接观察循环的血流，因而被称为"无创伤性心血管造影术"。

（3）心电图　能反映心房、心室有无肥厚以及心脏传导系统的情况。

（4）心导管检查　此为先天性心脏病进一步明确诊断和决定是否手术的重要检

查方法之一。室间隔缺损时,右心室血氧含量高于右心房,可测定肺动脉压及肺小动脉阻力,心导管可通过缺损进入左心室;房间隔缺损时,右心房血氧含量高于上、下腔静脉,导管可通过缺损由右心房插入左心房;动脉导管未闭时,肺动脉血氧含量高于右心室,导管可通过未闭的动脉导管进入降主动脉,肺动脉压大于右心室;法洛四联症时,右心室压力增高,导管较易从右心室进入主动脉,主动脉血氧饱和度明显下降。

(四)心理社会状况

由于对先天性心脏病知识的缺乏,伴随着小儿喂养困难、发育迟缓、活动受限、体弱多病,以及检查和治疗复杂、手术费用高昂、风险较大、预后难以预测等,家长往往表现出紧张、焦虑、恐惧、悲观的心理。

随着年龄的增长,患儿因先天性心脏病致生长发育落后,不能按时入托、入学,正常活动、游戏、学习会受到不同程度的限制和影响,会出现抑郁、焦虑、自卑、恐惧等心理。个别家长的弃婴行为,会影响患儿的身心发展,引起诸多社会问题。

三、护理诊断

(1)活动无耐力 与体循环血量减少或血氧饱和度下降,组织缺氧有关。

(2)营养失调 与心脏畸形导致组织、细胞长期缺氧、缺血及喂养困难有关。

(3)有感染的危险 与机体免疫力下降、长期肺充血和心内膜损伤有关。

(4)潜在并发症 心力衰竭、亚急性细菌性心内膜炎、血栓形成。

(5)生长发育异常 与心脏结构及功能异常有关。

(6)焦虑 与疾病的威胁和对手术的担忧有关。

四、护理目标

(1)患儿及家长学会掌握活动量,患儿适当活动后无心悸、气促等表现。

(2)患儿获得充足的营养和能量,满足生长发育的需要。

(3)患儿不发生感染。

(4)患儿及家长能获得疾病相关知识和心理支持,焦虑或恐惧减轻,较好地配合治疗、护理。

五、护理措施

(一)建立合理的生活制度

(1)患儿居住环境安静、睡眠充足、情绪稳定,治疗及护理操作尽量集中进行,避免引起患儿情绪激动、烦躁或哭闹。

(2)患儿动静适度,减轻心脏负担 ①轻症无症状者可与正常小儿一样活动。②有症状者在医护人员或家长的监护下进行适当的活动,活动量不要过大,不参加体育竞赛。在活动期间护士应注意对患儿进行耐受程度的评估,方法是活动前先测量生命体征,包括脉搏(速率、节律)、血压、呼吸(速率、节律、费力程度),活动后即刻测量生命体征,患儿休息3 min后再测生命体征,若血压、呼吸恢复至活动前水平,脉率增快每分钟不超过6次,则说明活动适度;若出现面色苍白、精神恍惚、发绀、眩晕、胸闷、心悸等症状时，立即停止活动，卧床休息，抬高床头，及时通知医生，并做好记录。③重症患儿应卧床休息，给予吸氧，采取半坐位。

（3）法洛四联症患儿在游戏或走路时，常出现蹲踞现象，是患儿为缓解缺氧所采取的一种被动体位和自我保护性动作。当患儿蹲踞时，不要强行拉起，应让患儿自然蹲踞和起立，可劝其休息。

（二）合理营养

给予适合小儿年龄生长发育的饮食，保证充足的热量、蛋白质和维生素的供应。对喂养困难的婴儿要耐心喂养，可少量多餐。心功能不全有水肿者，限制水钠摄入，盐摄入每日不超过 0.5 g。每日液体量宜控制在 60 mL/kg 以下，输入速度宜慢，以每小时小于 50 mL/kg 为宜。多食蔬菜、水果等粗纤维食品，有利于大便通畅。

（三）预防感染

居室环境空气新鲜，温度、湿度适宜，保持患儿皮肤清洁，穿衣冷暖适中，尽量避免去人多的公共场所，避免与感染性疾病接触。除严重心力衰竭者外，应按时预防接种。行各种手术（如拔牙、扁桃体摘除术）等，均给予有效抗生素预防感染，防止亚急性细菌性心内膜炎。

（四）注意观察病情，防止并发症发生

（1）监测患儿呼吸、脉搏、血压、心率、心律变化　出现心率增快、呼吸困难、端坐呼吸、吐泡沫样痰、水肿、肝大等心力衰竭表现时，立即置患儿于半坐卧位，给予吸氧，及时联系医生，并按心力衰竭护理。

（2）青紫型先天性心脏病因代偿性红细胞增多，血液黏稠度增高，易形成血栓，对发热、多汗、吐泻患儿应注意增加液体摄入量，避免脱水，并发脑血栓。

（3）法洛四联症患儿在吃奶、哭闹或情绪激动时出现缺氧发作，如阵发性呼吸困难、青紫加重，重症时可发生晕厥、抽搐甚至死亡。一旦出现缺氧发作，应立即给予胸膝卧位、吸氧，按医嘱注射吗啡、普萘洛尔等进行抢救。

（五）健康教育

关爱患儿，建立和谐的护患关系；鼓励患儿与正常儿童交往，建立正常的社会行为方式。向家长介绍疾病知识及预防措施、诊疗计划，消除家长及患儿焦虑、恐惧心理，树立信心，主动配合检查及治疗。指导家长掌握先天性心脏病的日常护理，建立合理的生活制度，合理用药，预防感染和其他并发症，定期复查，维持心功能正常，使患儿能安全到达手术年龄，择期手术。

六、护理评价

经过治疗和护理是否达到：患儿及家长已掌握活动量，患儿适当的活动后无心悸、气促等表现；患儿获得充足的营养和能量，满足生长发育的需要；患儿未发生感染；患儿及家长能获得疾病相关知识和心理支持，焦虑或恐惧减轻，较好地配合治疗、护理。

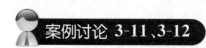

案例讨论 3-11、3-12

（1）每4～6人一组，在教师的引导下，学生对案例导入3-11、3-12进行分组讨论。

（2）每组学生写出案例讨论报告，交老师批阅。

（3）老师点评、归纳总结。

子任务三　病毒性心肌炎患儿的护理

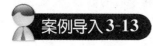

案例导入 3-13

患儿5岁，因疲乏、心慌、气促2天而就诊。1周前患儿因受寒而引起鼻塞、流涕、打喷嚏，在家自服抗感冒药，效果不佳。于2天前出现疲乏、头晕、面色苍白、心慌、气促等表现。查体：T 37.52 ℃，HR 130次/分。拟诊断为病毒性心肌炎。

问题：

（1）为进一步明确诊断，建议家长还需给患儿做什么检查？

（2）针对此病例，你如何进行护理评估、确定主要护理诊断、进行护理干预和健康教育？

病毒性心肌炎是病毒侵犯心脏所致，以心肌局灶性或弥漫性炎性病变为主要表现的疾病，有的可伴有心包炎和心内膜炎。本病临床表现轻重不一，多数病例属轻症，预后良好，但重症可发生心力衰竭、心源性休克，甚至猝死。

本病发病机制尚不完全清楚，一般认为与病毒及其毒素早期直接侵犯心肌细胞有关，病毒感染后的变态反应和自身免疫也与发病有关。

一、护理评估

（一）健康史

引起心肌炎的病毒常有柯萨奇病毒、埃可病毒、脊髓灰质炎病毒、腺病毒、肝炎病毒、流感和副流感病毒、流行性腮腺炎病毒、麻疹病毒、风疹病毒及疱疹病毒等。

多数病例在起病前1～2周或同时有上呼吸道感染或消化道感染的前驱病史。详细评估发病诱因，特别是近期呼吸道和消化道病毒感染史、传染病接触史；评估患儿近期有无发热、乏力，饮食、睡眠及活动耐力情况。

（二）身体状况

各年龄段均发病，但以学龄前及学龄儿童多见，好发于夏秋季。临床表现轻重不一，轻者仅似"感冒"样表现，典型病例有疲乏、头晕、面色苍白、恶心、呕吐、气促、心悸和心前区不适等表现。体检：心脏扩大、心动过速、第一心音低钝及奔马律。

（三）实验室及其他检查

（1）血清心肌酶谱测定　早期血清肌酸激酶（CK）及其同工酶（CK-MB）、乳酸脱氢酶（LDH）及其同工酶（LDH1）、血清谷草转氨酶（SGOT）均增高。

（2）心电图检查　可见各种心律失常，以室性早搏为多见。

（3）X线检查　轻者心影正常；合并大量心包积液、心力衰竭时，心脏搏动减弱、心影增大。

（4）病毒学诊断　通过病毒分离和血清相应的抗体测定、免疫荧光技术及免疫电子显微镜检查等方法可证实病毒存在。

（四）心理社会状况

患儿因病情重、病程长、活动限制，可产生焦虑、恐惧，婴幼儿表现为哭闹、烦躁。家长因缺乏本病的知识，担心疾病对患儿生命造成威胁或影响今后的健康，表现为紧张、忧虑、歉疚等，渴望健康指导。

二、护理诊断

（1）活动无耐力　与心肌收缩力下降、组织供氧不足有关。

（2）潜在并发症　心律失常、心力衰竭、心源性休克。

三、护理目标

患儿心脏功能改善，活动量逐渐增加；患儿无并发症发生或能及时发现、处理并发症。

四、护理措施

（一）减轻心脏负担，改善心肌功能

（1）安静休息　保持病室环境安静，急性期卧床休息，至热退后 3～4 周，以后逐渐增加活动量，一般总休息时间不少于 3 个月。重症患儿心脏扩大者、有心力衰竭者，应延长卧床时间，待病情好转、心力衰竭控制、心功能改善、心脏大小恢复正常后逐渐开始活动，活动量大小以不出现心悸为宜。烦躁不安者按医嘱给予镇静剂。

（2）饮食　可给予营养丰富、易消化吸收的低盐食物，少量多餐。

（3）配合治疗，改善心肌营养　①大剂量维生素 C、能量合剂及 1,6-二磷酸果糖可改善心肌代谢和心脏功能，促进心肌修复。②激素可提高心肌糖原含量，促进心肌中酶的活力，改善心肌功能，同时可减轻心肌的炎性反应，并有抗休克作用。一般用于较重的急性病例，常用泼尼松口服。

（二）严密观察病情，防止发生并发症

（1）监测患儿心率、脉搏的强弱和节律，注意血压、体温、呼吸及精神状态的变化，以便对病情的发展作出正确的估计。对严重心律失常者应持续进行心电监护。发现多源性早搏、心动过速、心动过缓、完全性房室传导阻滞或扑动、颤动，需立即联系医生并采取紧急措施。

（2）有胸闷、气促、心悸、心律失常者应休息、给予供氧、遵医嘱应用抗心律失常药物，并了解所用药物的性能、特点和副作用。

（3）心力衰竭时患儿取半卧位，保持安静；静脉输液应注意控制输液速度不要过快；使用洋地黄类药物时剂量应偏小，用药期间应密切观察心率、心律和恶心、呕吐等消化道症状。如心率过缓或其他副作用出现时，应配合医生及时妥善处理，避免洋地

黄中毒。

（4）对心源性休克应积极做好输液准备,配合医生治疗。

（三）健康教育

对患儿及家长介绍本病的治疗原则、护理方法、预后及对潜在并发症的预防措施,减少患儿和家长的焦虑和恐惧心理。强调休息对心肌炎恢复的重要性。嘱患儿出院后定期到门诊复查,合理安排患儿生活,避免过度劳累,预防呼吸道和消化道感染性疾病。

五、护理评价

经过治疗和护理是否达到:患儿心脏功能改善,活动量逐渐增加;患儿住院期间未发生并发症。

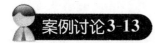

（1）每 4～6 人一组,在教师的引导下,学生对案例导入 3-13 进行分组讨论。

（2）每组学生写出案例讨论报告,交老师批阅。

（3）老师点评、归纳总结。

任务六 造血系统疾病患儿的护理

子任务一 小儿造血和血液特点

一、造血特点

小儿造血可分为胚胎期造血和生后造血。

（一）胚胎期造血

（1）中胚叶造血期 约从胚胎第 3 周开始,在卵黄囊形成许多血岛,其间的细胞分化为原始的血细胞,主要是原始有核红细胞。从胚胎第 6 周后,中胚叶造血开始减退。

（2）肝、脾造血期 肝脏造血从胚胎第 6～8 周开始,4～5 个月达高峰,成为胎儿中期造血的主要部位。肝造血主要产生有核红细胞,也产生少量粒细胞和巨核细胞,至 6 个月后造血功能逐渐减退,约于出生时停止。

胚胎第 8 周时,脾脏也参与造血,主要生成红细胞、粒细胞和少量淋巴细胞、单核细胞。胎儿 5 个月后,脾脏造红细胞、粒细胞的功能减退至消失,而造淋巴细胞的功能可维持终身。

胸腺、淋巴结于胚胎第 4 个月开始参与淋巴细胞的形成,并维持终身。

（3）骨髓造血期 胚胎第 4～5 个月开始,骨髓迅速成为造血的主要器官,直至出生。

（二）生后造血

（1）骨髓造血　出生后主要是骨髓造血。婴幼儿期骨髓均为红骨髓，全部参与造血。5～7岁后长骨中的红骨髓逐渐被黄骨髓所代替，至18岁时红骨髓仅限于肋骨、胸骨、脊椎、骨盆、颅骨、锁骨和肩胛骨。黄骨髓造血功能不活跃，但具有潜在的造血功能，当造血需要增加时，它可转变为红骨髓而恢复造血功能。

（2）骨髓外造血　小儿生后头几年，因缺少黄骨髓，造血的代偿潜力低，如果造血需要增加时，就易出现骨髓外造血。在正常情况下，骨髓外造血极少。当婴幼儿发生严重感染或溶血性贫血等，需要增加造血时，肝、脾和淋巴结可恢复到胎儿时期的造血状态，出现肝、脾、淋巴结肿大，外周血中可出现有核红细胞和（或）幼稚中性粒细胞，称为"骨髓外造血"。

二、血液特点

（一）红细胞数及血红蛋白量

由于胎儿期处于相对缺氧状态，故红细胞数和血红蛋白量较高，出生时红细胞数为 $(5.0\sim7.0)\times10^{12}/L$，血红蛋白量为 150～220 g/L。出生后随着自主呼吸的建立，血氧含量增加，红细胞生成素减少，而胎儿红细胞寿命较短，且破坏较多（生理性溶血），加之婴儿生长发育迅速，血液循环量迅速增加等因素，红细胞数和血红蛋白量逐渐降低。至2～3个月时红细胞数降至 $3.0\times10^{12}/L$，血红蛋白量降至 110 g/L 左右，出现轻度贫血，称为"生理性贫血"。3个月以后，红细胞生成素的生成增加，红细胞数和血红蛋白量逐渐增加，约12岁达到成人水平。

（二）白细胞数及分类

出生时白细胞总数为 $(15\sim20)\times10^9/L$，生后 6～12 h 达 $(21\sim28)\times10^9/L$，以后逐渐下降，婴儿期白细胞数维持在 $10\times10^9/L$ 左右；8岁以后接近成人水平。

白细胞分类主要是中性粒细胞与淋巴细胞比例的变化。出生时中性粒细胞约占65%，淋巴细胞约占30%。随着白细胞总数的下降，中性粒细胞比例也相应下降，生后4～6天时两者比例约相等；之后淋巴细胞约占60%，中性粒细胞约占35%，至4～6岁时两者又相等；以后白细胞分类逐渐达到成人水平。

（三）血小板数

血小板数与成人相似，为 $(150\sim250)\times10^9/L$。

（四）血红蛋白的种类

正常人红细胞含成人型血红蛋白（HbA、HbA₂）和胎儿型血红蛋白（HbF）。HbF在胎儿期约占90%，出生时约为70%，1周岁时 HbF<5%，2岁后达成人水平，HbF<2%。

（五）血容量

小儿血容量相对较成人多，新生儿血容量约占体重的10%，儿童占体重的8%～10%，成人占体重的6%～8%。

子任务二 贫血概述

一、贫血的定义和诊断标准

(1) 定义　贫血是指末梢血中单位容积内的红细胞数和(或)血红蛋白量低于正常。

(2) 诊断标准　小儿贫血的国内诊断标准:新生儿期血红蛋白(Hb)<145 g/L,1~4个月时 Hb<90 g/L,4~6个月时 Hb<100 g/L 者为贫血。6个月以上则按世界卫生组织的标准:6个月~6岁 Hb<110 g/L,6~14岁 Hb<120 g/L 为贫血。海拔每升高 1000 m,血红蛋白上升 4%。

二、贫血的分度

根据外周血的血红蛋白量或红细胞数可将贫血分为轻、中、重、极重 4 度(表 3-10)。

表 3-10　贫血的分度

项　　目	轻　度	中　度	重　度	极重度
血红蛋白量/(g/L)	90~120	60~90	30~60	<30
红细胞数/(×10^{12}/L)	3~4	2~3	1~2	<1

三、贫血的分类

(一) 病因分类

(1) 红细胞和血红蛋白生成不足性贫血　如缺乏铁、维生素 B_{12}、叶酸等造血物质及骨髓造血功能障碍等原因引起的贫血。

(2) 溶血性贫血　可由红细胞内在因素或红细胞外在因素引起。红细胞内在因素:①红细胞酶的缺陷:如葡萄糖-6-磷酸脱氢酶缺乏症。②红细胞膜的缺陷:如遗传性球形细胞增多症。③血红蛋白结构与合成异常:如珠蛋白生成障碍性贫血。红细胞外在因素:①免疫因素:如新生儿溶血症、自身免疫性溶血性疾病。②非免疫因素:由感染、物理因素、化学因素、毒素等引起。

(3) 失血性贫血　①急性失血:如外伤。②慢性失血:如钩虫病、肠息肉等。

(二) 形态分类

根据红细胞平均容积(MCV)、红细胞平均血红蛋白量(MCH)和红细胞平均血红蛋白浓度(MCHC)进行分类(表 3-11)。

表 3-11　贫血的细胞形态分类

项　　目	MCV/fL	MCH/pg	MCHC/(%)
正常值	80~94	28~32	32~38
大细胞性贫血	>94	>32	32~38
正细胞性贫血	80~94	28~32	32~38
单纯小细胞性贫血	<80	<28	32~38
小细胞低色素性贫血	<80	<28	<32

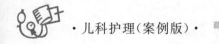
子任务三 营养性缺铁性贫血患儿的护理

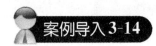案例导入 3-14

8个月婴儿,系早产儿,生后混合喂养,未添加辅食,1个月来皮肤黏膜逐渐苍白,精神不振,疲乏无力。查体:发育、营养较差,体重 7 kg,心肺无异常,肝肋下 3 cm,脾尖刚及,血常规示 Hb 70 g/L,RBC 3.5×10¹²/L。血涂片:RBC 大小不等,以小者居多,中央淡染区扩大。诊断为营养性缺铁性贫血。

问题:

(1)根据临床资料,列出此患儿现存的主要护理诊断,并制订相应的护理措施。

(2)该患儿出院时,你如何对该患儿家长进行健康教育?

营养性缺铁性贫血(iron deficiency anemia,IDA)是由于体内铁缺乏导致血红蛋白合成减少而引起的一种小细胞低色素性贫血。本病多发生于6个月~2岁的婴幼儿,是小儿贫血中最常见的一种类型,严重危害小儿的健康,为我国重点防治的"四病"之一。临床上以小细胞低色素性、血清铁和铁蛋白减少、铁剂治疗有效等为其特点。

本病的治疗原则是去除病因,合理喂养,补充铁剂,预防感染,及时治疗影响铁吸收、利用的疾病等。

一、护理评估

(一)健康史

任何引起体内铁缺乏的原因均可导致贫血。注意评估下列因素。

(1)先天储铁不足 胎儿从母体获得的铁以妊娠最后3个月为最多,满足其生后4~5个月造血的需要。如因早产、双胎、胎儿失血和孕母患严重缺铁性贫血等均可使胎儿储铁减少。

(2)铁摄入量不足 单纯人乳、牛乳、谷物等低铁食品喂养而未及时添加含铁丰富的辅食,年长儿偏食、挑食等因素导致食物铁摄入量不足是引起小儿缺铁性贫血的主要原因。

(3)生长发育快 婴儿期、青春期生长发育迅速,早产儿、极低出生体重儿生长发育更快,对铁的需要量增多,更容易发生缺铁。

(4)铁的丢失过多或吸收减少 长期少量慢性失血如肠息肉、溃疡病、钩虫病等可造成铁的丢失过多;以不经加热处理的鲜牛奶喂养的婴儿可因对鲜牛奶蛋白过敏而发生肠出血,也可造成铁丢失。食物搭配不合理、慢性腹泻等可影响铁的吸收。

(二)身体状况

任何年龄均可发病,以6个月~2岁最多见,起病缓慢。

(1)贫血外貌 皮肤黏膜逐渐苍白,以唇、口腔黏膜及甲床最为明显。

(2)活动耐力差 易疲乏无力,不爱活动,活动后心慌、气急。

(3)髓外造血表现 肝、脾、淋巴结可有不同程度肿大,贫血越严重,肿大越明显。

（4）非造血系统症状　①消化系统症状：食欲减退，少数有异食癖，如喜食泥土、墙皮、煤渣等。常有呕吐、腹泻。可出现口腔炎、舌炎或舌乳头萎缩。重者可出现萎缩性胃炎或吸收不良综合征症状。②神经系统症状：烦躁不安或精神不振；注意力不集中，记忆力减退，理解力降低，学习成绩下降，智力多数低于同龄儿。③心血管系统症状：明显贫血时心率增快，心脏扩大，重者可发生心力衰竭。④其他：皮肤干燥，毛发枯黄、易脱落；可因上皮组织异常而出现反甲；因细胞免疫功能低下，常合并感染。

知识链接

营养性缺铁性贫血的发病机理

★缺铁对造血系统的影响：铁是合成血红蛋白的原料。缺铁时血红素形成不足，血红蛋白合成减少，因而新生的红细胞内血红蛋白含量不足，胞质减少，红细胞体积变小；而缺铁对细胞的分裂、增殖影响较小，故红细胞数量减少的程度不如血红蛋白减少明显，从而形成小细胞低色素性贫血。机体血红蛋白合成减少，红细胞运载氧的功能下降，使组织缺氧。

★缺铁对其他系统的影响：①缺铁使肌红蛋白的合成减少。②铁缺乏使体内许多含铁酶和铁依赖酶（如细胞色素 C、单胺氧化酶、核糖核苷酸还原酶、琥珀酸脱氢酶等）的活性降低，这些酶与生物氧化、组织呼吸、神经介质的合成和分解有关，酶活性降低时，细胞功能发生紊乱，因而出现一些非血液系统症状，如影响小儿的神经精神行为、消化吸收功能紊乱、免疫力下降而易感染。

（三）实验室检查

（1）血常规　红细胞和血红蛋白均减少，以血红蛋白减少为明显，呈小细胞低色素性贫血。血涂片可见红细胞大小不等，以小细胞为多，中央淡染区扩大。网织红细胞数正常或轻度减少。白细胞、血小板一般无明显异常。

（2）骨髓象　红细胞系增生活跃，以中、晚幼红细胞增生为主。各期红细胞均较小，胞质少，胞质发育落后于胞核。粒细胞系和巨核细胞系一般正常。

（3）有关铁代谢的检查　①血清铁蛋白（SF）＜12 $\mu g/L$；②血清铁（SI）＜10.7 $\mu mol/L$；③总铁结合力（TIBC）＞62.7 $\mu mol/L$；④红细胞游离原卟啉（FEP）＞0.9 $\mu mol/L$；⑤运铁蛋白饱和度（TS）＜15％。

（四）心理社会状况

由于本病多发生在婴幼儿时期，心理影响不明显。但病情较重、病程较长的年长患儿，因不能和同龄儿一样尽情玩耍、游戏，学习时注意力不集中，记忆力、理解力较差，学习成绩较难提高，这些都会造成患儿情绪改变，产生焦虑、抑郁、自卑、厌学等心理。家长因对本病知识缺乏，对早期贫血患儿不够重视，而当病情加重时又会产生焦虑、歉疚的心理；对有异食癖的患儿，家长和社会往往不能正确对待，过多的责备，会对患儿心理产生极其不良的影响。

二、护理诊断

（1）活动无耐力　与贫血致组织器官缺氧有关。

（2）营养失调:低于机体的需要量　与铁的供应不足,吸收不良,丢失过多或消耗增加有关。

（3）有感染的危险　与机体免疫功能下降有关。

（4）知识缺乏　家长及年长患儿缺乏有关营养知识及对本病的防护知识。

三、护理目标

（1）患儿倦怠、乏力有所减轻,活动耐力逐步增强。

（2）患儿食欲好转,营养恢复至正常水平。

（3）患儿不发生感染。

（4）家长及年长患儿能主动配合治疗,纠正不良的饮食习惯,合理搭配饮食。

四、护理措施

（一）合理安排休息与活动

根据患儿活动耐受情况制订休息方式、活动强度及持续时间。

（1）贫血程度较轻者,一般不需卧床休息,但生活要有规律,睡眠要充足,避免剧烈运动。

（2）重症患儿应限制其活动量,并协助患儿的日常生活,减少机体耗氧量,防止发生心力衰竭。

（二）合理安排饮食

（1）补充含铁丰富且易吸收的食物,如:动物肝、血、瘦肉、鱼类、蛋黄;豆类、黑木耳、紫菜、海带及绿叶蔬菜等。

（2）养成均衡饮食习惯,纠正偏食、挑食、零食过多的不良饮食习惯。

（3）合理搭配饮食,维生素C、稀盐酸、氨基酸、果糖等有利于铁的吸收,可与铁剂或含铁食品同时进食;牛奶、茶、咖啡、蛋类、麦麸、植物纤维、抗酸药物可抑制铁的吸收,应避免与含铁食品同服。

（4）婴儿提倡母乳喂养,按时添加含铁丰富的辅食或补充铁强化食品如铁强化乳。

（三）配合治疗,正确应用铁剂

铁剂是治疗缺铁性贫血的特效药。

（1）二价铁盐较易吸收,常用制剂有硫酸亚铁（含铁 20%）、富马酸亚铁（含铁30%）、葡萄糖酸亚铁（含铁 12%）等。多采用口服,剂量以元素铁计算,一般每日 6 mg/kg,分 3 次口服。疗程至血红蛋白达正常后再用 2～3 个月,以增加铁的储存。口服铁剂不能耐受或吸收不良者可采用注射铁剂（如右旋糖酐铁）。

（2）口服铁剂应从小剂量开始,逐渐加至足量,并在两餐之间服用,以减少对胃肠道的刺激,同时亦有利于吸收。

（3）铁剂可与维生素C、果汁、稀盐酸等同服,以利于吸收;避免与茶叶、咖啡等抑制铁吸收的食物同服。

（4）液体铁剂可使牙染黑，可用吸管或滴管服药；服用铁剂后，大便可呈黑色或柏油样，停药后恢复。

（5）注射铁剂时应行深部肌内注射，每次更换注射部位，减少局部刺激，并观察有无不良反应。

（6）观察疗效，有效者服用铁剂后 3～4 天，网织红细胞升高，7～10 天达高峰，2 周后血红蛋白逐渐上升，临床症状随之好转。

（四）预防感染

保持皮肤清洁，勤洗澡及更换内衣；鼓励患儿多饮水，保持口腔清洁；注意保暖，避免受凉感冒；尽量不到人群集中的公共场所去，不要与感染病儿同居一室，避免交互感染。

（五）输血护理

重症贫血患儿输血时，应注意：输血前，认真核对血型及交叉配血结果；输血过程中，严格执行无菌技术操作；以输入浓缩红细胞为宜，每次 2～3 mL/kg。贫血越重，每次输血量应越小，速度应越慢，以免引起心力衰竭；密切观察输血过程，防止输血反应。

（六）健康教育

本病是可预防性疾病，通过健康教育，使家长及年长儿认识到缺铁的危害性和做好预防工作的重要性。

（1）孕妇及乳母应多食含铁丰富的食物，及时发现和治疗贫血。

（2）提倡母乳喂养，及时添加含铁丰富的辅食。

（3）合理安排小儿饮食，培养良好的饮食习惯。

（4）早产儿及极低出生体重儿，应从出生后 2 个月左右给予铁剂预防。

五、护理评价

经过治疗和护理是否达到：患儿倦怠、乏力有所减轻，活动耐力逐步增强；食欲好转，营养恢复至正常水平；住院期间患儿未发生感染；家长及年长患儿能主动配合治疗，合理饮食。

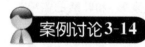

（1）每 4～6 人一组，在教师的引导下，学生对案例导入 3-14 进行分组讨论。

（2）每组学生写出案例讨论报告，交老师批阅。

（3）老师点评、归纳总结。

子任务四　营养性巨幼红细胞性贫血患儿护理

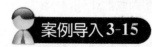

患儿，男，11 个月，纯母乳喂养。生后 5 个月会笑，7 个月能独坐，会翻身，8 个月

会爬。近1个月来，面色蜡黄，轻度水肿，头发稀黄，表情呆滞，反应迟钝，少哭不笑，独坐不稳，不会翻身，肢体时有不自主颤抖，肝、脾轻度肿大。RBC $1.8 \times 10^{12}/L$，Hb 85 g/L。诊断为营养性巨幼红细胞性贫血。

问题：

（1）该患儿因缺乏什么引起该病？

（2）此患儿血常规、骨髓象与营养性缺铁性贫血患儿的有何区别？

（3）该疾病如何预防？

营养性巨幼红细胞性贫血是由于缺乏维生素 B_{12} 和（或）叶酸所引起的一种大细胞性贫血，主要临床特点为贫血、神经精神症状、红细胞减少比血红蛋白减少更为明显、红细胞的胞体变大、骨髓中出现巨幼红细胞、用维生素 B_{12} 和（或）叶酸治疗有效。

本病治疗原则是去除病因，加强营养，补充维生素 B_{12} 和叶酸，防治感染，对有明显神经精神症状的患儿可用镇静剂，重症贫血者可予输血。

一、护理评估

（一）健康史

人体所需的维生素 B_{12} 主要从动物性食物（如肉类、肝、肾、海产品、禽蛋等）中摄取，植物性食物中维生素 B_{12} 含量甚少，羊乳几乎不含维生素 B_{12}。

叶酸在新鲜绿叶蔬菜、瓜果、瘦肉、肝、肾等食物中含量丰富，但经加热易被分解破坏，各种乳类（尤其是羊乳）含量均很少。食物中的维生素 B_{12} 和叶酸在肠道吸收后，主要储存于肝脏。

注意评估导致维生素 B_{12} 和叶酸缺乏的常见原因。

（1）摄入量不足　胎儿可通过母体胎盘获得维生素 B_{12} 和叶酸，并储存于肝内供出生后利用。如孕母缺乏维生素 B_{12} 和叶酸，出生后单纯以母乳或奶粉、羊乳喂养而未及时添加辅食的婴儿以及年长儿偏食、挑食者容易发生维生素 B_{12} 和叶酸缺乏。

（2）吸收障碍　严重营养不良、慢性腹泻或吸收不良综合征可使维生素 B_{12} 和（或）叶酸缺乏。

（3）需要量增加　早产儿、婴幼儿因生长发育较快，对维生素 B_{12} 和叶酸的需要量增加；严重感染可使维生素 B_{12} 和叶酸的消耗增加。

（4）药物影响　长期服用广谱抗生素或用抗叶酸代谢药、抗癫痫药等可致叶酸缺乏。

知识链接

营养性巨幼红细胞性贫血的发病机理

★体内叶酸在维生素 B_{12} 的催化下，经叶酸还原酶还原成四氢叶酸，后者是合成 DNA 过程中必需的辅酶，因此，维生素 B_{12} 和叶酸缺乏均可引起 DNA 合成减少，使红细胞的分裂延迟，胞质成熟而胞核发育落后，因其胞质的血红蛋白合成不受影响，红细胞的胞体变大，形成巨幼红细胞。这些异形红细胞在骨髓内易被破坏,进入血液循环的成熟红细胞寿命也较短,故造成贫血。DNA的合成不足也可致粒细胞成熟障碍,胞体增大,出现巨大幼稚粒细胞和中性粒细胞分叶过多现象。

★维生素B_{12}与神经髓鞘中脂蛋白的形成有关,能保持中枢和外周有髓鞘神经纤维的完整功能;当其缺乏时,可导致周围神经变性、脊髓亚急性联合变性和大脑损害,因而出现神经精神症状。还可使中性粒细胞和巨噬细胞的杀灭作用减退而易感染。

(二)身体状况

(1)一般表现 起病缓慢,多呈虚胖或伴轻度水肿,毛发稀疏发黄,严重病例可有皮肤出血点或淤斑。

(2)贫血表现 轻度或中度贫血者占大多数。患儿面色苍黄,疲乏无力。常伴有肝、脾肿大。

(3)神经精神症状 患儿可出现烦躁不安、易怒等症状。维生素B_{12}缺乏者还可出现表情呆滞、嗜睡,对外界反应迟钝,少哭不笑,智力、动作发育落后,甚至倒退。重者可出现肢体、躯干、头部和全身震颤,甚至抽搐、感觉异常、共济失调等。

(4)其他 常有食欲不振、腹泻、呕吐和舌炎等消化系统症状;重症患儿可出现心脏扩大、心力衰竭;易发生感染。

(三)实验室检查

(1)血常规 红细胞和血红蛋白均减少,以红细胞减少为明显,呈大细胞性贫血,红细胞胞体变大,中央淡染区不明显,可见巨大幼稚粒细胞和中性粒细胞分叶过多现象。

(2)骨髓象 骨髓增生明显活跃,以红细胞系增生为主,各期幼红细胞均出现巨幼变,胞核发育落后于胞质。粒细胞系、巨核细胞系也发生巨幼变。

(3)血清维生素B_{12}和叶酸的测定 血清维生素B_{12}<100 ng/L(正常值200~800 ng/L),叶酸<3 μg/L(正常值5~6 μg/L),提示两者缺乏,为确诊本病的主要依据。

(四)心理社会状况

患儿因患病时间长、较严重的贫血不但会影响小儿的体格发育,而且会影响神经精神和心理行为的正常发展,如注意力不集中、反应迟钝、情绪不稳定等;有震颤的患儿,不能正常游戏和生活,会产生烦躁、焦虑或抑郁、自卑等改变。家长由于缺乏本病的知识,担心患儿的病情会对今后造成影响,而出现焦虑、担忧、歉疚等心理,渴望得到健康指导。

二、护理诊断

(1)活动无耐力 与贫血致组织缺氧有关。

(2)营养失调:低于机体的需要量 与维生素B_{12}和(或)叶酸摄入不足、吸收不良有关。

(3)生长发育改变 与营养不良、贫血及维生素B_{12}缺乏影响生长发育有关。

三、护理目标

（1）患儿活动耐力增强，活动量逐渐增加。

（2）患儿食欲恢复，血清维生素 B_{12}、叶酸达到正常值。

（3）患儿体格、智能发育加快，逐渐恢复正常。

四、护理措施

（一）注意休息

根据患儿的活动耐受情况安排其休息与活动。一般不需严格卧床，严重贫血者适当限制活动，协助其日常生活所需。烦躁、震颤、抽搐者可按医嘱用镇静剂。

（二）加强营养

提倡母乳喂养，及时添加富含维生素 B_{12} 和叶酸的辅食；年长儿要改善饮食结构，培养良好的饮食习惯，纠正偏食。注意食物的色、香、味的调配，增加患儿的食欲，鼓励患儿进食，保证机体对营养物质的需要。

（三）遵医嘱正确用药

补充维生素 B_{12}：肌内注射，每次 $100~\mu g$，每周 2～3 次，连用数周。补充叶酸：口服，每次 5 mg，每日 3 次，连用数周。

有神经精神症状者，如单纯维生素 B_{12} 缺乏，单用维生素 B_{12}，不宜加叶酸；如二者均缺乏，先用维生素 B_{12}，神经精神症状缓解后，再用叶酸，以免加重神经精神症状。

（四）监测生长发育

评估患儿的体格、智力、运动发育情况，对发育落后者加强训练和教育。

（五）注意隔离

做好保护性隔离，防止交叉感染。

（六）健康教育

介绍本病的表现和预防措施，强调预防的重要性；进行营养、喂养知识的宣传教育，提供营养指导；指导合理用药。

五、护理评价

经过治疗和护理是否达到：患儿活动耐力增强，活动量逐渐增加；患儿食欲恢复，血清维生素 B_{12}、叶酸达到正常；患儿体格、智力发育加快，逐渐恢复正常。

案例讨论3-15

（1）每 4～6 人一组，在教师的引导下，学生对案例导入 3-15 进行分组讨论。

（2）每组学生写出案例讨论报告，交老师批阅。

（3）老师点评、归纳总结。

任务七　泌尿系统疾病患儿的护理

子任务一　小儿泌尿系统解剖生理特点

一、解剖特点

（1）肾脏　小儿年龄愈小，肾脏相对愈大。婴儿期肾脏位置较低，上极约平第 12 胸椎，下极约平第 3 腰椎，2 岁后才达髂嵴以上，故 2 岁以内的小儿肾脏在腹部常可扪及。婴儿肾脏表面呈分叶状，2～4 岁时分叶消失。

（2）输尿管　婴幼儿输尿管长而弯曲，管壁肌肉及弹力纤维发育不良，容易受压及扭曲而导致梗阻，造成尿潴留而诱发泌尿道感染。

（3）膀胱　婴儿膀胱位置较高，膀胱充盈时易升入腹腔，在耻骨联合上方容易扪及，以后随着年龄增长逐渐下降至骨盆内。膀胱排尿受脊髓和大脑控制，小儿 1.5 岁左右可自主排尿。膀胱容量（mL）约为［年龄（岁）＋2］×30。

（4）尿道　男婴尿道较长，但常有包茎或包皮过长致尿垢积聚，可引起上行性细菌感染；女婴尿道仅长 1 cm（性成熟期 3～5 cm），外口暴露且接近肛门，故女婴上行性细菌感染比男婴多见。

二、生理特点

（一）肾功能

新生儿出生时肾单位数量已达成人水平，但其生理功能尚不完善，调节能力较弱，且储备能力差。新生儿出生时肾小球滤过率平均约每分钟 20 mL/1.73 m^2，早产儿更低，生后 1 周为成人的 1/4，3～6 个月为成人的 1/2，6～12 个月为成人的 3/4，2 岁达成人水平，故不能有效地排出过多的水分和溶质；新生儿及婴儿肾小管的功能不够成熟，对水和钠的调节幅度有限，在应激状态下，往往不能作出相应的反应，容易发生水钠潴留而水肿；初生婴儿对尿的浓缩功能不及年长儿和成人，尿最高渗透压仅达 700 mmol/L（成人可达 1400 mmol/L），故用药种类及剂量均应慎重选择，当水分摄入不足时易发生脱水甚至诱发急性肾功能不全。小儿肾功能一般到 1～1.5 岁才达成人水平。

（二）小儿排尿及尿液特点

1. 排尿次数及尿量

小儿生后头几天每日排尿仅 4～5 次，1 周后增至 20～25 次，1 岁时为 15～16 次，3 岁后每日 6～7 次。小儿尿量个体差异较大，每日正常尿量：新生儿为每小时 1～3 mL/kg，婴儿为 400～500 mL，幼儿为 500～600 mL，学龄前儿童为 600～800 mL，学龄儿童为 800～1400 mL。当新生儿每小时尿量＜1 mL/kg，婴幼儿每日尿量＜200 mL，学龄前儿童＜300 mL，学龄儿童＜400 mL 时为少尿；每日尿量＜50 mL 为无尿；每日尿量超过正常排出量的 3 倍以上为多尿。

2. 尿液特点

（1）尿色及酸碱度　生后头几天新生儿尿色较深，稍混浊，放置后有红褐色沉淀，为尿酸盐结晶。正常婴幼儿尿液淡黄、透明。在寒冷季节尿液排出后可变为乳白色沉淀，为盐类结晶。尿 pH 值多为 5～7。

（2）尿蛋白　正常小儿尿蛋白定量通常≤100 mg/（m² · 24 h），定性试验为阴性。随意一次尿蛋白（mg/dL）/尿肌酐（mg/dL）≤0.2。

（3）尿细胞和管型　正常新鲜尿液离心后沉渣镜检：红细胞＜3 个/HP，白细胞＜5 个/HP，管型一般不出现。正常 12 h 尿细胞计数：蛋白＜50 mg，红细胞＜50 万个，白细胞＜100 万个，管型＜5000 个。

子任务二　急性肾小球肾炎患儿的护理

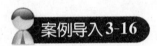

案例导入3-16

患儿，男，6 岁，面部、眼睑水肿 3 天，伴尿少、尿色深入院。入院前 2 周曾患扁桃体炎，发热 2 天。体检：T 37.5 ℃，P 80 次/分，BP 130/90 mmHg，R 24 次/分。发育、营养可，神志清楚，颜面水肿，咽略红，心肺无异常，肝肋下 1 cm，脾未及。尿常规：蛋白＋＋，RBC 10 个/HP，有颗粒管型。诊断为小儿急性肾小球肾炎。

问题：

（1）小儿急性肾小球肾炎常见感染什么病原体后引起？有何前驱感染史？

（2）典型临床表现有什么？常见严重病例有哪些？

（3）请你对此患儿进行护理评估，确定主要的护理诊断，制订相应的护理措施。

急性肾小球肾炎（acute glomerulonephritis，AGN）简称急性肾炎，是儿科常见的免疫反应性肾小球疾病。主要表现为水肿、少尿、血尿、高血压。本病多见于 5～14 岁小儿，男女比例为 2∶1，一年四季均可发病，但以秋冬季较多，预后大多良好，较少转为慢性肾炎和慢性肾功能衰竭。本病为小儿时期的一种常见病，占小儿泌尿系统疾病的首位。

临床常见的急性肾小球肾炎多数发生于 A 组 β 溶血性链球菌感染之后，被称为急性链球菌感染后肾炎（APSGN），其他细菌及病毒引起的急性肾炎，临床较少见。

APSGN 是由 A 组 β 溶血性链球菌中的致肾炎菌株引起的上呼吸道感染或皮肤感染后的一种免疫反应。致肾炎链球菌作为抗原刺激机体产生相应抗体，抗原抗体形成循环免疫复合物沉积于肾小球基底膜上，免疫复合物在局部激活补体系统，引起一系列炎症反应和免疫损伤。炎症反应使得肾小球毛细血管管腔变窄，甚至闭塞，导致肾小球血流量减少，肾小球滤过率降低，水钠潴留，细胞外液和血容量增多，临床出现水肿、少尿、高血压，严重者出现急性循环充血、高血压脑病、急性肾功能衰竭等症状；又因免疫损伤使肾小球基底膜断裂，血液成分漏到肾小球囊内，临床上出现血尿、蛋白尿、管型尿。另外，免疫反应激活补体系统产生过敏毒素，使全身毛细血管通透性增加，血浆蛋白渗出到组织间隙，使间质中蛋白质含量增高，故水肿多为非凹陷性。

本病为自限性疾病，无特效疗法，主要是加强护理（休息、饮食）、清除体内残存的感染病灶、对症处理(利尿、降压)等。

一、护理评估

(一)健康史

多数患儿起病前1～3周有链球菌的前驱感染病史,如上呼吸道感染(化脓性扁桃体炎、咽炎)或皮肤感染(脓皮病),偶见猩红热。在秋冬季,呼吸道感染是急性肾炎的主要前驱病,感染至肾炎发病1～2周;夏季皮肤感染为主要前驱病,感染至肾炎发病2～3周。

(二)身体状况

临床表现轻重不一,轻者可无临床症状,仅于尿常规检查时发现异常;重者可在起病2周内出现急性循环充血、高血压脑病、急性肾功能衰竭而危及生命。

1. 典型表现

(1)水肿、少尿 水肿是就诊的主要原因。初为晨起眼睑、面部水肿,渐波及下肢和全身,呈非凹陷性,一般多为轻、中度水肿。在水肿的同时尿量明显减少。一般2～3周内随尿量增多,水肿消退。

(2)血尿 几乎所有患儿都有血尿,其中30%～50%为肉眼血尿,呈浓茶色或烟灰水样(酸性尿),也可呈洗肉水样(中性或弱碱性尿)。肉眼血尿多在1～2周内消失,镜下血尿可持续数月,运动后或并发感染时可暂时加剧。

(3)高血压 30%～80%患儿有高血压,多为轻、中度增高,于起病1～2周后随尿量增多而降至正常。

2. 严重表现

少数病例在起病2周内可出现下列严重症状,应提高警惕,及时发现和处理。

(1)严重循环充血 由于水钠潴留,血浆容量增加而出现循环充血。表现为气急、发绀、频咳、端坐呼吸、咳粉红色泡沫痰、两肺底湿啰音、心率增快,有时出现奔马律;肝脏肿大,颈静脉怒张。

(2)高血压脑病 由于血压骤升,超过脑血管代偿性收缩机制,使脑血管痉挛或脑血管高度充血扩张而致脑水肿。血压往往在150～160/100～110 mmHg或以上。表现为剧烈头痛、呕吐、复视或一过性失明,严重者突然惊厥、昏迷。

(3)急性肾功能衰竭 由于少尿或无尿,出现暂时性氮质血症、代谢性酸中毒和电解质紊乱(高钾血症)。预后的好坏取决于尿量,一般3～5日后随着尿量增加,肾功能逐渐恢复正常。

3. 非典型表现

(1)无症状性急性肾炎 患儿仅有尿改变而无水肿、高血压等临床症状,但血清抗链球菌溶血素"O"(ASO)增高、C_3降低。

(2)尿无改变或轻微改变性急性肾炎 患儿有水肿和(或)高血压,甚至有严重循环充血或高血压脑病,而尿改变轻微或无改变。

(3)具有肾病综合征表现的急性肾炎 患儿以急性肾炎起病,但水肿和蛋白尿突出,伴轻度低蛋白血症和高胆固醇血症,似肾病综合征表现。

（三）实验室及其他辅助检查

（1）尿常规 尿蛋白＋～＋＋＋，红细胞＋＋～＋＋＋，可见透明、颗粒或红细胞管型。

（2）血常规 常有轻、中度贫血（与血容量增加、血液稀释有关），白细胞可正常或增高。

（3）血沉 多数轻度增快，提示疾病处于活动期，其增快与疾病的严重程度无关。一般 2～3 个月内恢复正常。

（4）免疫学检查 ASO、抗透明质酸酶、抗脱氧核糖核酸酶滴度多数升高，是诊断 APSGN 的依据；血清补体 CH_{50}、C_3 下降，多于病后 6～8 周恢复正常。

（5）肾功能检查 重症患儿可有血尿素氮和肌酐增高。

（6）肾脏 B 超检查 可见双侧肾脏弥漫性增大。

（四）心理社会状况

患儿年龄较小者，往往对卧床休息难以配合。年长儿，除来自疾病和医疗上对活动及饮食严格限制的压力外，还有来自家庭和社会的压力，如不能与同伴玩耍、休学、担心学习成绩下降等，会产生紧张、焦虑、抑郁、抱怨、悲观等心理；另外，因长期住院，担心家庭经济负担加重，可产生失望、否认、对抗等心理，表现为隐瞒、说谎及不合作等。家长因缺乏本病有关知识，担心转为慢性肾炎影响患儿将来健康，可产生焦虑、失望和沮丧等心理，渴望寻求治疗方法。患儿的老师及同学因缺乏本病的有关知识，表现出过多关心和怜悯，忽视对患儿的心理支持，使患儿产生自卑心理。

二、护理诊断

（1）体液过多 与肾小球滤过率下降，水钠潴留，血容量增加有关。

（2）活动无耐力 与水钠潴留，血压升高有关。

（3）潜在并发症 严重循环充血、急性肾功能衰竭、高血压脑病。

（4）知识缺乏 与家长和（或）患儿缺乏对本病的认识有关。

三、护理目标

（1）患儿尿量增多，水肿消退。

（2）患儿血压得到控制，活动耐力逐渐增强。

（3）患儿不发生严重循环充血、肾功能衰竭，或发生时能及时发现和处理。

（4）家长和（或）患儿了解本病的有关知识，配合护理工作。

四、护理措施

（一）休息

可减轻心脏负担，减少水钠潴留，减轻水肿，减少并发症。起病 2 周内应卧床休息，待水肿消退、血压正常、肉眼血尿消失后，可下床轻微活动；血沉正常方可上学，但应避免剧烈体育活动；Addis 计数正常后恢复正常生活。

（二）饮食管理

可给予患儿易消化、高糖、高维生素、含适量脂肪的低盐或无盐饮食,少量多餐。有水肿、少尿及高血压者,应限制钠盐摄入,每日食盐量 $1\sim2$ g 为宜,严重病例钠盐限制于每日 60 mg/kg;除外严重少尿或循环充血,一般不必严格限水;有氮质血症时应限制蛋白质,给予优质蛋白每日 0.5 g/kg,同时供给高糖饮食以满足小儿热量需求;有肾功能衰竭时,禁食高钾食物。当尿量增加、水肿消退、血压正常时,应尽早恢复正常饮食,以保证小儿生长发育的需要。

（三）遵医嘱配合治疗

（1）凡有明显水肿、少尿、高血压或循环充血患儿,均应使用利尿剂、降压药。利尿剂一般口服氢氯噻嗪,无效时静脉注射呋塞米;降压药有硝苯地平（心痛定）、利血平、硝普钠。

应用利尿剂前后应注意观察体重、尿量（色）、水肿、血压变化,并做好记录;观察有无脱水和低血容量、低钾血症、低钠血症等电解质紊乱表现。应用利血平时应定时监测血压,避免患儿突然起立,以防直立性低血压;应用硝普钠应新鲜配制,用黑纸或铝箔包裹遮光以免药物遇光分解变色,影响疗效,同时控制液体速度为 $1~\mu\mathrm{g}/(\mathrm{kg}\cdot\mathrm{min})$,严密监测血压、心率和药物副作用。

（2）早期应用对链球菌敏感的抗生素,以清除体内残存的细菌。一般用青霉素 $7\sim10$ 天。

（四）观察病情

（1）水肿观察　注意水肿程度及部位。每日或隔日测体重一次。

（2）尿量及尿色观察　每日做好出入量记录,每周 2 次尿常规检查。若持续少尿提示可能有急性肾功能衰竭;尿量增加、肉眼血尿消失则提示病情好转。

（3）并发症的观察　密切观察生命体征变化,若突然出现气急、发绀、频咳、端坐呼吸、咳粉红色泡沫痰、两肺底湿啰音、心率增快和奔马律、肝脏肿大、颈静脉怒张,则提示发生循环充血状态,此时应立即将患儿置于半卧位,吸氧,配合医生积极治疗。若突然出现血压升高、剧烈头痛、呕吐、一过性失明、惊厥等,提示高血压脑病发生,应立即配合医生救治。

（五）健康教育

（1）向家长和（或）患儿讲解饮食治疗、休息、定时测血压和称体重的重要性,使家长和（或）患儿配合护理工作。介绍低盐饮食还应包括少食味精、酱油、面包、饼干、汽水等含钠食物,少尿期应少食橘子、香蕉、苹果等含钾丰富的食物。

（2）指导家长按医嘱用药,介绍利尿剂、降压药可能出现的副作用,以消除患儿及家长的疑虑。

（3）出院时应指导患儿及家长 $1\sim2$ 个月内适当限制活动量,定期到医院查尿常规,随访半年。介绍本病的预防重点是防止链球菌感染,平时应多锻炼身体,增强体质,避免或减少上呼吸道感染或皮肤感染,一旦发生急性扁桃体炎、脓皮病或猩红热,应及早使用青霉素 $7\sim10$ 天,以彻底清除体内残余的链球菌。

（4）说明本病的预后情况，如 95％APSGN 患儿能完全恢复，不再复发，仅少数患儿（<5％）发展为慢性肾炎和慢性肾功能衰竭，<1％患儿死于急性肾功能衰竭。

五、护理评价

（1）评价患儿尿量有无增多，水肿有无消退。

（2）评价患儿血压有无控制，头痛有无缓解或消失，抽搐有无再次发作。

（3）评价患儿在起病 2 周内有无发生循环充血、肾功能衰竭或发生时有无及时发现和处理。

（4）评价家长和（或）患儿对本病的认识程度，能否配合护理工作。

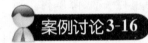 **案例讨论3-16**

（1）每 4～6 人一组，在教师的引导下，学生对案例导入 3-16 进行分组讨论。

（2）每组学生写出案例讨论报告，交老师批阅。

（3）老师点评、归纳总结。

子任务三　肾病综合征患儿的护理

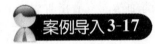 **案例导入3-17**

7 岁男孩，3 天前早晨起床后，妈妈发现小儿双眼睑水肿，未引起重视。1 天前，患儿双眼睑水肿加重，双下肢、阴囊也出现明显水肿，水肿有指压痕。伴少尿，无发热、咳嗽、腹泻、腰痛等症状。化验检查：尿蛋白＋＋＋，每高倍镜视野下红细胞 2 个，血胆固醇增高，血浆总蛋白 40 g/L（4 g/dL），白蛋白 20 g/L（2 g/dL）。B超检查示少量腹水。诊断为肾病综合征。

问题：

（1）该疾病有何临床特点？

（2）该患儿容易发生感染的原因有哪些？

（3）根据临床资料，列出此患儿现存的主要护理诊断，并制订相应的护理措施。

（4）针对此种疾病，你如何进行健康教育？

肾病综合征（nephrotic syndrome，NS）简称肾病，是一组由多种原因引起的肾小球基底膜通透性增高，导致大量蛋白质从尿中丢失的临床症候群。临床特征：①大量蛋白尿；②低蛋白血症；③高脂血症；④不同程度的水肿。

临床上按病因可分为原发性、继发性和先天性三大类，其中原发性肾病综合征占90％以上。原发性肾病综合征按临床表现分单纯性和肾炎性，以单纯性多见。继发性肾病综合征是指在诊断明确的原发病基础上出现肾病表现，如继发于过敏性紫癜、系统性红斑狼疮等。先天性肾病综合征属常染色体隐性遗传，多见于新生儿或生后 3 个月内起病，国内少见，预后差。本任务主要学习原发性肾病综合征。

病因及发病机制目前尚不明确。单纯性肾病综合征的发病机制可能与 T 淋巴细胞免疫功能紊乱有关,肾炎性肾病综合征患儿的肾组织中可见免疫球蛋白和补体成分沉积,提示与免疫病理损伤有关。

病理生理特点:①大量蛋白尿:正常情况下肾小球基底膜静电屏障作用和分子屏障作用阻碍血浆蛋白从肾小球毛细血管腔排出。肾病时,当该屏障作用受损,肾小球毛细血管通透性增加,大量血浆蛋白由尿中丢失,称为大量蛋白尿,又称选择性蛋白尿。它是本病最主要的病理生理改变。长时间持续大量蛋白尿能促进肾小球系膜硬化和发生间质病变,导致肾功能不全。②低蛋白血症:大量蛋白经尿中丢失及肾小管对重吸收的蛋白分解,是导致低蛋白血症的主要原因;蛋白丢失的速度超过肝脏合成的速度也使血浆蛋白降低。③高脂血症:低蛋白血症刺激肝脏合成脂蛋白(胆固醇、低密度和极低密度脂蛋白)增加,因其相对分子质量较大,不能从肾小球滤出而在血中蓄积形成高脂血症。④水肿:低蛋白血症使血浆胶体渗透压下降,造成血浆中水分自血管外渗到组织间隙引起水肿;血浆胶体渗透压下降,有效循环血量减少,刺激渗透压和容量感受器,使抗利尿激素(ADH)、肾素-血管紧张素-醛固酮分泌增加,心钠素减少,远端肾小管水钠吸收增加,造成水钠潴留;循环血量减少使交感神经兴奋性增高,近端肾小管钠吸收增加;某些肾内因子改变了肾小管管周体液平衡机制,使近曲小管钠吸收增加。以上因素均可引起不同程度的水肿。

本病预后主要取决于病理类型、激素应用是否合理及有无严重并发症。单纯性肾病容易复发,但预后良好;肾炎性肾病预后较差。

一、护理评估

(一)健康史

过敏体质小儿发病较多,大多起病隐匿,其诱因主要是感染、劳累,起病前常有上呼吸道感染或劳累病史。预防接种也可引起本病复发。注意了解患儿起病过程、饮食情况,评估患儿是首次发病还是复发。病后曾做过哪些检查,是否明确诊断,是否应用激素治疗及治疗效果。

(二)身体状况

1. 单纯性肾病

多见于2~7岁患儿。具备肾病综合征四大特征,即大量蛋白尿、低蛋白血症、高脂血症、水肿。水肿呈凹陷性,从眼睑、面部开始,很快波及全身并逐渐加重,以颜面、下肢、阴囊明显,严重时双眼不能睁开,可伴有腹水或胸水而致呼吸困难。病初患儿一般情况好,继之出现面色苍白、疲倦、厌食、精神萎靡,水肿严重者可有少尿。

2. 肾炎性肾病

多见于学龄期患儿。除具备肾病综合征四大特征外,尚有血尿(2周内,进行3次以上离心尿检查,尿RBC>10个/HP)、高血压(学龄儿童>130/90 mmHg,学龄前儿童>120/80 mmHg)、氮质血症(尿素氮>10.7 mmol/L)、血清补体C_3下降四项中的一项或多项。水肿一般不严重。

3. 并发症

(1)感染 肾病综合征患儿免疫功能低下,或伴有蛋白质-能量营养不良,及应用糖皮质激素和（或）免疫抑制剂治疗，患儿常并发各种感染，常见有呼吸道、泌尿道、皮肤感染和原发性腹膜炎等，其中以上呼吸道感染最常见。感染可使病情加重或使病情复发。

（2）电解质紊乱　长期应用利尿剂、糖皮质激素以及饮食限制等引起低钠、低钾血症，其中低钠血症较多见，表现为软弱无力、食欲减退、水肿加重，甚至昏厥或休克等。由于钙在血液中与白蛋白结合，可随蛋白尿丢失，以及肾病综合征时维生素 D 水平降低可致低钙血症，发生手足搐搦症。

（3）低血容量性休克　低蛋白血症使血浆胶体渗透压下降，液体外渗到组织间隙，导致血容量不足，在腹泻、呕吐或不恰当的利尿时更易诱发低血容量性休克。

（4）高凝状态及血栓形成　肝脏合成凝血因子和纤维蛋白原增加，尿中丢失抗凝血酶原Ⅲ；高脂血症时因血液黏滞度增高，血流缓慢，血小板聚集增加等原因，使肾病综合征患儿常存在高凝状态，易形成血栓。临床上以肾静脉血栓最常见，表现为突发性腰痛、血尿、少尿，甚至肾功能衰竭。

（三）实验室及其他辅助检查

（1）尿液检查　尿蛋白定性多为＋＋＋～＋＋＋＋，24 h 尿蛋白定量＞50 mg/kg，或随意尿蛋白（mg/dL）/尿肌酐（mg/dL）＞3.5。可见透明管型、颗粒管型，肾炎性肾病可有较多红细胞。

（2）血液检查　血浆总蛋白及白蛋白降低，总蛋白＜45 g/L，血浆白蛋白＜25 g/L，A/G 倒置；血胆固醇＞5.7 mmol/L；血沉增快；肾炎性肾病有不同程度的氮质血症，补体多降低。高凝状态和血栓形成时，血小板明显增多，血浆纤维蛋白原、尿纤维蛋白裂解产物增多。

（四）心理社会状况

患儿常为学龄期儿童或学龄前儿童，自我意识已逐渐形成，开始重视外界对自己的评价。而肾病综合征的治疗与好转为慢性过程，治疗时间长，使患儿无法正常学习、活动；另外长期使用糖皮质激素造成的副反应，会使患儿产生焦虑、抑郁、对抗、否认、自卑等心理反应。老师及同学的过度关心和怜悯同时也会使患儿产生依赖感。家长因缺乏对本病的了解，担心复发及预后，也会产生焦虑、失望、沮丧等心理。

二、护理诊断

（1）体液过多　与低蛋白血症等导致水钠潴留有关。

（2）营养失调：低于机体需要量　与大量蛋白尿导致蛋白丢失有关。

（3）有皮肤完整性受损的危险　与高度水肿致局部血循环不良等有关。

（4）有感染的危险　与低蛋白血症、长期使用糖皮质激素或免疫抑制剂有关。

（5）自我形象紊乱　与长期应用糖皮质激素有关。

（6）潜在并发症　药物副作用、电解质紊乱、高凝状态及血栓形成。

（7）焦虑　与病情反复及病程长有关。

三、护理目标

（1）患儿 4～8 周内水肿消退，体液分布正常。

（2）患儿能摄入足够的营养物质。

（3）患儿住院期间不发生皮肤完整性受损。

（4）患儿住院期间不发生感染、电解质紊乱等。

（5）患儿对自我形象改变有正确的认识。

（6）家长对疾病有了较正确的认识，焦虑心情减轻。

四、护理措施

（一）休息

一般无需严格限制活动，有高度水肿和高血压的患儿应卧床休息，同时应经常变换体位以防血栓形成；腹水严重出现呼吸困难的患儿，应采取半卧位。避免劳累过度，以免病情复发或加重。

（二）饮食管理

（1）饮食不宜限制过严，给予患儿含足量碳水化合物、少量脂肪、高维生素且易消化吸收的食物。有高度水肿和高血压的患儿应限制盐（每日食盐量 1～2 g 为宜）、水分（每日为 60 mL/kg 左右）的摄入。待水肿消退、血压正常，即应恢复正常饮食，过分限制易致低钠血症和食欲下降。

（2）蛋白应控制在每日 2 g/kg 左右，以补充优质蛋白（如乳、蛋及瘦肉等）为宜，过量摄入不能改善患儿的低蛋白血症，相反可使尿蛋白剧增，肾小球高滤过，从而加速肾小球硬化。尿蛋白消失后长期用糖皮质激素治疗期间应多补充蛋白，因激素可使机体蛋白分解代谢增强，出现负氮平衡。

（3）注意补充钙和维生素 D，以防骨质疏松。

（三）遵医嘱配合治疗，并注意观察药物疗效及副反应

1. 糖皮质激素

本病一旦确诊，首选糖皮质激素治疗，常用泼尼松。一般分两个阶段给药，开始剂量 2 mg/(kg·d)，但每日总量不大于 60 mg，分 3～4 次服用；若 4 周内尿蛋白转阴，则原量至少巩固 2 周，再改为隔日 2 mg/kg 早餐后顿服，继用 4 周，以后每 2～4 周减量 1 次，直至停药，疗程必须达 6 个月（中程疗法）。若开始治疗后 4 周尿蛋白未转阴者可继服至转阴后 2 周，一般不超过 8 周，以后减量方法同前，疗程为 9 个月（长程疗法）。

激素疗效判断：根据激素正规足量治疗 8 周后的效应（以一周内连续检查尿蛋白 3 次的结果为准）分为如下几种。①激素敏感（完全效应）：尿蛋白完全转阴。②激素部分敏感（部分效应）：尿蛋白减少至＋～＋＋。③激素不敏感（无效应）：尿蛋白仍大于＋＋＋。后两者实际上为激素耐药。④激素依赖：对激素敏感，用药后缓解，减量或停药 2 周内复发，恢复用量或再次用药又缓解，并重复 2 次以上。⑤复发和反复：尿蛋白已转阴，停用激素 4 周以上，尿蛋白又大于＋＋者为复发；如在激素治疗过程中出现上述变化者为反复。

激素应用过程中严格遵医嘱发放药物，并保证患儿服药。激素治疗期间注意患儿体重、腹围、尿量、尿蛋白等变化，评估水肿改善、尿蛋白转阴情况。注意观察激素的副

作用,如高血压、消化性溃疡、骨质疏松、库欣综合征等,警惕是否有感染、潜伏病灶的扩散及肾上腺危象;按医嘱补充钙剂和维生素 D 制剂,以防发生手足搐搦症或骨质疏松;监测血压,注意保护胃黏膜,避免空腹吃药,不吃坚硬或有刺激性的食物,注意观察患儿大便颜色。

2. 对症治疗

水肿较重患儿可用氢氯噻嗪、螺内酯（安体舒通）、呋塞米利尿,或先用低分子右旋糖酐、白蛋白,2 h 后再用呋塞米,利尿效果较好。

应用利尿剂时注意准确记录 24 h 尿量和尿色,按时送检尿及血标本,观察尿常规变化和有无低钾血症、低钠血症等并发症的发生。

3. 免疫抑制剂

对激素耐药、依赖及频复发或频反复、激素治疗有严重副作用的患儿,可使用免疫抑制剂治疗,如环磷酰胺、苯丁酸氮芥、雷公藤、环孢素等。常用环磷酰胺 2～3 mg/(kg·d),分 3 次口服,疗程 8～12 周,总量不超过 200 mg/kg。

应用免疫抑制剂如环磷酰胺时,注意观察胃肠道反应、出血性膀胱炎、脱发、骨髓抑制和肝功能损害等副作用,远期还有性腺损害。嘱咐患儿多饮水,观察尿量和尿色,每周检查 1～2 次白细胞和血小板,当白细胞低于 4×10^9/L,应暂停用药,待回升后再继续。

4. 其他治疗

应用血管紧张素转换酶抑制剂以减少蛋白尿,延缓肾小球硬化,保护肾功能;应用肝素、尿激酶等抗凝及纤溶药物治疗;可用左旋咪唑调节免疫功能。在使用肝素过程中注意监测凝血时间及凝血酶原时间。

（四）加强皮肤护理

保持皮肤清洁干燥,及时更换内衣,内衣及被褥应松软;卧床期间勤翻身,局部按摩,促进血液循环;臀部及四肢水肿严重时,可垫橡皮气垫或棉圈;阴囊水肿时用棉垫或吊带托起;若皮肤破损,则覆盖消毒敷料。若臀部皮肤破损,则予 1∶5000 高锰酸钾坐浴,每天 2 次,预防感染;并发腹膜炎出现腹水时,尽量避免诊断性穿刺;严重水肿患儿应尽量避免肌内注射,因药物不易吸收而外渗,造成局部潮湿、糜烂或感染等;静脉注射时要选好血管,争取 1 次成功。

（五）预防感染

与感染性疾病患儿分室收治,做好保护性隔离;定时开窗通风,每天 2 次,保持室内空气新鲜、流通,避免对流,防止受凉;不去或少去人多的公共场所,减少探视。

（六）健康教育

（1）多与患儿和家长交谈,指导家长多给患儿心理支持,使其保持良好情绪,消除焦虑、自卑心理;恢复期可让患儿参加一些轻松的娱乐活动,安排一定的学习,以增强患儿的信心,积极配合治疗。

（2）向患儿及家长讲解泼尼松和（或）环磷酰胺治疗本病的重要性,使他们主动配合,坚持系统而正规的治疗,不可擅自减量或停药,以取得满意的疗效。同时让家长了解激素疗效判断。

（3）向患儿及家长强调预防感染的重要性，感染可导致肾病综合征复发或反复，甚至可危及生命，故嘱患儿不去或少去公共场所，避免感染。

（4）指导家长做好出院后的家庭护理，定期门诊随访，复查尿常规。患儿预防接种可使肾病综合征复发，故应向家长强调在病情完全缓解且停用糖皮质激素治疗3个月后，患儿才能进行预防接种。

五、护理评价

经过治疗和护理患儿是否达到：水肿消退，体液分布正常；摄入足够的营养物质；未发生皮肤完整性受损、感染、电解质紊乱等；对自我形象改变有正确的认识；家长对疾病有了较正确的认识，焦虑情绪减轻。

 案例讨论3-17

（1）每4~6人一组，在教师的引导下，学生对案例导入3-17进行分组讨论。

（2）每组学生写出案例讨论报告，交老师批阅。

（3）老师点评、归纳总结。

子任务四　泌尿道感染患儿的护理

 案例导入3-18

7岁男孩，2天前出现烦躁不安、尿频、尿急和排尿困难，尿液混浊，体温38.6 ℃。诊断为急性泌尿道感染。

问题：

（1）若你是责任护士，你如何为此患儿进行护理评估、护理诊断、制订护理措施？

（2）该患儿出院时，你如何进行健康教育？

泌尿道感染（urinary tract infection，UTI）是指病原体直接侵入尿路，并大量生长繁殖，侵犯尿路黏膜或组织而引起的损伤。按病原体侵袭的部位不同分肾盂肾炎、膀胱炎和尿道炎，肾盂肾炎又称上尿路感染，膀胱炎和尿道炎合称下尿路感染。由于小儿时期泌尿系统的感染局限于某一部位者较少，且临床上又难以定位，故统称泌尿道感染。泌尿道感染是小儿泌尿系统常见病之一，女孩发病率高于男孩，但在新生儿或婴幼儿早期，男孩发病率却高于女孩。

一、护理评估

（一）健康史

1. 病原体

泌尿道感染的病原体以细菌多见，病毒少见。细菌以大肠杆菌最常见，占80%~90%；其次为克雷伯杆菌、肠杆菌、变形杆菌等，少数为肠球菌和葡萄球菌等革兰氏阳性菌。

2. 感染途径

（1）上行感染　泌尿道感染最主要的途径。膀胱输尿管反流（VUR）常是细菌上行感染的直接通道。

（2）血源性感染　继发于败血症、菌血症等，致病菌主要是金黄色葡萄球菌。

（3）淋巴感染和直接感染　阑尾脓肿和盆腔炎症可通过淋巴管感染肾脏，肾脏邻近组织如肾周脓肿也可直接蔓延感染。

3. 易感因素

（1）由小儿泌尿道解剖生理特点决定。

（2）泌尿道先天畸形、尿路梗阻及膀胱输尿管反流均可增加泌尿道感染的危险性，也是泌尿道感染迁延不愈和重复感染的原因。

（3）泌尿道抗感染功能缺陷，如尿中 SIgA 浓度减低，增加发生泌尿道感染的概率。

（4）其他，如糖尿病、高血压及长期使用糖皮质激素或免疫抑制剂的患儿，其泌尿道感染的发病率可增高。

（二）身体状况

1. 急性泌尿道感染

不同年龄组的临床表现差异较大。

（1）新生儿期　症状极不典型，局部尿路刺激症状不明显，以全身症状为主，表现为发热或体温不升、皮肤苍白、体重不增、拒奶、腹泻、嗜睡和惊厥，伴有黄疸者较多见。患儿常伴有败血症，多由血源性感染引起。

（2）婴幼儿期　女孩多见，也以全身症状为主，表现为高热、呕吐、面色苍白、腹胀、腹泻等，甚至出现精神萎靡和惊厥；局部症状可有排尿时哭闹、排尿中断、夜间遗尿等。

（3）儿童期　表现类似成人，上尿路感染：发热、寒战、腹痛等全身症状突出，常伴有腰痛和肾区叩击痛。下尿路感染：膀胱刺激症状明显，可出现尿频、尿急、尿痛、尿液混浊，偶见肉眼血尿。

2. 慢性泌尿道感染

病程多在 6 个月以上。轻者可无明显症状，也可间断出现发热、尿路刺激症状、脓尿或菌尿，反复发作者可有贫血、乏力、发育迟缓、高血压及肾功能减退等。

（三）实验室及其他辅助检查

（1）尿常规　清洁中段尿沉渣白细胞≥5 个/HP 即可怀疑泌尿道感染；如出现白细胞成堆、白细胞管型、蛋白尿有助于肾盂肾炎的诊断，肾盏乳头处炎症及膀胱炎可出现血尿。

（2）尿液涂片找细菌　油镜下观察，每视野≥1 个细菌，表明尿内细菌数>10^5/mL，有诊断意义。

（3）尿培养及菌落计数　清洁中段尿培养及菌落计数是诊断泌尿道感染的主要依据。通常认为中段尿培养尿内菌落数≥10^5/mL 可确诊，$10^4 \sim 10^5$/mL 为可疑，<10^4/mL系污染。通过耻骨上膀胱穿刺获取的尿培养，只要发现有细菌生长，即有诊

断意义。临床上高度怀疑泌尿道感染而尿普通细菌培养阴性者,应做 L-型细菌和厌氧菌培养。

(4)影像学检查　反复感染或迁延不愈者应进行影像学检查,观察有无泌尿系畸形和膀胱输尿管反流。

二、护理诊断

(1)体温过高　与尿路细菌感染有关。

(2)排尿异常　与膀胱、尿道炎症有关。

(3)潜在并发症　药物副作用。

三、护理目标

(1)患儿体温恢复正常。

(2)患儿排尿舒服、顺畅。

四、护理措施

(一)休息和饮食

急性期应卧床休息,鼓励患儿大量饮水,必要时静脉输液以增加尿量,促进细菌和毒素的排出。高热患儿宜给予高热量、富含蛋白和维生素、易消化的流质或半流质饮食,以增强机体抵抗力。

(二)发热的护理

监测体温,并准确记录;高热者给予物理降温或药物降温;退热处理 1 h 后应测体温,并观察有无体温骤降、大量出汗、软弱无力等虚脱表现,如出现应保暖、饮热水。

(三)清洁卫生

保持患儿会阴部清洁,如便后冲洗外阴,3% 硼酸坐浴,每日 2 次;小婴儿勤换尿布,尿布在阳光下曝晒或用开水烫洗晒干,必要时煮沸高压消毒。

(四)控制感染

遵医嘱应用抗菌药物治疗,注意抗菌药物的副作用,如口服呋喃坦啶、磺胺药可出现胃肠道反应,故宜饭后服用;服用磺胺药时由于其易在尿中形成结晶,故应多饮水,并注意有无血尿、尿少、无尿等副作用发生。

(五)健康教育

(1)向患儿和(或)家长介绍本病的预防知识。如注意个人卫生,幼儿不穿开裆裤,为婴儿勤换尿布,便后洗净臀部;女孩清洗外阴时应从前往后擦洗,单独使用洁具,防止上行感染;及时发现和处理男孩包茎、女孩处女膜伞及蛲虫前行感染等;及时矫治尿路畸形,防止尿路梗阻和肾瘢痕形成。

(2)向家长解释本病的预后。急性泌尿道感染经合理抗菌治疗,多数于数日内症状消失、治愈,但有近 50% 患儿可复发与再感染,故必须定期复查。一般急性泌尿道感染于疗程结束后每月随访一次,除检查尿常规外,还应做中段尿培养,连续 3 个月,如无复发可认为治愈；反复发作者每 3～6 个月复查一次，共 2 年或更长时间。

（3）教育家长留取尿标本前，应清洁患儿外阴后再留中段尿；尿标本必须及时送检，避免污染；中段尿培养标本必须在未使用抗生素之前采集，以提高阳性率。

五、护理评价

经过治疗和护理，患儿体温是否恢复正常，患儿排尿是否舒服、顺畅。

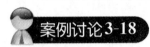

（1）每 4～6 人一组，在教师的引导下，学生对案例导入 3-18 进行分组讨论。

（2）每组学生写出案例讨论报告，交老师批阅。

（3）老师点评、归纳总结。

任务八　神经系统疾病患儿的护理

子任务一　小儿神经系统解剖生理特点

一、小儿神经系统的解剖特点

（一）脑发育特点

胎儿时期神经系统发育最早，尤其是脑的发育最为迅速。年龄越小，脑的生长发育速度越快，出生时脑的重量约为 370 g，相当于体重的 10%～12%，1 岁时约为出生时的 2 倍，2 岁时约为出生时的 3 倍。出生后脑重量和体积的增加主要表现在脑细胞体积的增大、树突的增多和加长以及神经髓鞘的形成和发育。新生儿脑的形态和结构已与成人无明显差别，有主要的沟和回，但脑回较宽，脑沟较浅，皮层较薄；大脑皮层神经细胞的数目已与成人相同，但细胞分化较差，3 岁时细胞分化基本完成，8 岁时已接近成人水平；神经髓鞘形成不完善，兴奋和抑制的神经冲动传导速度慢且容易扩散而产生泛化现象，因此婴幼儿睡眠的时间长，遇到各种较强的刺激易出现惊厥、昏迷，神经纤维的髓鞘化到 4 岁时基本完成。

（二）脊髓发育特点

出生后脊髓的发育和脊柱的发育不平衡，脊髓的发育落后于脊柱，出生时脊髓末端位于第 3、4 腰椎水平，4 岁时退到第 1、2 腰椎之间。故婴幼儿腰椎穿刺的位置要低，以第 4、5 腰椎间隙较为安全，4 岁后可与成人相同。

（三）脑脊液特点

新生儿脑脊液量少，约为 50 mL 左右，压力低，故抽取脑脊液较困难。随着年龄的增长和脑室的发育，脑脊液的量逐渐增加，婴儿为 40～60 mL，幼儿为 60～100 mL，儿童为 100～150 mL。脑脊液外观透明。压力：新生儿侧卧位为 0.29～0.78 kPa（30～80 mmH$_2$O），儿童为 0.69～1.96 kPa（70～200 mmH$_2$O）。蛋白 0.2～0.4 g/L（新

生儿 $0.2 \sim 1.2$ g/L),白细胞数一般不超过 10×10^{6}/L(新生儿不超过 20×10^{6}/L),糖含量 $2.8 \sim 4.5$ mmol/L,氯化物含量 $118 \sim 128$ mmol/L。

二、神经反射特点

小儿神经系统发育不成熟,神经反射也有其特点。

(1)出生时已存在,以后逐渐消失的反射 如觅食反射、拥抱反射、握持反射、吸吮反射、颈肢反射等出生时存在,以后逐渐消失。一般觅食反射、拥抱反射、握持反射在出生后 $3 \sim 4$ 个月消失,颈肢反射在出生后 $3 \sim 6$ 个月消失,吸吮反射在出生 4 个月后渐被主动的进食动作代替而逐渐消失。这些反射如生后缺乏、短期存在后消失、该消失时仍存在均为病理状态。

(2)出生时存在,终生不消失的反射 如角膜反射、瞳孔反射、结膜反射、吞咽反射等,这些反射减弱或消失,提示神经系统有病理改变。

(3)出生时不存在,以后逐渐出现并终生存在的反射 腹壁反射、提睾反射等在新生儿期不易引出,到 1 岁时才稳定。

(4)病理反射 2 岁以内引出踝阵挛、巴宾斯基(Babinski)征(简称巴氏征)阳性可为生理现象,若单侧阳性或 2 岁后仍出现结合临床考虑是否为病理现象。

(5)脑膜刺激征 脑膜刺激征是临床上常见的体征,主要有颈强直、克尼格征、布鲁津斯基征等。检查方法如下:①颈强直:患者仰卧,检查者用手轻轻托患者头部,被动使其前屈,正常者下颌可接触前胸。如下颌不能接近前胸,且有阻力时,则提示有颈项强直。②克尼格征(屈膝直腿试验):患者仰卧,将其一侧下肢在髋关节及膝关节处屈曲成直角,然后被动使小腿伸直,正常时不受限制,如不能上举伸直,出现阻力与疼痛时,则以膝关节形成的角度来判定,小于 $135°$ 时为阳性。出血性脑血管病由于屈肌痉挛,伸膝受限,克尼格征常为阳性。③布鲁津斯基征:患者仰卧,检查者用右手托起患者头部,并前屈其颈部,若患者的膝关节及髋关节同时屈曲者为阳性;或让患者仰卧,两下肢伸直,检查者持一侧下肢在髋关节部向腹部屈曲,若另一侧下肢也自动同时屈曲者为阳性。

出生后 $3 \sim 4$ 个月的小婴儿因屈肌张力较高,克尼格(Kernig)征(简称克氏征)、布鲁津斯基(Brudzinski)征(简称布氏征)弱阳性无病理意义。又因婴儿颅缝和囟门可以缓解颅内压,所以脑膜刺激征可能不明显或出现较晚。

子任务二 化脓性脑膜炎患儿的护理

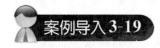
案例导入3-19

8 个月男婴,因发热、咳嗽 5 天,呕吐 2 天,今突然抽搐 3 次而入院。当地医院按"呼吸道感染"用青霉素治疗无明显好转。生后已接种卡介苗。查体:体温38.9 ℃,嗜睡,前囟饱满,颈有抵抗感,双肺有少许细湿啰音,巴氏征(十)、克氏征(一)、布氏征(一),血常规 WBC 17×10^{9}/L,N 0.66,L 0.34。脑脊液检查:外观混浊,WBC 1000×10^{6}/L、N 0.7,L 0.3,蛋白质 1500 mg/L,糖 1.3 mmol/L,氯化物 105 mmol/L。诊断为化脓性脑膜炎。

问题：

(1) 化脓性脑膜炎最常见的感染途径是什么？对诊断化脓性脑膜炎最有确诊意义的检查是什么？

(2) 根据临床资料，请你列出该患儿现存的主要护理诊断，并制订相应的护理措施。

化脓性脑膜炎简称化脑，又称细菌性脑膜炎，是指由各种化脓性细菌感染引起的以脑膜炎症为主的中枢神经系统急性感染性疾病。临床上以发热、头痛、呕吐、惊厥、意识障碍、脑膜刺激征阳性和脑脊液呈化脓性改变为特点。本病以婴幼儿多见，病死率较高，神经系统后遗症较多，早期诊断和治疗是降低本病死亡率和后遗症发生率的关键。

本病的治疗主要是应用抗生素控制感染、对症处理和支持疗法。

一、护理评估

(一) 健康史

根据以下内容详细评估患儿健康史。

1. 病原体

多数化脓性细菌均可引起脑膜炎。在我国以脑膜炎双球菌、肺炎链球菌和流感嗜血杆菌最多见，其次为大肠杆菌、金黄色葡萄球菌等。致病菌的类型与年龄、季节、地区、机体免疫功能、头颅外伤以及是否有先天性的神经或皮肤缺陷有关，其中以年龄为最主要的因素。3个月以内的小儿以大肠杆菌、金黄色葡萄球菌感染为主；婴幼儿以肺炎链球菌、流感嗜血杆菌、脑膜炎双球菌为主；年长儿以脑膜炎双球菌、肺炎链球菌为主。肺炎链球菌脑膜炎好发于晚冬及早春，流感嗜血杆菌脑膜炎好发于晚秋及早冬。

2. 易感因素

小儿(尤其是新生儿和婴幼儿)机体免疫力较弱，血脑屏障功能发育尚不完善是化脑易发生在婴幼儿的一个主要原因；长期营养不良导致获得性免疫功能低下、患有先天性免疫缺陷病和有先天性或后天性神经与皮肤解剖异常的小儿，也是易患化脑的高危人群。

3. 感染途径

细菌可通过多种途径到达脑膜。目前认为多数病例由化脓性细菌在上呼吸道、消化道、皮肤等处形成化脓性细菌感染病灶后，致病菌由局部感染病灶进入血流，然后经血液循环透过血脑屏障侵入脑引起脑膜和脑组织炎症性病变。少数病例亦可因患中耳炎、乳突炎、鼻窦炎、脑脊膜膨出或头颅骨折时，细菌直接蔓延到脑膜所致。

(二) 身体状况

各种化脓性细菌所致的脑膜炎，其临床表现大致相仿。

1. 全身感染中毒症状

起病急，高热、烦躁不安及进行性意识障碍。随着病情进展可发生嗜睡、昏睡、昏迷。患儿可有反复惊厥发作。脑膜炎双球菌所致的流行性脑脊髓膜炎可引起皮肤黏膜淤点、淤斑及休克等。

2. 颅内压增高的表现

年长儿较典型,主要表现为剧烈头痛和频繁喷射性呕吐、视乳头水肿,重症患儿甚至发生脑疝,出现双瞳孔不等大或形状改变、对光反应迟钝或消失、呼吸和循环衰竭等。婴幼儿由于囟门和颅骨骨缝尚未闭合,头痛不明显,仅表现为囟门饱满隆起,颅骨缝增宽等。但当颅内压突然起伏如剧烈咳嗽、用力、哭闹以及头位改变也可引起剧烈头痛,患儿常表现为躁动、用手敲头或用头撞墙;新生儿及小婴儿则常睁眼不眠,呈脑性尖叫来表明自己头部不适。

3. 脑膜刺激征阳性

脑膜刺激征阳性为脑膜炎的特征性表现,表现为颈项强直、克尼格征和布鲁津斯基征阳性。1 岁半以下小儿脑膜刺激征可不明显。

不同年龄临床表现有较大差异,患儿年龄越小,全身中毒症状越重,脑膜刺激征及其他神经系统症状越不典型。3 个月以下的小婴儿化脑多起病隐匿,缺乏典型的症状和体征。可无发热甚至体温不升;脑膜刺激征很少出现,颅内高压症不典型,仅见前囟紧张;常表现出少动、拒乳、呕吐、黄疸、肌张力低下、呼吸不规则、易激惹、烦躁不安、嗜睡、双目凝视、脑性尖叫等,应特别注意。

4. 并发症

部分患儿在病程中可并发硬脑膜下积液、脑性低钠血症、脑室管膜炎、脑积水、癫痫等。

(三)实验室检查

1. 血常规检查

白细胞总数明显增高,可达$(20\sim40)\times10^9/L$,分类以中性粒细胞为主,可占 80% 以上,其中可见中毒颗粒;严重感染时,特别是新生儿化脑,白细胞总数也可减少;发生流感嗜血杆菌脑膜炎可迅速出现贫血。

2. 脑脊液常规检查

典型患儿的脑脊液外观混浊;压力增高;白细胞总数显著增加,多在 $1000\times10^6/L$ 以上,以中性粒细胞为主;糖、氯化物含量降低,蛋白质含量增加,多在 1.0 g/L 以上。

3. 病原学检查

(1)脑脊液病原学检查 脑脊液细菌涂片及培养是早期、快速确定致病菌最简便、可靠的方法,应争取在抗生素治疗之前,尽早采集脑脊液标本,常规检查同时必须做细菌培养,并加药敏试验以指导临床用药。

(2)血培养和局部病灶分泌物培养 血培养及咽、皮肤或新生儿脐炎分泌物培养等,对确定病原菌有参考价值。

4. 影像学检查

对于出现定位体征、治疗效果不理想、持续发热、头围增大或有显著颅内高压症等情况而疑有并发症的患儿,应尽快进行头颅 CT 或核磁共振检查,前囟门未闭者可行 B 超检查,可发现侧脑室扩大、硬脑膜下积液、脑室炎和脑水肿等。

（四）心理社会状况

各年龄期的患儿都会因来自疾病及医院的刺激而产生焦虑和恐惧,特别是意识清楚的年长儿得知自己脑内发生疾病,焦虑会更突出;家长面对病情危重的患儿及对患儿预后过分担心,常产生焦虑不安、沮丧等心理,对医护人员的言行和态度非常敏感,特别需要心理支持。

二、护理诊断

（1）体温过高　与细菌感染有关。

（2）潜在并发症　颅内高压症。

（3）营养失调:低于机体需要量　与摄入不足、机体消耗增多有关。

（4）有受伤的危险　与抽搐有关。

（5）恐惧（家长）　与预后不良有关。

三、护理目标

（1）患儿体温维持正常。

（2）患儿颅内压能维持正常。

（3）患儿的营养满足机体的需要。

（4）患儿不发生受伤。

（5）患儿家长能用正确的态度对待疾病,主动配合各项治疗和护理,恐惧感减轻。

四、护理措施

（一）维持体温正常

（1）绝对卧床休息,保持病室安静、空气新鲜,温、湿度适宜。鼓励患儿多饮水,必要时静脉补液。大量出汗后应及时更衣等,作好相应的皮肤护理。

（2）监测体温,注意观察热型及伴随症状。体温超过 38.5 ℃时,及时给予物理降温或药物降温,以减少大脑耗氧量,防止惊厥,并记录降温效果。

（二）建立静脉通路,遵医嘱给予抗生素

（1）用药原则　①选择有效的抗生素,即选择既对病原菌高度敏感,又容易通过血脑屏障,在脑脊液中达到有效浓度的抗生素;②抗生素应早期、联合、足量、足疗程、静脉给药;③联合用药时应注意药物之间的相互作用及药物的副作用。

（2）药物选择　①病原菌未明者:可选用氨苄青霉素或氯霉素,也可将氨苄青霉素与大剂量青霉素联合使用。有的病原菌对氨苄青霉素、青霉素耐药,而氯霉素副作用较大,目前主张选抗菌谱广、疗效好、对血脑屏障通透性较高的第三代头孢菌素类,如头孢曲松钠或头孢噻肟钠。②病原菌明确者:应参照细菌药敏试验结果选用抗生素。流感嗜血杆菌脑膜炎,首选氨苄青霉素或氯霉素,如不敏感改用第三代头孢菌素;肺炎链球菌脑膜炎,对青霉素敏感者可继续应用大剂量青霉素,如不敏感改用第三代头孢菌素;大肠杆菌性脑膜炎,对氨苄青霉素敏感者可继续应用,耐药者可换用头孢曲松钠、头孢噻肟钠或谨慎加用氨基糖苷类抗生素;金黄色葡萄球菌性脑膜炎,可选用头孢噻肟钠、头孢呋肟钠等,耐药者可谨慎选择万古霉素。

(3)抗生素的疗程　流感嗜血杆菌脑膜炎和肺炎链球菌脑膜炎疗程一般为 2～3 周;革兰氏阴性杆菌和金黄色葡萄球菌脑膜炎应达 3～4 周或以上。如出现并发症或耐药,要酌情更换抗生素或延长疗程。

(三)保证营养供应

根据患儿热量需要制订合理的饮食计划,给予高热量、高蛋白、高维生素、清淡、易消化的流质或半流质饮食。少量多餐,注意食物的调配。频繁呕吐不能进食者,静脉输液维持水、电解质平衡。

(四)加强护理,防止外伤

协助患儿洗漱、进食、大小便及做好个人卫生等日常生活护理,保持口腔清洁,呕吐后帮助患儿漱口,及时清除呕吐物,减少不良刺激。做好皮肤护理,及时清除大小便,保持臀部干燥,适当使用气垫等,预防压疮的发生。注意患儿安全,躁动不安或抽搐时防坠床、舌咬伤发生等。

(五)病情观察,防止并发症

(1)监测生命体征及神志变化　若患儿出现意识障碍、囟门饱满、瞳孔大小改变、躁动不安、频繁呕吐、肢体强直等惊厥先兆,提示有颅内压升高。若患儿呼吸不规则、瞳孔忽大忽小或两侧不等大、对光反应迟钝、血压升高,提示有脑疝及呼吸衰竭。若患儿在治疗中发热不退或退而复升,前囟饱满、颅缝裂开、呕吐不止、频繁惊厥,应考虑有并发症存在,如硬脑膜下积液、脑积水等。

(2)做好抢救药品及器械的准备　准备好氧气、脱水剂、呼吸兴奋剂、吸引器、人工呼吸机、硬脑膜下穿刺包及侧脑室引流包等。

(六)健康教育

(1)向患儿及家长介绍病情、用药原则、护理方法、疗效进展,使其主动配合治疗与护理。

(2)多关心爱护患儿,及时解除患儿的不适,减轻患儿与家长的焦虑,取得其信任。

(3)大力宣传卫生知识,积极锻炼身体,预防上呼吸道感染,按时预防接种,增强机体的免疫力,减少化脑的发生。

(4)对恢复期和有神经系统后遗症的患儿,应进行功能训练,指导家长根据不同情况给予相应护理。

五、护理评价

经过治疗和护理患儿是否达到:体温维持正常;颅内压维持正常;营养满足患儿机体的需要;不发生受伤;患儿家长能用正确的态度对待疾病,主动配合各项治疗和护理,恐惧感减轻。

案例讨论3-19

(1)每 4～6 人一组,在教师的引导下,学生对案例导入 3-19 进行分组讨论。

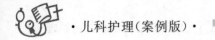

（2）每组学生写出案例讨论报告，交老师批阅。

（3）老师点评、归纳总结。

子任务三　病毒性脑炎、脑膜炎患儿的护理

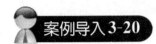
案例导入3-20

　　患儿，男，4岁，因发热、呕吐2天，皮疹、意识障碍伴抽搐半天而入院。入院前2天患儿不明原因出现轻咳、发热，体温达39～40 ℃，同时伴呕吐，呕吐为喷射性，与进食无关，在院外以上呼吸道感染给予肌内注射病毒唑，服用小儿感冒冲剂及退热药治疗，无好转。半天前患儿逐渐出现意识障碍，皮肤出现红色皮疹，迅速增多，并伴尿少。入院前2 h出现2次小抽搐。患儿家住农村，不规则预防接种，既往史无特殊。体格检查：T 35.2 ℃，P 144次/分，R 46次/分，BP 70/46 mmHg，体重18 kg，急性危重病容，浅昏迷，全身皮肤见较多大小不等的出血点及淤斑，部分融合成片，双侧瞳孔等圆等大，对光反应迟钝，口周微发绀，咽部充血，双肺听诊无异常，心率144次/分，心律齐，心音较弱，心脏听诊未闻及杂音，腹平软，无压痛，肝脾未触及，四肢冰冷，脉细速，颈项强直，克氏征阳性，布氏征阳性，双侧巴氏征阴性。脑脊液检查：压力250 mmH$_2$O，外观清亮，缓慢放出脑脊液4 mL，正准备送相关的检查。拟诊断为病毒性脑膜炎及脑炎。

　　问题：

　　（1）病毒性脑膜炎与化脓性脑膜炎在脑脊液检查特点上有何不同？

　　（2）如果你是责任护士，你如何对该患儿进行护理评估、确定护理诊断，并制订相应的护理措施？

　　病毒性脑炎是指由各种病毒感染引起的脑实质的炎症，如果同时累及脑膜则称为病毒性脑膜炎。本病是小儿常见的中枢神经系统感染性疾病，也是世界各国儿童神经系统感染和死亡的主要原因之一。病情轻重不一，轻者可自行缓解，危重者呈进行性过程，可导致后遗症及死亡。除少数病毒外，目前病毒性脑炎尚缺乏特效治疗。

一、护理评估

（一）健康史

1. 病原体

多种病毒均可引起脑炎，其中80%以上由肠道病毒（如柯萨奇病毒、埃可病毒、轮状病毒等）引起，其次为虫媒病毒（如流行性乙型脑炎病毒、蜱传播脑炎病毒等）、腺病毒、单纯疱疹病毒、腮腺炎病毒等。

2. 社区流行情况

不同病毒引起的脑炎有不同的流行病学特点。一般按其流行情况分为流行性和散发性两类：流行性脑炎多为虫媒病毒（如流行性乙型脑炎病毒）引起，主要发生在每年的7—9月，2～6岁小儿发病率最高，属于法定传染病；散发性脑炎为非虫媒病毒引起的，感染途径多种多样。一般经消化道、呼吸道或蚊虫叮咬经皮肤黏膜等部位侵入

人体后,在淋巴系统繁殖、通过血液循环感染各种脏器,在脏器中繁殖后的大量病毒则可进一步随血流进入神经系统,破坏神经组织。因此,大多患儿在病前1～3周有上呼吸道和(或)消化道、皮肤黏膜感染史,接触动物或被蚊虫叮咬史。

（二）身体状况

各种病毒引起的急性病毒性脑炎临床表现差异很大,这与病毒类型、致病的强度、神经系统受累的部位和患儿的免疫功能等都密切相关。

1. 病毒性脑炎

主要表现为发热、惊厥、意识障碍及颅内压增高症状。患儿病初表现为一般急性全身感染症候,如发热、头痛、咽炎、恶心、呕吐、腹痛等,婴儿则表现为尖叫。后随体温增高出现不同程度的意识障碍,轻者表现为表情淡漠、迟钝、嗜睡;重者可出现神志不清、谵妄、昏迷或精神障碍。颅内压增高表现为剧烈头痛、频繁呕吐、血压升高,婴儿表现为前囟饱满,局限性或全身性、阵发性或持续性抽搐,严重时出现脑疝危及生命。根据脑受损的部位不同,可以出现局限性神经系统体征,如瘫痪、失语、颅神经麻痹;有的患儿可表现为锥体外系的运动障碍,如舞蹈样动作、肌强直等。

2. 病毒性脑膜炎

大多起病较急,主要表现为发热、恶心、呕吐,年长儿可诉头痛,婴儿则表现为烦躁、易激惹。较少有意识障碍和惊厥,可有颈强直,但无局限性神经系统体征。

多数患儿病程在2周左右,一般预后良好,多数病例可以完全恢复。重症者病程可持续数周至数月,可导致患者死亡或留有癫痫、肢体瘫痪、听力障碍等不同程度的后遗症。

（三）实验室检查

（1）血常规检查　白细胞总数正常或偏低,伴有持续高热的病例白细胞总数可升高。

（2）脑脊液检查　多数患儿脑脊液压力增高,外观清亮,白细胞总数多在$(10～500)\times10^6/L$,早期以中性粒细胞为主,后期以淋巴细胞为主,蛋白质含量正常或轻度增高;糖、氯化物含量正常。涂片或培养均无细菌发现。

（3）病原学检查　疾病早期收集咽分泌物、脑脊液分泌物做病毒学检测,可确定致病病毒。

（4）血清学检查　双份血清特异性抗体滴度呈4倍增高,有诊断价值。

（5）脑电图　脑电图无特异性,多表现为弥漫性高幅慢波,或以某部位为主;有惊厥发作者可有棘波发放。脑电图的改变与病情一致,结合临床对诊断及预后的估计有一定的价值。

（6）影像学检查　疾病早期或轻症病例多无明显改变;后期可明确病变部位、病损程度和范围,以及有无并发症等。

（四）心理社会状况

各年龄期的患儿都会产生焦虑和恐惧,特别是意识清楚的年长儿得知自己脑内发生疾病,焦虑会更突出;家长面对病情危重的患儿过分担心预后,常产生焦虑不安、沮丧等心理,特别需要心理支持。

二、护理诊断

(1) 体温过高　与病毒感染有关。

(2) 营养失调:低于机体需要量　与摄入不足、机体消耗增多有关。

(3) 躯体移动障碍　与昏迷、瘫痪有关。

(4) 潜在并发症　颅内高压症。

(5) 恐惧(家长)　与预后不良有关。

三、护理目标

(1) 患儿体温维持在正常。

(2) 患儿营养满足机体的需要。

(3) 患儿肢体保持功能位,无窒息、外伤和肌肉萎缩。

(4) 患儿颅内压能维持正常。

(5) 患儿家长能用正确的态度对待疾病,主动配合各项治疗和护理,恐惧感减轻。

四、护理措施

(一)维持体温正常

(1) 绝对卧床休息,保持病室安静、空气新鲜,温、湿度适宜。鼓励患儿多饮水,必要时静脉补液。大量出汗后应及时更衣等,作好相应的皮肤护理。

(2) 监测体温,并注意观察热型及伴随症状。体温超过 38.5 ℃时,及时给予物理降温或药物降温,以减少大脑耗氧量,防止惊厥,并记录降温效果。

(3) 建立静脉通路,配合医生给予抗病毒治疗。一般可给予病毒唑、干扰素等,对疱疹病毒脑炎可用无环鸟苷,对巨细胞病毒脑炎可用更昔洛韦。

(二)保证营养供应

对昏迷或吞咽困难的患儿,尽早给予鼻饲,对频繁呕吐者,给予静脉营养,保证热量供给。

(三)促进脑功能恢复

保持安静,减少刺激,控制惊厥,减轻缺氧,必要时给予吸氧。遵医嘱给予促进脑细胞功能的药物,如能量合剂可营养脑组织。

(四)促进肢体功能恢复

卧床期间协助患儿洗漱、进食、大小便等日常生活护理;协助患儿翻身,做好皮肤护理,预防压疮;保持瘫痪肢体的功能,病情稳定后,及早督促患儿进行肢体被动或主动功能锻炼,活动时要循序渐进,加强保护措施,防止碰伤;在每次改变锻炼方式时予以指导、帮助和鼓励。

(五)病情观察、防止并发症

监测生命体征及神志变化,以便及早发现问题,及时处理。做好抢救药品及器械的准备,准备好氧气、脱水剂、呼吸兴奋剂、吸引器、人工呼吸机等。

（六）健康教育

（1）向患儿及家长介绍病情、用药原则、护理方法、疗效进展，使其主动配合治疗与护理。

（2）多关心爱护患儿，及时解除患儿的不适，减轻患儿与家长的焦虑，取得其信任。

（3）对恢复期和有神经系统后遗症的患儿，指导家长根据不同情况给予相应护理，以促进神经功能恢复，把脑损伤降到最低程度。

（4）宣教预防病毒性脑炎的方法，通过接种风疹、麻疹、流行性乙型脑炎等病毒减毒活疫苗，使这些病毒引起的脑炎发病率降低。对于虫媒病毒引起的脑炎还可通过积极消灭蚊虫，降低发病率。另外，养成良好的卫生习惯，管好水源、管好食物、管好粪便，把好病从口入关。

五、护理评价

经过治疗和护理患儿是否达到：体温维持在正常；营养满足机体的需要；肢体保持功能位，无窒息、外伤和肌肉萎缩；颅内压能维持正常；家长能用正确的态度对待疾病，主动配合各项治疗和护理，恐惧感减轻。

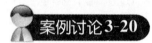

案例讨论3-20

（1）每4～6人一组，在教师的引导下，学生对案例导入3-20进行分组讨论。

（2）每组学生写出案例讨论报告，交老师批阅。

（3）老师点评、归纳总结。

任务九 结缔组织疾病与内分泌系统疾病患儿的护理

子任务一 风湿热患儿的护理

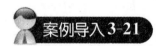

案例导入3-21

患儿，女，10岁，发热、头痛、乏力、双膝关节疼痛3天。患儿平素体健，无特殊不适。体检：T 38.2 ℃，P 96次/分，心尖部有轻微舒张期隆隆样杂音，不传导，两肺未闻及干、湿啰音，下肢无水肿。实验室检查：血沉50 mm/h，ASO＞500 U。X线检查：心脏呈梨形增大。食管钡餐检查：右前位见食管压迹加深。诊断为风湿热。

问题：

（1）该患儿具有风湿热的哪些主要表现？

（2）根据临床资料，请你列出该患儿现存的主要护理诊断，并制订相应的护理措施。

（3）该患儿出院时，应如何进行健康教育？

风湿热是与A组乙型溶血性链球菌感染密切相关的具有反复发作倾向的一种全

身结缔组织病,本病基本病变为炎症和具有特征性的"风湿小体",常侵犯心脏、关节、皮肤,也可累及神经和其他脏器。7~15岁学龄儿童发病较多见,多发于冬春阴雨潮湿季节。如治疗不彻底可形成慢性风湿性心瓣膜病。

一、护理评估

(一)健康史

本病与A组乙型溶血性链球菌感染密切相关,询问患儿发病前1~4周有无咽喉炎或扁桃体炎等上呼吸道感染的表现,如发热、咽喉疼痛、颌下淋巴结肿大、咳嗽等症状,既往有无心脏病或关节炎病史。

(二)身体状况

通常急性起病,心脏炎及舞蹈病初发时多呈缓慢过程。临床表现轻重取决于疾病侵犯的部位和程度。

(1)一般表现　发热,热型不规则,有面色苍白、食欲差、多汗、疲倦、腹痛等症状。

(2)主要表现　①心脏炎:本病最严重的表现,小儿年龄越小,心脏受累的机会越多,以心肌炎、心内膜炎多见,也可发生全心炎。心肌炎可有心动过速、心音减弱、心律失常等表现,心率增快与体温升高不成比例;心内膜炎主要侵犯二尖瓣,其次为主动脉瓣,反复多次发作可造成心瓣膜永久性瘢痕形成,导致风湿性心瓣膜病;有心包炎表现者多存在全心炎,临床表现为心前区疼痛、呼吸困难或端坐呼吸、心脏扩大、心音遥远等。②关节炎:年长儿多见,为游走性、多发性的大关节受损,局部有红、肿、热、痛和功能障碍,愈后不留畸形。③舞蹈病:女童多见,累及锥体外系,表现为四肢和面部肌肉为主的不自主、不协调、无目的的快速运动,兴奋或注意力集中时加剧,入睡后消失,病程呈自限性。④皮下结节:位于肘、腕、膝、踝等关节伸面的骨质隆起或肌腱附着处。为粟米至绿豆大小、活动无压痛的硬节,常在起病数周后出现,经2~4周自然消失。⑤环形红斑:位于躯干及四肢屈侧,呈环形或半环形,如钱币大小,淡红或暗红色,环内肤色正常,红斑出现迅速,多于数小时或1~2天内消失,反复出现,不留痕迹。

(三)实验室检查

(1)血常规检查　常见轻度贫血,周围血白细胞总数和中性粒细胞增多,伴核左移现象。

(2)风湿热活动性指标　血沉增快、C反应蛋白和黏蛋白增高,此为风湿活动的重要指标。

(3)抗链球菌抗体测定　抗链球菌溶血素"O"、抗链球菌激酶、抗透明质酸酶增高,是链球菌感染的证据。

(四)心理社会状况

评估家长有无焦虑,对该病的预后、疾病的护理方法、药物副作用、复发的预防等方面的认识程度。对年长儿还需注意评估有无因长期休学带来的担忧,由于舞蹈病引起的自卑等。

二、护理诊断

（1）心输出量减少　与心脏受损有关。

（2）疼痛　与关节受累有关。

（3）焦虑　与疾病的威胁有关。

（4）潜在并发症　心力衰竭、药物副作用。

（5）体温过高　与感染有关。

三、护理目标

（1）患儿生命体征平稳，心输出量正常。

（2）患儿疼痛减轻并能进行自理活动。

（3）患儿无并发症发生或发生时能被及时发现和处理。

（4）患儿与家长情绪稳定，积极配合治疗、护理。

（5）患儿体温恢复正常。

四、护理措施

（一）心脏炎的护理

（1）限制活动。急性期应卧床休息，无心脏炎者卧床休息2周；有心脏炎时轻者4周，重者6～12周，伴心力衰竭者待心功能恢复后再卧床3～4周。急性症状完全消失，血沉接近正常时方可逐渐下床活动。活动量应根据心率、心音、呼吸、有无疲劳而调节。一般恢复至正常活动量所需时间如下：无心脏受累者1个月，轻度心脏受累者2～3个月，严重心脏炎伴心力衰竭者6个月。

（2）饮食护理。给予易消化富有营养的食物，少量多餐，有心力衰竭者适当地限制盐和水，并保持大便通畅。

（3）做好患儿的一切生活护理。

（4）病情观察。注意患儿面色、呼吸、心率、心律及心音等表现，如有烦躁不安、面色苍白、多汗、气急等心力衰竭表现，应及时处理。

（二）关节炎的护理

保持舒适的体位，避免痛肢受压，移动肢体时动作轻柔并做好皮肤护理。

（三）发热的护理

密切监测体温，注意热型，高热时采用物理降温或药物降温。

（四）遵医嘱用药配合治疗，注意观察药物副反应

（1）抗风湿药以应用水杨酸盐（如阿司匹林）或肾上腺皮质激素（如泼尼松）为主。阿司匹林可引起胃肠道反应、肝功能损害和出血，强调饭后服用或同服氢氧化铝可减少对胃的刺激，加用维生素K防止出血。阿司匹林引起多汗时应及时更衣防受凉。泼尼松可引起满月脸、肥胖、消化道溃疡、肾上腺皮质功能不全、精神症状、血压增高、电解质紊乱、抑制免疫等，应密切观察。

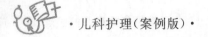
（2）心力衰竭患儿需用洋地黄治疗，同时配合吸氧、利尿、维持水和电解质平衡等治疗。心肌炎时患儿对洋地黄敏感且易出现中毒，洋地黄剂量，应为一般剂量的 1/3～1/2，注意有无恶心呕吐、心律不齐、心动过缓等副作用，并注意补钾。

（五）心理护理与健康教育

向患儿及家长讲解风湿热的有关知识与护理要点，耐心解释各项检查、治疗、护理措施的意义，争取患儿及家长的合作；及时解除患儿的各种不适感，增强其战胜疾病的信心；教会家长学会病情观察、预防感染和复发的各种措施。

此病第一次发病年龄愈小，复发率愈高，12 岁以后复发率明显减少，复发多发生在第一次发病后的 5 年内，故在 12 岁前初发 5 年内预防更为重要。合理安排患儿的生活，防止受凉、呼吸道感染；改善居住条件，避免寒冷、潮湿；及时、彻底地预防和治疗链球菌感染，对急性溶血性链球菌所引起的咽峡炎、扁桃体炎、淋巴结炎、中耳炎、上颌窦炎以及猩红热等应给以足量青霉素治疗；可在每年冬季及猩红热流行时应用长效青霉素或磺胺嘧啶。

五、护理评价

经过治疗和护理患儿是否达到：生命体征平稳，心输出量正常；疼痛减轻并能进行自理活动；无并发症发生或发生时能被及时发现和处理；患儿与家长情绪稳定，积极配合治疗和护理；体温恢复正常。

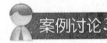
案例讨论3-21

（1）每 4～6 人一组，在教师的引导下，学生对案例导入 3-21 进行分组讨论。
（2）每组学生写出案例讨论报告，交老师批阅。
（3）老师点评、归纳总结。

子任务二 糖尿病患儿的护理

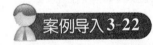
案例导入3-22

患儿，女，10 岁，近两周来常感口渴，且有明显的饥饿感，频频喝水，进食量较平日大增，但日渐消瘦，常自觉精神不振，疲乏无力。查体：精神欠佳，体重 26 kg（发病前 31 kg），心肺未闻及异常。实验室检查：非空腹血糖 14.8 mmol/L，连续三天查尿糖均阳性，空腹血糖均高于正常值。诊断为糖尿病。

问题：
（1）该患儿糖尿病最可能属哪种类型？
（2）根据临床资料，请你列出该患儿现存的主要护理诊断，并制订相应的护理措施。
（3）该患儿出院时，你如何进行健康教育？

糖尿病（diabetes mellitus，DM）是由于胰岛素绝对或相对不足而引起的糖、脂肪、蛋白质代谢紊乱,致使血糖升高、尿糖增加的一种全身慢性代谢性疾病。现已认同有3种主要类型的糖尿病:①1型糖尿病:胰岛素绝对缺乏,必须使用胰岛素治疗,故又称为胰岛素依赖型糖尿病(IDDM)。②2型糖尿病:以胰岛素抵抗为主伴胰岛素分泌不足,或以胰岛素分泌不足为主伴胰岛素抵抗,这类患者不依赖胰岛素,不常发生酮症酸中毒,称为非胰岛素依赖型糖尿病(NIDDM)。③其他类型糖尿病:包括继发于胰腺外分泌疾病的糖尿病。

儿童时期糖尿病是指15岁以前发生的糖尿病,儿童糖尿病绝大多数(98%)为1型,表现为多饮、多尿、多食和体重下降(即"三多一少")。其急性合并症糖尿病酮症酸中毒和慢性合并的血管病变导致器官损害均可危及生命。发病高峰在学龄前期和青春期。本任务重点学习1型糖尿病。

一、护理评估

(一)健康史

儿童糖尿病发生率与社会经济状态无明显相关性。多数患儿常因感染、饮食不当或情绪激惹诱发而起病。发病高峰为5~7岁和青春期。第一高峰与暴露于感染机会增多时期相对应,第二高峰与受性激素、青春期生长激素分泌增加诱发的青春期生长加速期相对应。这些激素的分泌与胰岛素相拮抗。

1型糖尿病发病与下列因素有关。

(1)遗传因素 目前已知遗传是1型糖尿病的发病因素之一。

(2)病毒感染 病毒感染在本病发病机制中起诱导作用。某些患儿发病前有明显的病毒感染史,如腮腺炎、风疹或柯萨奇病毒感染等,且儿童糖尿病在秋冬季节发病为多。

(3)免疫因素 抗体免疫功能的启动是导致胰岛B细胞破坏的直接原因,患者体内出现谷氨酸脱羧酶(GAD)抗体、胰岛素抗体(IAA)和胰岛细胞抗体、抗酪氨酸磷酸酶(IA2)等抗体,产生一些具有攻击胰岛B细胞作用的细胞因子,导致胰岛B细胞死亡,发生1型糖尿病。

(二)身体状况

多数患儿有多饮、多尿、多食和体重下降("三多一少")的典型症状。婴幼儿期发病者多饮、多尿症状常不易发现而很快发展成脱水及酮症酸中毒,学龄儿可发生夜间遗尿,部分患儿食欲正常或降低,消瘦,乏力,精神萎靡。

儿童时期糖尿病常并发酮症酸中毒、低血糖、感染。①酮症酸中毒:临床表现为不规则的深长呼吸、有酮体味,突然发生恶心、呕吐、厌食或腹痛、腿痛等症状,严重者出现神志改变。常易误诊为肺炎、败血症、急腹症或脑膜炎等。血生化检测显示血糖甚高,不同程度的酸中毒,血、尿酮体增高。②低血糖:使用胰岛素治疗的患者出现心悸、饥饿、颤抖、头晕或意识障碍甚至昏迷,考虑发生低血糖,抢救不及时可引起死亡。多由于使用胰岛素过量、未能在注射胰岛素后按时进餐或运动前未及时加餐。③感染:糖尿病患儿可发生任何感染,而感染又会造成病情迅速恶化,应及时诊断和治疗。

病程较久者、控制不良者有生长落后、肝脏肿大和智力落后。晚期可有白内障、视

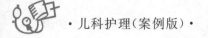

力障碍、视网膜病变和糖尿病肾病。

（三）实验室检查

1. 尿液检查

尿糖阳性，患儿伴有酮症酸中毒时，尿酮体阳性；肾脏发生继发性损害时，尿蛋白呈阳性。

2. 血液检查

（1）血糖测定：空腹血糖增高。按世界卫生组织（WHO）标准，空腹全血或血浆血糖浓度分别≥6.7 mmol/L（120 mg/dL）、≥7.8 mmol/L（140 mg/dL）；或患儿有"三多一少"症状、尿糖阳性时，随机血糖≥11.1 mmol/L（200 mg/dL）者即可诊断为糖尿病。

（2）血脂测定：血胆固醇、甘油三酯和游离脂肪酸明显增高。

（3）血气分析：血 pH<7.30，$[HCO_3^-]$<15 mmol/L 时，提示有代谢性酸中毒存在。

3. 口服葡萄糖糖耐量试验（OGTT）

仅适用于无明显临床症状，尿糖偶尔阳性而血糖正常或稍增高的患儿。

4. 糖化血红蛋白检测

明显高于正常值。

（四）心理社会状况

评估患儿及家长有无焦虑，对该病的预后、护理方法、药物副作用等方面的认识程度。

二、护理诊断

（1）营养失调：低于机体需要量　与胰岛素缺乏致体内代谢紊乱有关。

（2）有感染的危险　与蛋白质代谢紊乱、免疫功能低下有关。

（3）潜在并发症　酮症酸中毒、低血糖。

（4）知识缺乏　家长及患儿缺乏控制糖尿病的知识与技能。

三、护理目标

（1）患儿营养状况得到改善，多饮、多尿、多食症状缓解，血糖维持在正常水平。

（2）患儿无感染发生。

（3）患儿不发生各种并发症或能及时发现并处理并发症。

（4）患儿及家长掌握糖尿病有关知识与家庭护理技能。

四、护理措施

（一）饮食管理

饮食管理是糖尿病护理工作中的重要环节。饮食管理的原则是既要满足患儿生长发育及活动需要，又能保持血糖正常。根据患儿的年龄和平时饮食习惯制订每日总热量，再分配三餐的热量和食物成分。

（1）热量　每日总热量（kcal）＝1000＋年龄×（70～100）。年龄较小、较瘦的儿童选用较高热卡,年龄较大和较胖的儿童选用较低热卡。

(2)食物成分比例 食物能量分配为碳水化合物 50%～55%,蛋白质 15%～20%,脂肪 30%。蛋白质成分在 3 岁以下患儿应稍多,其中一半以上应为动物蛋白,碳水化合物最好以米饭为主,应避免蔗糖等精制糖,脂肪应以植物油为主。

(3)一日三餐能量分配 早餐 20%,上午点心 5%;午餐 30%,下午点心 5%;晚餐 30%,睡前点心为 10%。

(4)体重 每周测体重 1 次。

(二)适当运动

运动对糖尿病患儿有重要意义,运动使肌肉对胰岛素的敏感性增加,加速葡萄糖的利用,有利于血糖的控制。在病情控制后,原则上不限制运动,可根据年龄和体力安排运动的种类和强度。运动时间以进餐 1 h 后、2～3 h 内为宜,不宜空腹时运动。如运动后出现低血糖症状可加餐。

(三)预防感染

保持良好的卫生习惯,避免皮肤破损,坚持定期进行身体检查,特别是口腔、牙齿的检查。对遗尿的小儿夜间定时唤醒排尿,尿糖刺激会阴部可引起瘙痒,需及时清洗臀部,预防泌尿道感染。

(四)遵医嘱应用胰岛素配合治疗

(1)胰岛素剂型和种类 目前胰岛素制剂有正规胰岛素(RI)、中效的珠蛋白胰岛素(NPH)、长效的鱼精蛋白锌胰岛素(PZI)。其种类和作用时间见表 3-12。

表 3-12 胰岛素的种类和作用时间

胰岛素种类	开始作用时间/h	作用最强时间/h	作用最长时间/h
短效 RI	0.5	3～4	6～8
中效 NPH	1.5～2	4～12	18～24
长效 PZI	3～4	14～20	24～36

(2)应用方案 每次注射用中效的珠蛋白胰岛素(NPH)和正规胰岛素(RI)按 2∶1 或 3∶1 混合。尽量用同一型号的 1 mL 注射器,按先 RI 后 NPH 顺序抽取药液,混匀后注射。根据尿糖检查结果,每 2～3 天调整剂量 1 次,每次增减 2 U,直至尿糖不超过"＋＋"。

(3)注射部位 应有计划地选择上臂、大腿、腹部和臀部等不同部位按顺序轮换进行注射,注射点之间需间隔 1～2 cm,1 个月内不要在同一部位注射 2 次,以防皮肤组织萎缩硬化影响疗效。常用注射部位见图 3-11。

(4)注意事项 临床上特别要注意如下几点。①注射过程应严格遵守无菌操作,作皮下注射时切忌注入皮内,以免组织坏死。对少数有变态反应,注射处红痒或发生血管神经性水肿、荨麻疹的情况,一般不需停药,常可自行消退。对注射剩余的胰岛素必须存放于冰箱中。②对长期使用胰岛素治疗的患儿应注意胰岛素过量(Somogyi 现象)、胰岛素不足(清晨现象,dawn phenomenon)和胰岛素耐药等情况。Somogyi 现象是因长期使用胰岛素过量产生低血糖,在反调节激素作用下使血糖随即升高,导致清

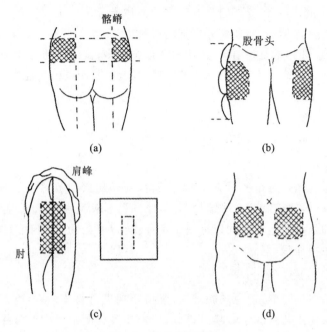

图 3-11　胰岛素注射部位

注:(a)臀部,适用于年长儿;(b)大腿,除臀部背面,可多鼓励注射此部位;

(c)前臂,注射部位应相隔 3 cm,每天更换;(d)下腹部。

晨血、尿糖异常升高;而清晨现象是晚间胰岛素用量不足所致。两者的治疗截然不同,前者应减少胰岛素用量,后者应加大晚间注射剂量或将 NPH 注射时间稍往后移即可。

(五)密切观察病情变化,发现并发症及时处理

(1)酮症酸中毒　①监测血气、电解质、血和尿中糖与酮体的变化;②迅速建立两条静脉通道,一条为纠正水、电解质及酸碱平衡紊乱用,另一条为输入小剂量胰岛素降低血糖用,遵医嘱采用微量输液泵执行输液方案;③控制感染,因酮症酸中毒常并发感染,应积极寻找病因,常规做血、尿培养,及时发现感染原,在急救的同时遵医嘱应用有效抗生素控制感染。

(2)低血糖　胰岛素用量过大或在注射胰岛素后作用最强的时间内,如没按时和定量进餐,或增加活动量后可引起低血糖。表现为饥饿感、心慌、手抖、软弱无力、多汗、脉速,严重者可有惊厥、昏迷、休克甚至死亡。一旦发生应立即平卧,进食糖水,必要时静脉注射 50%葡萄糖溶液。

(六)心理护理与健康教育

(1)详细介绍本病的相关知识,认识本病是终身性疾病。多与患儿及家长沟通,帮助他们树立信心,提供长期有效的心理支持。

(2)强调胰岛素治疗对患儿生存的重要性。向家长和患儿示教正确抽吸和注射胰岛素的方法,学会独立进行血糖和尿糖的监测、观察低血糖反应及处理方法,做好家庭记录。每天应常规测定血糖 4 次,每周测 1 次凌晨 2—3 时的血糖,使血糖控制在较理想的水平,减少微血管并发症。此外,每 3～4 个月测定糖化血红蛋白 1 次,每年测定尿微量蛋白 1~2 次,监测早期糖尿病肾病的发生。

（3）讲解饮食、运动疗法和预防感染的重要性。指导患儿日常生活管理,掌握饮食控制的方法,坚持有规律的生活、适当的锻炼,养成良好的卫生习惯,预防感染。

五、护理评价

经过治疗和护理患儿是否达到：营养状况得到改善,多饮、多尿、多食症状缓解,血糖维持正常水平；无感染发生；无并发症发生或能及时发现并处理并发症；患儿及家长掌握糖尿病有关知识与家庭护理技能。

 案例讨论3-22

（1）每 4~6 人一组,在教师的引导下,学生对案例导入 3-22 进行分组讨论。

（2）每组学生写出案例讨论报告,交老师批阅。

（3）老师点评、归纳总结。

项目四　传染病患儿的护理

学习目标

1. 熟悉传染过程产生的几种结局及传染病的基本特征、流行环节及影响流行的因素;掌握传染病的预防措施及一般护理内容。

2. 熟悉麻疹、水痘、流行性腮腺炎、猩红热、细菌性痢疾、结核等疾病的病原学特征、传播途径、典型临床表现及常见并发症。

3. 运用所学知识,能对麻疹、水痘、流行性腮腺炎、猩红热、细菌性痢疾、结核患儿进行护理评估,找出相关的护理问题,并实施有效的护理措施。

4. 运用所学知识,能在社区、学校、家庭进行卫生宣教,预防小儿常见传染病。

传染病是由病原微生物(如病毒、细菌、真菌、螺旋体、立克次体等)和寄生虫(如原虫和蠕虫)感染人体后产生的可造成传染和流行的疾病,属于感染性疾病范畴。小儿时期免疫功能不完善,传染病发病率较成人高。

┃任务一　传染病概述┃

一、传染过程

传染是病原体侵入机体后,病原体与机体之间相互作用、相互斗争的过程。传染过程可产生如下 5 种不同的结局。

（一）病原体被清除

病原体进入人体后,人体通过非特异性免疫或特异性免疫将病原体消灭或排出,不产生病理变化,不引起临床症状。

（二）隐性感染

隐性感染又称亚临床感染,是指病原体进入人体后,仅引起机体发生特异性免疫应答,不发生或只发生轻微组织损伤,临床上不出现任何症状、体征,只有免疫学检查才发现异常。隐性感染后可获得对该病的特异性免疫力。

（三）显性感染

显性感染又称临床感染,是指病原体侵入人体后,引起机体发生免疫应答,病原体本身的作用或机体的免疫反应导致组织损伤和病理改变,出现临床表现。显性感染后机体可获得特异性免疫力。

（四）病原携带状态

病原携带状态指病原体侵入人体后,在人体内生长繁殖并不断排出体外,人体不出现任何疾病状态的整个时期。病原携带者在乙型肝炎、伤寒、痢疾等传染病中成为重要的传染源。

（五）潜伏性感染

潜伏性感染指病原体侵入人体后寄生于机体某个部位,机体的免疫功能使病原体局限而不发病,但不能清除病原体,病原体潜伏在体内。

上述5种感染表现形式一般以隐性感染最常见,病原携带状态次之,显性感染最少。各种感染形式在一定条件下可以相互转化。

二、传染病的基本特征

传染病具有下列4个基本特征。

（一）有病原体

每一种传染病都由特异性的病原体引起,以细菌和病毒最常见。

（二）有传染性

这是传染病与其他感染性疾病最主要的区别。传染病患者具有传染性的时期称为传染期,每一种传染病有相对固定的传染期,是确定患者隔离期的依据之一。

（三）有流行性

在一定条件下,传染病在人群中广泛传播蔓延的特性称为流行性。按强度可分:①散发,指某传染病在某地近年来发病率的一般水平;②流行,指某传染病显著高于当地的一般发病率;③大流行,指某传染病在一定时间内迅速蔓延,波及范围广;④暴发,指某传染病病例发病时间的分布高度集中于一个短时间内。

（四）有感染后免疫性

人体感染病原体后,能产生针对病原体及其产物的特异性免疫。一般病毒性传染病(如麻疹、水痘、流行性乙型脑炎、流行性腮腺炎等)感染后免疫持续时间长,甚至可保持终身。细菌性、螺旋体及原虫性传染病(如细菌性痢疾、钩端螺旋体病、阿米巴病等)感染后免疫持续时间较短,仅为数月至数年。

三、传染病流行环节

（一）传染源

传染源是指病原体已在体内生长繁殖并能将其排出体外的人和动物,包括患者、隐性感染者、病原携带者、受感染的动物。

（二）传播途径

传播途径是指病原体离开传染源后到达另一个易感者所经历的途径。常见的有:

①呼吸道传播，通过空气、飞沫、尘埃进入呼吸道；②消化道传播，通过污染水、食物进入消化道；③日常生活接触传播，通过污染日常生活环境或用具等进入消化道或呼吸道；④虫媒传播，以吸血节肢动物（如蚊子、跳蚤、白蛉等）为中间宿主的传播；⑤血液传播，见于乙型肝炎、丙型肝炎、艾滋病等；⑥土壤传播，病原体的芽孢或幼虫污染土壤。

（三）人群易感性

对某一传染病缺乏特异性免疫力的人称为易感者。易感者占人群比例越多，人群易感性越高，该传染病越容易发生、传播和流行。

四、影响流行过程的因素

（一）自然因素

自然因素包括气候、地理、生态等条件，对流行过程的发生和发展有重要影响。

（二）社会因素

社会因素包括社会制度、经济和生活条件、文化水平等，对传染病流行过程有决定性的影响。我国建立了各级卫生防疫机构，颁布了《中华人民共和国传染病防治法》，制定了各项卫生管理法，执行计划免疫工作等，有效地控制了传染病的流行。

五、传染病预防

（一）管理传染源

1. 对患者管理

一旦发现传染病患者或疑似患者，立即隔离治疗，隔离期限依据传染病的传染期或化验结果而定，尽可能做到早发现、早诊断、早报告、早隔离、早治疗。

2. 对接触者管理

对接触者进行检疫，检疫期限自最后接触日至该病的最长潜伏期。

3. 对病原携带者管理

对病原携带者进行隔离治疗，随访观察。

4. 对动物传染源管理

根据动物所患疾病及其经济价值，给予隔离、治疗或杀灭。动物尸体应焚毁或深埋。

（二）切断传播途径

不同传染病的传播途径采取不同的措施，如：消化道传播主要采取管理饮食、管理粪便、保护水源、消灭苍蝇、饭前便后洗手、加强个人卫生等措施；呼吸道传播则要保持室内空气新鲜、加强通风、空气消毒、外出戴口罩及流行期间避免大型集会等；虫媒传播则以防虫、杀虫和驱虫措施为主。

（三）保护易感人群

（1）提高小儿非特异性免疫力　合理膳食，锻炼身体，培养良好的卫生、生活习惯，有助于提高人体的非特异性免疫力。

（2）增强小儿特异性免疫力　如预防接种。

（3）药物预防 在流行期间给易感者口服预防药物,对降低发病率和控制流行有一定作用。

六、传染病小儿的一般护理

（一）隔离传染病患者

将处于传染期间的传染病患者或病原携带者安置在指定的地方,使其与健康人和非传染患者分开,便于集中治疗和护理,以防止传染和扩散,称为隔离。隔离分 A 系统和 B 系统两类。A 系统是以类别特点分类的隔离方法,B 系统是以疾病分类的隔离方法。目前我国大多数医院实行 A 系统隔离法:①呼吸道隔离(蓝色标志),适用于经空气传播的呼吸道传染病;②消化道隔离(棕色标志),适用于消化道传染病;③严密隔离(黄色标志),适用于有高度传染性及致死性的传染病;④接触隔离(橙色标志),适用于预防有高度传染性及重要流行病学意义的感染;⑤血液(体液)隔离(红色标志),适用于因直接或间接接触感染的血液及体液引起的传染病;⑥分泌物隔离(绿色标志),防止因直接或间接接触感染部位的脓液或分泌物引起的感染;⑦结核杆菌隔离(灰色标志),用于肺结核痰涂片阳性者或 X 线检查为活动性肺结核者。

（二）传染病的消毒

用物理、化学、生物等方法消除或杀灭环境中的病原体称为消毒。

（1）消毒种类 包括预防性消毒与疫源地消毒。前者指未发现传染源,对可能受病原体污染的场所、物品和人体进行的消毒。后者指对目前存在或曾经存在传染源的地方进行消毒,可分为随时消毒和终末消毒。

（2）消毒方法 常用物理消毒法和化学消毒法。物理消毒是利用机械、热、光、电、微波、辐射等方法作用于病原体,将其消除或杀灭。化学消毒是应用化学消毒剂使病原体的蛋白质凝固变性或失去活性。常用的化学消毒剂有 2.5% 碘酊、戊二醛、过氧乙酸、乙醇、氧化剂、溴剂等。

（三）传染病护理内容

（1）严格执行消毒隔离制度 严格按各种消毒隔离规定进行各项护理操作,防止和控制传染病的传播。

（2）报告疫情 护理人员是传染病法定报告人之一。按照传染病报告制度,准确及时地向防疫部门报告,以便采取有效措施,防止传染病的播散。

（3）密切观察病情 急性传染病病情进展快,变化多,护理人员应仔细观察病情变化,正确作出护理诊断,采取有效护理措施,做好各种抢救的准备工作。

（4）心理护理 小儿生活自理能力差,护理人员应切实做好日常生活护理及对症护理。传染病患儿常需要单独隔离,易产生紧张、焦虑、恐惧、孤独心理,不良的心理反应不利于患儿的康复,护理人员应具有高度责任感和同情心,耐心劝导患儿安心休息,配合治疗,保持良好的情绪。

（5）健康教育 传染病的卫生宣教是护理的重要环节。宣传传染病预防的有关知识,指导小儿及家长配合医院的隔离消毒工作。

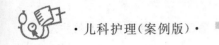

任务二　常见传染病患儿的护理

子任务一　麻疹患儿的护理

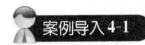案例导入 4-1

患儿，2岁。发热、流涕、咳嗽已3天，今晨发现前额及耳后有浅红色斑丘疹，眼结膜充血，口腔黏膜粗糙，声音嘶哑，精神萎靡，两肺呼吸音粗。诊断为麻疹。

问题：

(1) 麻疹黏膜斑的出现时间、外观特征及临床意义是什么？

(2) 你如何对麻疹患儿进行有效的护理？

(3) 你如何在社区、家庭进行卫生宣教，预防小儿麻疹？

麻疹是由麻疹病毒引起的急性出疹性呼吸道传染病，是儿童最常见的急性呼吸道传染病之一。以发热、流涕、眼结膜充血、口腔黏膜斑及全身皮肤斑丘疹为主要表现。本病传染性较强，显性感染结局多见，易并发肺炎，容易在小儿中引起流行，好发于6个月到5岁小儿，婴儿可经胎盘得到来自母体的特异性抗体，故半岁内很少发病。一年四季均可发病，以冬春季为流行高峰。病后免疫力持久，大多终生免疫。随着儿童基础免疫麻疹减毒活疫苗普遍接种，该病的流行已基本得到控制，但近年来麻疹的不典型病例，在大龄儿童仍然较多。

麻疹病毒属副黏液病毒，病毒存在于发病初期的血液、眼和鼻咽分泌物及大小便中。病毒在外界生活力弱，抵抗力低，不耐热，加热56 ℃ 30 min 即可灭活，在阳光和空气流通环境中，半小时失去活力，但在低温下能长期存活。人感染本病毒后体内可出现补体结合抗体、血凝抑制抗体和中和抗体，获得持久免疫。

一、护理评估

(一) 健康史

麻疹患者是唯一传染源，从潜伏期最后2日至出疹后7日均有传染性。如合并肺炎，传染期可延长至出疹后10天。在传染期患者口、鼻、咽、气管及眼部的分泌物，尿和血液中均排麻疹病毒。主要通过喷嚏、咳嗽和说话等由飞沫经呼吸道传播。亦可经污染的日常生活用品、玩具、衣服等接触传播。人群普遍易感，易感者与患者接触后95%以上可发病，病后可获得持久免疫力。

因此，应评估患儿家庭、亲戚、邻居、托幼机构等有无麻疹患者，患儿是否有与麻疹患者的接触史；患儿是否接种麻疹疫苗或接种是否成功；6个月以下小儿患病，应了解母亲是否接种过麻疹疫苗或患过麻疹。

(二) 身体状况

典型麻疹临床表现常可分为以下4期。

(1) 潜伏期 6～18 天,一般为 10～12 天,被动免疫者可延长至 3～4 周。

(2) 前驱期 也称为出疹前期,一般为 3～4 天。主要表现为发热、上呼吸道炎症和麻疹黏膜斑。多为中度以上发热,伴有头痛、流涕、咳嗽、喷嚏,与上呼吸道感染不易区别,但结膜充血、畏光流泪、眼睑水肿是本病特点。同时可伴有精神萎靡、腹痛、呕吐、腹泻等。出疹前 24～48 h 在与下磨牙相对应的颊黏膜上,可出现直径 0.5～1 mm 大小的白色的小点,周围有红晕,称麻疹黏膜斑(Koplik 斑)。黏膜斑出现 2～3 天后即可消失,对早期诊断有重要价值。

(3) 出疹期 一般 3～5 天。皮疹于发病 3～4 天后出现,从耳后发际开始,2～3 天渐波及面、颈、躯干、四肢及手心足底,遍及全身。皮疹初为淡红色的斑丘疹,直径 2～4 mm,散在分布,疹间皮肤正常,伴有痒感,出疹高峰时皮疹增加,融合成片,颜色加深呈暗红。严重时全身中毒症状加重,体温增高,可因高热引起谵妄、嗜睡,可伴有全身淋巴结、肝、脾肿大,咳嗽加剧,肺部可闻及湿啰音,X 线检查肺纹理增多。

(4) 恢复期 一般 3～5 天。皮疹出齐后按出疹顺序消退,同时有糠麸样脱屑及棕褐色色素沉着,1～2 周消退,若无并发症发生,体温下降,全身症状好转。

并发症:①支气管肺炎:最常见,麻疹病毒本身引起的肺炎临床表现不严重,如继发细菌性肺炎,病情较重。主要表现有高热、咳嗽、脓痰、气急、鼻翼扇动、口唇发绀、肺部啰音等,重者可发生呼吸衰竭、循环衰竭,甚至死亡。②喉炎:较常见,麻疹过程中有轻度喉炎,如继发细菌感染可发生严重喉炎及支气管炎,有声音嘶哑、犬吠样咳嗽、呼吸困难、缺氧等呼吸道梗阻表现。③心肌炎:多见于婴幼儿,主要表现为气急、烦躁不安、面色苍白、口唇发绀、四肢厥冷、脉搏细速、心音低钝等征象,皮疹不能透发或突然隐退。④脑炎:主要见于儿童,多发生于出疹后第 2～6 天。临床表现和脑脊液变化与其他病毒性脑炎相似,常有高热、头痛、呕吐、嗜睡、神志不清、惊厥、强直性瘫痪等。病死率较高,存活者留有神经系统后遗症。

(三) 实验室和其他检查

1. 血常规检查

白细胞总数初期可正常,出疹期减少,淋巴细胞增多。如白细胞数增加,尤其是中性粒细胞增加,提示继发细菌感染;如淋巴细胞严重减少,常提示预后不良。

2. 病原学检查

(1) 病毒分离 发热期取外周血、尿或鼻咽分泌物可分离出大量病毒。

(2) 病毒抗原和基因检测 取鼻咽分泌物、尿脱落细胞、白细胞等,用免疫荧光或免疫酶法检测病毒抗原;用分子杂交法或聚合酶链反应(PCR)检测特异性病毒基因片断可早期快速诊断。

(3) 特异性抗体测定 急性期和恢复期双份血清中相应抗体滴度呈 4 倍增高有诊断意义。

(四) 心理社会状况

由于需隔离治疗,活动受限,患儿可产生较大的心理压力;因缺乏相关知识、担心疾病对孩子生命的影响,家长会产生焦虑、怨恨或自责等心理反应;对传染病,社会公众可有不同程度的恐惧心理,对待患儿及其家长表现为躲避和怜悯,给患儿及家长也

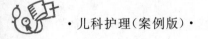
可造成较大心理压力。

二、护理诊断

（1）体温过高　与病毒血症、继发感染有关。

（2）皮肤完整性受损　与麻疹病毒感染有关。

（3）营养失调：低于机体需要量　与消化吸收功能下降、高热消耗增多有关。

（4）有传播感染的危险　与患儿分泌物排出麻疹病毒有关。

（5）潜在并发症　肺炎、喉炎、脑炎、心肌炎。

三、护理目标

（1）维持体温在正常范围。

（2）营养摄入量达到正常需要量。

（3）皮肤黏膜完整性恢复正常。

（4）不引起他人患病，未造成环境污染。

（5）不发生并发症或能及时发现、处理并发症。

四、护理措施

（一）维持正常体温

绝对卧床休息至皮疹消退，体温正常。保持室内空气新鲜，室温 18～22 ℃，湿度 50%～60%。监测体温，高热时可予以物理降温，如减少盖被、温水擦浴，慎用退热剂，忌用乙醇擦浴、冷敷，以免影响出疹，导致并发症。

（二）保持皮肤黏膜的完整性

（1）皮肤护理　保持床单整洁干燥，清洁皮肤，每日用温水擦浴，腹泻患儿注意臀部清洁，勤剪指甲，防止抓伤皮肤继发感染。

（2）五官护理　常用生理盐水清洗双眼，滴抗生素眼药水或涂眼膏，服用维生素 A 预防干眼病。防止呕吐物或泪水流入外耳道发生中耳炎。加强口腔护理，多喂开水，可用生理盐水含漱。

（三）保证营养的供给

发热期给予清淡易消化的流质饮食，如豆浆、牛奶、稀粥、蒸蛋等，无需忌口，少量多餐，以增进食欲，利于消化。多喂开水及热汤，有利于退热、排毒、透疹。恢复期给予高蛋白、高维生素（特别是维生素 A）的食物。

（四）密切观察病情

出疹期如出疹不畅、疹色暗紫、持续高热、咳嗽加剧、发绀、呼吸困难、肺部啰音增多，提示并发肺炎；患儿出现频咳、声嘶、吸气性呼吸困难、犬吠样咳嗽、三凹征，提示并发喉炎；出现嗜睡、惊厥、昏迷为脑炎表现。出现上述并发症及时联系医生处理。

（五）预防感染的传播

（1）隔离　隔离患儿至出疹后 5 天，合并肺炎者延长至 10 天。接触麻疹的易感者须检疫观察 3 周,接受过被动免疫的患儿可延至 4 周。

（2）切断传播途径　患儿住过的房间要通风换气,保持空气新鲜,必要时用紫外线照射进行空气消毒;患儿的衣物在阳光下曝晒或用肥皂水清洗;医务人员接触患儿前后应洗手、更换隔离衣或在空气流动处停留半小时。

（六）健康教育

（1）向家长介绍麻疹流行特点、病程、隔离时间、早期症状、并发症和预后,让他们有充分的心理准备,积极配合治疗和护理。指导家长做好消毒隔离、皮肤护理以及病情观察等。

（2）向家长讲解疾病的预防知识。接种麻疹减毒活疫苗是保护易感人群预防麻疹的最好办法。按我国规定的儿童免疫程序,初种最佳年龄为 8～15 个月。鉴于疫苗的免疫期不长,复种应在初种后 4～6 年当儿童进幼儿园或小学时进行。年幼体弱者接触麻疹患者后可采用被动免疫以预防发病或减轻症状。接触麻疹患者后 5 天内立即肌内注射免疫球蛋白 0.25 mL/kg,可预防麻疹;6～9 天注射者,仅能减轻症状。被动免疫有效期常为 3～8 周。

五、护理评价

经过治疗和护理患儿是否达到:维持体温在正常范围;营养摄入满足正常需要量;皮肤黏膜完整性恢复正常;不引起他人患病,未造成环境污染;未发生并发症或能及时发现、处理并发症。

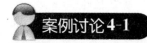

（1）每 4～6 人一组,在教师的引导下,学生对案例导入 4-1 进行分组讨论。
（2）每组学生写出案例讨论报告,交老师批阅。
（3）老师点评、归纳总结。

子任务二　水痘患儿的护理

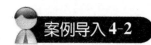

患儿,女,6 岁,发热 1 天后出现皮疹,躯干多,四肢少,为红色斑丘疹,数小时后变成小水疱,痒感重,部分结痂。拟诊断为水痘。

问题:

（1）根据临床资料,请你列出该患儿现存的主要护理诊断,并制订相应的护理措施。

（2）你如何在社区、家庭进行卫生宣教,预防小儿水痘?

水痘是由水痘-带状疱疹病毒引起的急性传染病。以皮肤黏膜分批出现的斑疹、丘疹、疱疹和结痂,而全身症状轻微为特征。是一种传染性极强的儿童期出疹性传染病,感染后一般可获得持久免疫,但可发生带状疱疹。一年四季均可发病,以冬春季多见。多为散发,在小学、幼儿园亦可引起流行,城市每2~3年可发生周期性流行。

水痘-带状疱疹病毒属疱疹病毒科,为双链的DNA病毒。在外界环境中生存能力弱,不耐高温,不耐酸,对乙醚敏感,不能在痂皮中存活。

水痘-带状疱疹病毒经口、鼻侵入人体,在呼吸道黏膜细胞中繁殖,然后产生病毒血症,引起疱疹。水痘分批出现与病毒间歇性播散有关。疱疹只限于表皮的棘状细胞层,愈后不留瘢痕,黏膜病变与皮疹类似。

一、护理评估

(一)健康史

水痘患者是唯一传染源,传染性强,从发病1~2天至疱疹结痂时均有传染性。主要通过喷嚏、咳嗽和说话等由飞沫经呼吸道传播。亦可经污染的日常生活用品、玩具、衣服等接触传播。孕妇患水痘可通过胎盘传给胎儿。人群普遍易感,易感者与患者接触后,95%以上可发病,病后可获得持久免疫力。儿童发病率高,生后6个月内婴儿可从胎盘获得来自母体的特异性抗体,故半岁内很少发病。

因此,应了解患儿与水痘患者接触史和预防接种史;新生患儿应了解母亲孕期与水痘患者的接触史。

(二)身体状况

1. 典型水痘

潜伏期为7~21日,平均14天。婴幼儿无前驱期症状,年长儿可有低热、头痛、乏力、食欲不振、咽痛等上呼吸道感染症状。起病后数小时或1~2天出疹。首先见于头皮、面部或躯干,后至肩、四肢,呈向心性分布;皮疹起初多为红色斑疹,然后按斑疹、丘疹、疱疹、结痂的顺序演变。疱疹呈椭圆形水滴样,3~5 mm大小,周围有红晕,24 h内水疱的疱液由清亮变为混浊,疱壁薄易破,瘙痒感重,疱疹2~3天后在中心出现脐凹,迅速结痂,痂盖脱落后多不留瘢痕。水痘出疹的特点是连续分批出现,故在同一部位可有不同形态的皮疹。部分患儿疱疹可发生于口腔、咽喉、结膜和阴道黏膜。水痘为自限性疾病,一般10天左右自愈。

2. 重症水痘

多见于免疫缺陷儿和新生儿。表现为高热,疱疹密布全身,发生出血性皮疹或大疱型疱疹,常伴血小板减少,皮肤黏膜出现淤点和淤斑,病死率高。

3. 并发症

(1)感染 最为常见,皮疹继发感染可形成丹毒、蜂窝织炎、败血症等。

(2)水痘肺炎 发生率约4%,多见于免疫缺陷和新生儿患水痘时,发生在患病后1~5天,有高热、咳嗽、胸闷、气促、发绀、胸痛,有时有咯血,但肺部体征较少。可持续1~2周,严重者因急性呼吸衰竭、肺水肿于24~48 h死亡。

(3)水痘脑炎 发生率在1‰以下,多发生在出疹后3~8天。临床表现与其他病毒性脑炎相似,病死率较高,少数可留有偏瘫等后遗症。

(4)其他 可发生周围神经炎、肾炎、肝炎、心肌炎、关节炎等。

（三）实验室和其他检查

周围血白细胞正常或偏低,如升高表明可能有继发细菌感染;疱疹刮片,可见多核巨细胞和核内包涵体,可供快速诊断;血清免疫学检查抗体也有助于诊断。

（四）心理社会状况

由于需隔离治疗,活动受限,患儿可产生较大的心理压力;家长因缺乏相关知识、担心疾病对患儿生命的影响,会产生焦虑、怨恨或自责等心理反应;对传染病,社会公众可有不同程度的恐惧心理,对待患儿及其家长表现为躲避和怜悯,给患儿及家长也可造成较大心理压力。

二、护理诊断

(1) 皮肤完整性受损　与水痘-带状疱疹病毒、继发细菌感染有关。
(2) 有传播感染的危险　与呼吸道及疱疹液排出病毒有关。
(3) 潜在并发症　蜂窝织炎、肺炎、脑炎。

三、护理目标

(1) 皮疹愈合,皮肤恢复完整。
(2) 不发生感染的传播。
(3) 不发生并发症或能及时发现、处理并发症。

四、护理措施

（一）恢复皮肤的完整性

室温适宜,衣被不宜过厚,勤换内衣,保持皮肤清洁,防止继发感染。剪短指甲,婴幼儿可戴并指手套,以免抓伤皮肤,继发细菌感染或留下瘢痕。皮肤瘙痒时,设法分散其注意力,或用温水洗浴,局部涂 0.25% 冰片炉甘石洗剂或 5% 碳酸氢钠溶液,亦可遵医嘱口服抗组织胺药物。疱疹破溃、继发细菌感染者局部用抗生素软膏,或遵医嘱给抗生素口服控制感染。

（二）用药护理

发热者忌用阿司匹林片,以防诱发 Reye 综合征。避免使用肾上腺皮质激素,如应用激素(包括激素软膏)治疗其他疾病的患儿,一旦接触了水痘患者,应 72 h 内注射大剂量丙种球蛋白或水痘-带状疱疹免疫球蛋白,可起到预防作用或减轻病情。如已发生水痘,肾上腺皮质激素类药物应争取在短期内减量,逐渐停药。

（三）预防感染的传播

隔离患者至疱疹结痂或出疹后 7 天。患儿住过的房间要经常通风换气,保持空气新鲜,必要时用紫外线照射进行空气消毒;患儿的衣物在阳光下曝晒或肥皂水清洗;正确处理患儿的分泌物和排泄物;医务人员接触患儿前后应洗手、更换隔离衣或在空气流动处停留半小时。

（四）病情观察

监测体温，注意观察精神、食欲及有无咳嗽、呕吐等，及早发现并发症，并予以相应的治疗及护理。

（五）健康教育

（1）宣传控制传染源的知识　早发现、早隔离、早治疗。隔离患儿至疱疹结痂或出疹后7天。托幼机构中若发现水痘患儿需检疫观察3周。流行季节集体机构要加强晨检，及时发现患者，做好疫情报告。

（2）指导切断传播途径的方法　水痘流行季节，易感儿尽量少去公共场所或探亲访友，托幼机构宜采用紫外线进行空气消毒。患者住过的房间要通风换气，保持空气新鲜，用紫外线照射进行空气消毒；患者的衣物在阳光下曝晒或肥皂水清洗。

（3）保护易感人群　体弱、应用大剂量激素、免疫缺陷者及孕妇在分娩前5天或新生儿生后2天接触水痘患者，在接触后72 h内给予水痘-带状疱疹免疫球蛋白（VZIG），可起到预防或减轻症状的作用。目前国内开始使用水痘-带状疱疹病毒减毒活疫苗，效果满意。

五、护理评价

经过治疗和护理患儿是否达到：皮疹愈合，皮肤恢复完整；未发生感染的传播；未发生并发症或能及时发现、处理并发症。

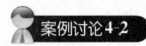

（1）每4～6人一组，在教师的引导下，学生对案例导入4-2进行分组讨论。

（2）每组学生写出案例讨论报告，交老师批阅。

（3）老师点评、归纳总结。

子任务三　流行性腮腺炎患儿的护理

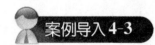

8岁小学生，因发热伴左耳下肿痛2天就诊。体检：体温38.6 ℃，神清，左侧腮腺肿大，边界不清，有弹性感及轻压痛，心、肺无异常。诊断为流行性腮腺炎。

问题：

（1）为防止传染给其他同学，请问该患儿应隔离至何时才可恢复上学？

（2）根据临床资料，请你列出该患儿现存的主要护理诊断，并制订相应的护理措施。

（3）你如何在社区、家庭进行健康教育，预防流行性腮腺炎？

流行性腮腺炎是由腮腺炎病毒引起的急性呼吸道传染病，临床上以腮腺非化脓性肿大、疼痛为特征。好发于儿童及青少年，一年四季均可发病，以冬春季多见。

腮腺炎病毒属副黏液病毒科,是单链的 RNA 病毒。该病毒仅有一个血清型,有两种抗原:V 抗原(病毒抗原)和 S 抗原(可溶性抗原),感染后可出现相应抗体即 V 抗体和 S 抗体。该病毒对外界抵抗力弱,一般室温 2～3 天即可失去传染性,紫外线照射可迅速灭活,加热 55～60 ℃ 20 min、甲醛溶液或乙醇 2～3 min 即能灭活。

一、护理评估

(一)健康史

早期患者和隐性感染者为传染源,腮腺肿大前 1 天至肿大后 9 天均具传染性。主要通过喷嚏、咳嗽和说话等由飞沫经呼吸道传播,亦可经污染的日常生活用品、玩具、衣服等接触传播。人群对本病普遍易感,以学龄儿童为主,感染后可获持久的免疫力。

因此,应评估患儿有无腮腺炎患者接触史,或是否接触过腮腺炎患儿的食具或玩具;若患儿出生时有明显腮腺炎症状或在新生儿期发病,应评估孕母在分娩前 1 周是否患流行性腮腺炎。

(二)身体状况

潜伏期为 14～25 天,平均 18 天。

前驱期很短,数小时至 2 天,症状较轻。部分患儿有发热、头痛、乏力、纳差等前驱症状。发病 1～2 天后腮腺逐渐肿大,常一侧腮腺先肿大,2～4 天后累及对侧,或双侧同时肿大。肿大的腮腺以耳垂为中心,向前、后、下发展,局部不红,与周围组织界限不清,轻度压痛,同时伴有周围组织疼痛,张口、咀嚼,特别是进食酸性食物时胀痛加剧。腮腺管口早期可红肿,挤压腮腺无脓液流出。颌下腺、舌下腺、颈淋巴结可同时受累。腮腺肿大于 2～3 天达高峰,持续 4～5 天后逐渐消退。

本病常有脑炎和脑膜脑炎、睾丸炎和卵巢炎、急性胰腺炎等并发症。①脑炎和脑膜脑炎:一般腮腺肿大后 3～10 天发生,少数先于腮腺肿大,表现为持续发热、剧烈头痛、呕吐、嗜睡、烦躁、颈项强直,少见惊厥和昏迷。有时出现颅神经损伤和小脑共济失调等。脑脊液呈无菌性脑膜炎改变。一般无后遗症,少数遗留耳聋和阻塞性脑积水。②睾丸炎和卵巢炎:10 岁以上男孩 20%～35% 发生睾丸炎,多为单侧,多发生于腮腺肿大后 1 周左右,突然高热、寒战、下腹痛,睾丸肿痛、变硬,常合并附睾炎、鞘膜积液和阴囊水肿。约 7% 的青春期后女孩可并发卵巢炎,出现下腹疼痛及压痛。③急性胰腺炎:常见轻度或亚临床型胰腺受累,严重胰腺炎少见,多与腮腺炎同时发生。常突起上腹疼痛,伴局部压痛和肌紧张,体温升高伴寒战、反复呕吐、腹胀、腹泻或便秘。B 超检查显示胰腺肿大。血淀粉酶显著增高,脂肪酶也增高。

(三)实验室及其他检查

(1)血常规检查　外周血白细胞数正常或稍增高,淋巴细胞相对增多。

(2)血清和尿淀粉酶检测　病程早期血清和尿液淀粉酶轻至中度增高,并发胰腺炎者显著增高,脂肪酶也增高。

(3)血清学检查　补体结合试验检测 S 抗体及 V 抗体。S 抗体出现早而消失快,V 抗体出现较迟,有保护作用,S 与 V 比例高者提示急性感染,或取早期、恢复期双份血清检测 V 抗体效价上升 4 倍以上有诊断价值。

(4)病毒分离　患者唾液、脑脊液、尿或血中可分离出病毒。

（四）心理社会状况

由于本病需隔离治疗,患儿活动受限,不能上学与同伴玩耍,可产生孤立感而出现焦虑;家长因缺乏相关知识、担心疾病对孩子生命的影响,会产生焦虑、怨恨或自责等心理反应;对传染病,社会公众可有不同程度的恐惧心理,对待患儿及其家长表现为躲避和怜悯,给患儿及家长也可造成较大心理压力。

二、护理诊断

(1)疼痛　与腮腺非化脓性炎症有关。

(2)体温过高　与病毒感染有关。

(3)潜在并发症　脑炎、睾丸炎、胰腺炎。

(4)有传播感染的危险　与呼吸道排出病毒有关。

三、护理目标

(1)疼痛减轻或消失。

(2)体温恢复正常。

(3)不发生感染的传播。

(4)不发生并发症或能及时发现、处理并发症。

四、护理措施

（一）减轻疼痛

(1)患儿因张口及咀嚼食物使局部疼痛加重,应给予富有营养、易消化的流质或半流质饮食,忌食酸、辣、硬、干燥的食物,以免引起唾液分泌增多,肿痛加剧。

(2)采用局部冷敷收缩血管,减轻炎症充血程度及疼痛。用茶水或食醋调中药如意金黄散或青黛散敷于患处,保持药物湿润,以发挥药效。采用氦氖激光局部照射可减轻局部症状。

(3)保持口腔清洁,用温盐水漱口或多饮水,以预防继发感染。

（二）降温

保持室内空气新鲜,监测体温,根据情况选择适合的降温方法,如头部冷敷、温水浴或服用适量退热剂等。

（三）观察病情变化

注意观察脑膜脑炎、睾丸炎、急性胰腺炎等并发症的临床征象。并发睾丸炎时用丁字带托起阴囊或局部冰袋冷敷止痛。

（四）预防感染传播

患儿居室要通风换气,保持空气新鲜,必要时用紫外线照射进行空气消毒;对患儿采取呼吸道隔离至腮腺肿大完全消退为止,对患儿呼吸道分泌物及其污染物应消毒处理。

（五）健康教育

（1）无并发症的患儿一般在家中治疗,指导家长做好隔离、饮食、用药的护理;做好患儿和家长的心理护理,介绍减轻患儿疼痛的方法,使其配合治疗护理。

（2）宣传预防腮腺炎的相关知识与方法。

早发现、早隔离、早治疗,在流行期间应加强托幼机构的晨检,接触者检疫 3 周;患儿住过的房间要经常通风换气,保持空气新鲜,必要时用紫外线照射进行空气消毒,患儿的衣物在阳光下曝晒或肥皂水清洗;腮腺炎流行季节,易感儿尽量少去公共场所或探亲访友;主动免疫可给予腮腺炎减毒活疫苗或腮腺炎-麻疹-风疹三联疫苗,保护作用良好,96％可产生抗体。

五、护理评价

经过治疗和护理患儿是否达到:疼痛减轻或消失;体温恢复正常;未发生感染的传播;未发生并发症或能及时发现、处理并发症。

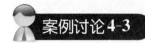

案例讨论4-3

（1）每 4～6 人一组,在教师的引导下,学生对案例导入 4-3 进行分组讨论。

（2）每组学生写出案例讨论报告,交老师批阅。

（3）老师点评、归纳总结。

子任务四 猩红热患儿的护理

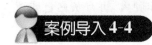

案例导入4-4

患儿,男,2 岁 8 个月,因发热 3 天伴全身出疹 2 天入院。体检:T 39.0 ℃,R 28次/分,HR 120 次/分,全身散在红斑疹,压之褪色,疹间无正常皮肤,口周有苍白圈,舌面光滑呈肉红色,浅表破裂,乳头隆起,呈"杨梅舌"。双肺呼吸音较粗,未闻及明显干、湿啰音,心音较钝,节律正常,腹软,肝右肋下 2.5 cm,脾脏未及,肠鸣音正常,生理反射存在,病理反射未引出。

问题:

（1）猩红热、水痘、麻疹均为出疹性传染病,其皮疹各有何特点?

（2）根据临床资料,请你列出该患儿现存的主要护理诊断,并制订相应的护理措施。

（3）你如何在社区、家庭进行健康教育,预防猩红热?

猩红热是由 A 组乙型溶血性链球菌感染引起的急性呼吸道传染病。其临床特征为发热、咽峡炎、草莓舌、全身弥漫性鲜红色皮疹和疹退后明显的脱屑。以 3～7 岁小儿多见,四季皆可发病,以春季多见。

引起猩红热的病原菌是 A 组乙型溶血性链球菌。细菌呈球形,排列成链状,直径0.6～1.0 μm,革兰氏染色阳性,有荚膜,不运动,不形成芽孢,过氧化氢酶阴性。A 组乙型溶血性链球菌在痰及脓液中可生存数周，加热 56 ℃ 30 min 或一般消毒剂均可将其杀灭。

链球菌进入人体后，主要产生 3 种病变：①感染性病变：细菌自呼吸道侵入可引起炎症如咽炎、化脓性扁桃体炎、鼻窦炎、中耳炎、乳突炎、颈淋巴结炎、蜂窝织炎等，少数重症患者可出现败血症和迁徙性化脓病灶。②中毒性病变：链球菌产生的红疹毒素经咽部血管进入血液循环后，引起全身中毒症状及典型的猩红热样皮疹。③变态反应性病变：发生于个别病例，多见于病程第 2～3 周时，主要引起心、肾及关节的变态反应性病变。

一、护理评估

（一）健康史

患者及带菌者为传染源，自发病前 24 h 至疾病高峰传染性最强。主要通过空气飞沫直接传播，也可由食物、玩具、衣服等物品间接传播。因此，应评估患儿有无猩红热患者接触史，或是否接触过猩红热患儿的食具或玩具等。

（二）身体状况

潜伏期为 2～12 天，多数为 2～5 天。

1. 发热

大多数患儿有发热，多为持续性，可高可低，伴有头痛、食欲低下和全身不适等。热度的高低和持续时间与皮疹的轻重和变化一致，一般发热持续 1 周。

2. 咽峡炎

咽部初感干燥，继而疼痛，吞咽时加重。咽部充血、扁桃体肿大，可有灰白色或黄白色点片状脓性渗出物，易于抹去。

3. 皮疹

皮疹为猩红热最重要的症状之一。一般在皮疹出现前，先可见有黏膜内疹，表现在软腭黏膜充血，轻度肿胀的基础上，有小米粒状红疹或出血点。多数皮疹在起病第 2 日出现，始于耳后、颈部及上胸部，迅速波及全身。典型皮疹表现为针尖大小、密集而均匀的点状充血性皮疹，压之褪色，去压后红色小点即出现，随之融合成一片红色，绝大多数患儿皮疹呈全身分布。疹间无正常皮肤，常有瘙痒感。腋窝、肘窝、腹股沟处皮疹密集并常伴有皮下出血形成紫红色线状，称为"线状疹"或"帕氏线"。颈部、躯干、皮肤皱褶处及两大腿内侧皮疹最显著，四肢远端稀少。面部充血潮红，可有少量点疹，口鼻周围充血不明显，显得苍白，形成所谓"口周苍白圈"。皮疹多于 48 h 后达到高峰，然后依出疹先后的顺序消退，2～4 天可完全消失。重症者可持续 1 周，甚至更久。颈、躯干部位常为糠屑样，四肢特别是手掌、足底常为大片状，有时甚至呈手套、袜套状。发疹同时，可出现舌被覆白苔，乳头红肿，突出于白苔之外，以舌尖及边缘处为显著，称为"草莓舌"，3～4 天白苔开始脱落，舌面光滑呈肉红色，可有浅表破裂，乳头仍然隆起，称为"杨梅舌"。

4. 并发症

变态反应性疾病，如急性肾小球肾炎、风湿热等。

（三）实验室检查

白细胞总数增高，中性粒细胞占 80％以上；取咽拭子或其他病灶分泌物培养，可检测到溶血性链球菌。

（四）心理社会状况

由于本病需隔离治疗，患儿活动受限，不能上学与同伴玩耍，可产生孤立感而出现焦虑；家长因缺乏相关知识，会产生焦虑、怨恨或自责等心理反应；对传染病，社会公众可有不同程度的恐惧心理，对待患儿及其家长表现为躲避和怜悯，给患儿及家长也可造成较大心理压力。

二、护理诊断

（1）体温过高　与感染、毒血症有关。
（2）皮肤完整性受损　与细菌产生的毒素有关。
（3）潜在并发症　急性肾小球肾炎、风湿热。
（4）有传播感染的危险　与呼吸道排出毒力强的细菌有关。

三、护理目标

（1）患儿体温恢复正常。
（2）患儿皮肤黏膜恢复完整。
（3）患儿不发生急性肾小球肾炎、风湿热等并发症。
（4）不发生感染的传播。

四、护理措施

（一）发热的护理

保持室内空气新鲜，监测体温，根据情况选择适合的降温方法，如头部冷敷、温水浴、服用适量退热剂等，忌用冷水或乙醇擦浴。多饮水，给予营养丰富、富含维生素且易消化吸收的流质、半流质食物。

（二）遵医嘱及早使用青霉素治疗

青霉素是首选药物，对青霉素过敏或耐药者，可用红霉素或头孢菌素治疗。

（三）皮肤黏膜护理

保持口腔清洁，用淡盐水漱口，避免辛辣、干硬的食物。勤换内衣，温水洗浴。蜕皮时可涂凡士林或液体石蜡，有大片蜕皮时嘱患儿不要用手强行撕脱，需用消毒剪刀剪掉，以防感染。

（四）观察病情

密切观察尿量、尿色变化，警惕急性肾炎发生；观察患儿有无关节肿痛等风湿热的迹象。

（五）预防感染的传播

（1）隔离患儿　隔离至症状消失后1周，连续咽拭子培养3次至阴性为止。有化脓性并发症的应隔离至治愈为止。

（2）切断传播途径　病室内要通风换气,保持空气新鲜,必要时用紫外线照射进行空气消毒,被患儿污染的衣物在阳光下曝晒或肥皂水清洗。

（3）保护易感人群　密切接触者需观察 7 天。在托儿所、幼儿园等集体单位流行时可用药物预防。注射长效青霉素 120 万 U 1 次可使流行中止,并可防止风湿热和肾小球肾炎的发生。咽部带 A 组乙型溶血性链球菌者应接受青霉素治疗 7～10 天,如系集体儿童、保育人员等应暂时调离直至咽拭子培养转阴为止。

五、护理评价

经过治疗和护理患儿是否达到:体温恢复正常;皮肤黏膜恢复完整;未发生急性肾小球肾炎、风湿热等并发症;未发生感染的传播。

案例讨论4-4

（1）每 4～6 人一组,在教师的引导下,学生对案例导入 4-4 进行分组讨论。

（2）每组学生写出案例讨论报告,交老师批阅。

（3）老师点评、归纳总结。

子任务五　细菌性痢疾患儿的护理

案例导入4-5

患儿,男,7 岁,8 月份外出旅游时出现高热、腹痛、腹泻、惊厥。查体:体温 39.5 ℃,面色苍白,四肢厥冷,精神萎靡。诊断为细菌性痢疾。

问题:

（1）对该患儿如何隔离?

（2）根据临床资料,请你列出该患儿现存的主要护理诊断,并制订相应的护理措施。

（3）你如何在社区、家庭进行健康教育,预防急性细菌性痢疾?

细菌性痢疾(简称菌痢)是由痢疾杆菌引起的肠道传染病,好发于夏秋季。临床表现主要为发热、腹痛、腹泻、里急后重和黏液脓血便,严重者可发生感染性休克和(或)中毒性脑病。本病急性期一般数日即愈,少数患者病情迁延不愈,发展成为慢性菌痢,可以反复发作。全年均有发生,但有明显季节性,7—9 月为高峰季节。以儿童发病率最高,其次为中青年,可能与活动范围大及接触病原菌机会较多有关。

痢疾杆菌属肠杆菌科志贺菌属,革兰氏染色阴性,按其抗原结构和生化反应之不同,本菌可分为 4 群(A、B、C、D 四群——痢疾志贺菌、福氏志贺菌、鲍氏志贺菌、宋内志贺菌),我国以福氏志贺菌多见。痢疾杆菌对外界环境抵抗力较强,耐热、耐湿,在水果、蔬菜、用具及 10 ℃水中能生存 1～2 周。痢疾杆菌对各种化学消毒剂敏感,阳光下30 min、60 ℃ 10 min 可灭活。

痢疾杆菌经口进入胃肠道,侵入肠上皮细胞并生长繁殖,产生大量内毒素与少量外毒素。内毒素进入血循环,引起人体全身中毒反应,如高热、毒血症、休克及大肠黏膜的血管收缩、缺血、坏死及溃疡等。外毒素与局部及神经系统症状有关。

一、护理评估

(一)健康史

传染源为菌痢患者及带菌者。其中非典型患者、慢性患者及带菌者由于症状轻或无症状而易被忽略,故在流行病学中的意义更大。经粪-口途径传播为最常见的传播方式,病原菌随患者粪便排出,直接或通过苍蝇污染食物、生活用品或手,经口使人感染。人群普遍易感,病后可获得一定的免疫力,但短暂而不稳定,且不同菌群及血清型之间无交叉免疫,但有交叉耐药,故易复发和重复感染。

(二)身体状况

潜伏期为数小时至 7 天,平均 1~2 天。

(1)普通型(典型) 毒血症状:畏寒发热,全身不适。肠道症状:①腹痛:便前加重、便后缓解,左下腹明显。②腹泻:稀水便或黏液脓血便,10~20 次/天,有里急后重感。③体征:肠鸣音亢进,左下腹压痛。

(2)轻型 类似肠炎,症状轻,易漏诊、误诊。

(3)中毒型 2~7 岁儿童多见。全身症状重(以严重毒血症、休克、中毒性脑病为主),肠道症状轻。按其临床表现不同分 3 型。①休克型:以周围循环衰竭为主。早期面色苍白、四肢厥冷、脉搏细速、血压正常或偏低、呼吸急促。晚期出现面色青灰,口唇及指端发绀,皮肤花纹,血压下降,可伴有心、肺、血液、肾脏等多系统功能障碍。②脑型:以缺氧、脑水肿为主,重者可发生脑疝。此型大多数患儿无肠道症状而突然起病,早期嗜睡、面色苍白、呼吸增快、反复惊厥、血压正常或稍高,很快昏迷,继之呼吸节律不整,双侧瞳孔不等大,对光反射迟钝或消失,常因呼吸骤停而死亡。③混合型:兼有以上两型表现,病情最严重。

(三)实验室和其他检查

(1)血常规检查 白细胞总数和中性粒细胞明显增加;可见核左移;有 DIC 时血小板明显减少。

(2)大便常规检查 黏液脓血样,镜检有大量的脓细胞、红细胞和巨噬细胞。

(3)大便培养 用肛拭子取材尽快接种做大便培养,可分离出痢疾杆菌,以病初 1~2 天阳性率高。

(四)心理社会状况

患儿活动受限,不能上学与同伴玩耍,可产生孤立感而出现焦虑;家长因病情重、缺乏相关知识,会产生焦虑、怨恨或自责等心理反应。

二、护理诊断

(1)体温过高 与痢疾杆菌毒素作用有关。

（2）组织灌流量改变　与微循环障碍有关。

（3）潜在并发症　脑水肿、呼吸衰竭。

（4）焦虑　与病情危重有关。

三、护理目标

（1）体温恢复正常。

（2）微循环改善，组织灌注良好。

（3）不发生脑水肿、呼吸衰竭等并发症或能及时发现、处理并发症。

（4）焦虑减轻或消失。

四、护理措施

（一）维持正常体温

卧床休息，保持室内空气新鲜，室温维持在 18～22 ℃，湿度维持在 55%～65%；监测体温，遵医嘱综合应用物理降温、药物降温，必要时给予亚冬眠疗法，使体温在短时间内降至 37 ℃左右，防止高热惊厥致脑缺氧、脑水肿加重。

（二）饮食护理

以流质或者半流质为主，忌食多渣多油或者刺激性食物。一些水果、雪糕等冰冷食品也应当禁食，以免加重胃肠道负担。注意及时补充水分。恢复期可按具体情况逐渐恢复正常饮食。

（三）维持有效的血液循环

患儿取平卧位，注意保温。建立有效的静脉通路，遵医嘱进行抗休克治疗。注意调节好输液速度，速度过慢休克难以纠正，过快导致心衰。

（四）遵医嘱给予抗生素控制感染

通常选用对痢疾杆菌敏感的阿米卡星、头孢噻肟钠、头孢曲松钠等静脉滴注，病情好转后改为口服。

（五）病情观察

监测生命体征，密切观察神志、瞳孔、面色、肢端肤色等情况；观察尿量，严格记录出入量，防止水、电解质平衡的紊乱；观察患儿大便次数及大便性状等。

（六）预防感染的传播

患儿肠道隔离至临床症状消失后 1 周或 3 次粪便培养阴性为止，尤其要加强患儿粪便、便器及尿布的消毒处理。

（七）健康教育

对患儿及家长介绍细菌性痢疾的预防与护理知识。加强饮水、饮食、粪便的管理。加强卫生教育，搞好环境卫生和个人卫生，如不喝生水、不吃变质或不洁食品、饭前便后洗手等。在流行期易感者口服多价痢疾减毒活疫苗，保护率为 85%～100%，免疫期为 16～18 个月。对饮食行业及托幼机构的工作人员应定期作大便培养，及早发现带菌者并积极治疗。

五、护理评价

经过治疗和护理患儿是否达到：体温恢复正常；微循环改善，组织灌注良好；未发生脑水肿、呼吸衰竭等并发症或能及时发现、处理并发症；焦虑减轻或消失。

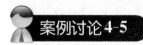

（1）每4～6人一组，在教师的引导下，学生对案例导入4-5进行分组讨论。

（2）每组学生写出案例讨论报告，交老师批阅。

（3）老师点评、归纳总结。

子任务六 结核病患儿的护理

一、概述

结核病是由结核杆菌引起的一种慢性传染病，各个脏器均可受累，小儿结核病以原发型肺结核最常见，严重病例可引起血行播散，发生急性粟粒型肺结核或结核性脑膜炎，后者是结核病死亡的主要原因。近几年我国儿童结核病的感染率为4.60％～14.40％，患病率为1.73％～2.30％，小儿常因症状不典型而被漏诊，应引起高度重视。

（一）病因及发病机制

（1）病原体 结核杆菌属分枝杆菌，为需氧菌，具有抗酸性，革兰氏染色阳性，抗酸染色呈红色。结核杆菌分为人型、牛型、鸟型、鼠型，对人具有致病性的主要是人型和牛型结核杆菌。结核杆菌对湿热比较敏感，经65 ℃ 30 min即可灭活，干热100 ℃ 20 min灭活，但痰液内结核杆菌用5％石炭酸或20％漂白粉经24 h处理才被杀灭。

（2）传染源与传播途径 排菌患者尤其为开放性肺结核患者是主要传染源。呼吸道为主要传播途径，目前认为肺部感染主要是吸入直径在2 μm左右的带菌微粒所致。少数因饮用未消毒的牛奶或摄入污染结核杆菌的食物而经消化道传染。经皮肤或胎盘感染者极少见。

（3）机体反应性 结核杆菌是一种细胞内寄生菌，结核病的免疫主要是细胞免疫。结核杆菌引起人体发病不仅取决于细菌的数量、菌群和毒力，更重要的是与机体的免疫功能有关。小儿对结核杆菌及其代谢产物具有较高的敏感性，机体初次感染结核杆菌4～8周后，产生细胞免疫，同时出现组织超敏反应，通过致敏的T淋巴细胞产生迟发型变态反应（Ⅳ型变态反应），此时如用结核杆菌素作皮肤试验可出现阳性反应，同时产生一些如皮肤结节性红斑、疱疹性结膜炎、一过性多发性关节炎等变态反应性表现。

机体感染结核杆菌后，在产生免疫力的同时产生变态反应。结核变态反应和免疫是同一细胞免疫过程中的两种不同表现。一般认为，适度的变态反应，机体抵抗力最强。

（二）小儿结核病的特点

由于机体反应性强，免疫功能不健全，故小儿结核病与成人结核病有所不同。

1. 小儿原发型肺结核的特点

（1）临床表现与成人不同　一般年龄越小起病越急，病情发展越快，全身中毒症状越重，易发生合并症，如不及时治疗可短期内恶化，相反如能早期及时治疗，病情恢复亦较快，预后亦较好。

（2）易出现结核过敏表现　小儿对结核杆菌及其代谢产物有较高的敏感性，临床上易出现多发性浆膜炎、过敏性关节炎、疱疹性结膜炎、结节性红斑等，而且这些高过敏表现常常早于肺内病变。

（3）易发生全身血行播散　以小儿粟粒型肺结核及结核性脑膜炎最常见。

（4）淋巴系统广泛受累　全身淋巴结肿大，以颈、纵隔、肺门淋巴结肿大最常见。

（5）病理变化　以渗出性病变为主，继之出现增生性结核结节，偶可见原发病灶扩大，液化后形成空洞。病变愈合形式主要为消散（吸收）或钙化。

2. 小儿继发型肺结核的特点

（1）病灶多局限于肺部，多位于肺尖附近或锁骨下区。较少累及支气管旁及气管旁淋巴结。

（2）易通过呼吸道播散，而且排菌率比血行播散型肺结核高。

（3）病灶局部反应较强烈，易发生坏死、液化，形成空洞。病变愈合形式主要为消散、纤维硬结或钙化。

（三）辅助检查

1. 结核菌素试验

此为判断结核感染的早期特异性诊断方法，小儿被结核感染4～8周后，结核菌素试验即可呈阳性反应。常用的抗原制品有两种，即旧结核菌素（OT）和结核菌纯蛋白衍生物（PPD）。因PPD不含任何非特异性物质，用PPD作试验较OT结果恒定，且不产生非特异性反应，故临床上更常用。

1）试验方法　皮内注射法：一般用1∶2000 OT稀释液0.1 mL或PPD制品0.1 mL（每0.1 mL内含结核菌素5单位），将OT或PPD试剂在左前臂掌侧中下1/3交界处作皮内注射，使之形成直径6～10 mm的皮丘。如患儿有疱疹性结膜炎、结节性红斑等结核高度过敏表现，宜从1∶10000 OT稀释液或1个结核菌素单位的PPD试验开始，以防引起局部或病灶的强烈反应。如为阴性但高度怀疑其感染的可逐渐增加浓度复试，一般1∶100 OT（100个结核菌素单位）仍阴性，可除外结核感染。

2）结果判断　48～72 h观察反应结果，测量局部硬结直径，取纵、横两者的平均直径来判断反应强度。硬结直径不足5 mm为阴性，硬结直径大于5 mm为阳性，其中5～9 mm为"＋"，10～20 mm为"＋＋"，20 mm以上为"＋＋＋"，除硬结外还可见水疱及局部坏死者为"＋＋＋＋"，后两者为强阳性反应。

知识链接

接种卡介苗后阳性反应与自然感染反应的区别

①自然感染反应较强，硬结质地较硬，颜色深红，边缘清楚，直径多在10～15 mm或以上，4～5天后仍有痕迹。而接种卡介苗者反应较弱，硬结质

地较软,浅红色,边缘不整。直径多在 5～9 mm,48 h 后完全消失。②自然感染阳性变化少,短时间内反应无减弱倾向,可持续若干年,甚至终身。而接种卡介苗者反应有明显的逐年递减倾向,一般 3～5 年消失。

3)临床意义

(1)阳性反应　①接种卡介苗 4～8 周后,一般为弱阳性反应;②年长儿无明显临床表现,呈一般阳性反应,表示曾感染过结核病;③强阳性反应,表示有活动性结核病;④婴幼儿,尤其 1 岁以下未接种卡介苗者阳性,表示新近有结核感染,年龄越小,活动性结核可能性越大;⑤近期由阴转为阳性或反应强度由原来小于 10 mm 增至大于 10 mm,且增幅大于 6 mm 者,均表示新近有结核感染。

(2)阴性反应　①未感染过结核病;②初次感染后 4～8 周内;③假阴性反应,由于机体免疫功能低下或受抑制所致,如重症结核病患儿、急性传染病患儿(麻疹、风疹等)、重度营养不良患儿、患儿正在接受肾上腺皮质激素治疗等;④技术误差或结核菌素失效。

2. 实验室检查

(1)结核杆菌检查　从痰、胃液、脑脊液、浆膜腔滑液中找到结核杆菌是重要的确诊手段。

(2)免疫学诊断及生物学基因诊断　如酶联免疫吸附试验(ELISA)、酶联免疫电泳技术(ELIEP)、DNA 探针、聚合酶链反应(PCR)等均为结核病病原学的特异诊断方法。

(3)血沉　多增快,其增快说明疾病处于活动期,但对疾病诊断无特异性。

3. X 线检查

胸部 X 线摄片是诊断肺结核的必备检查,可反映肺结核的范围、性质、类型、病灶活动或进展情况和治疗效果。必要时进行 X 线断层或 CT 检查,有助于发现胸内肿大的淋巴结以鉴别诊断。

4. 其他

纤维支气管镜检查、淋巴结组织检查、眼底镜检查、超声波检查等。

(四)治疗原则

结核病的治疗原则为在一般治疗的基础上,给予有效的抗结核药物治疗。

1. 一般治疗

注意休息,合理营养,给予高蛋白和高维生素的食物,避免接触各种传染病患者。

2. 抗结核药物应用

(1)用药原则　早期治疗,联合用药,规律用药,剂量适宜,坚持全程、分段治疗。

(2)常用抗结核药物　杀菌药物,如异烟肼(INH)、利福平(RFP);半杀菌药,如链霉素(SM)、吡嗪酰胺(PZA);抑菌药,如乙胺丁醇(EMB)、乙硫异烟肼(ETH)。WHO 推荐的 6 种抗结核基本药物:异烟肼、利福平、吡嗪酰胺、链霉素、乙胺丁醇、氨硫脲或乙硫异烟肼。国内抗结核药物分为:第一线抗结核药物,如异烟肼、利福平、链霉素、吡嗪酰胺;第二线抗结核药物,如乙胺丁醇、氨硫脲、对氨基水杨酸钠(PAS)、乙硫异烟肼等。

（3）化疗方案　①标准疗法：一般用于无明显症状的原发型肺结核，每日服用INH、RFP 和（或）EMB，疗程 6～9 个月。②两阶段疗法：主要用于活动性原发型肺结核、急性粟粒型肺结核及结核性脑膜炎，分强化治疗阶段和巩固治疗阶段。强化治疗阶段：联用 3～4 种抗菌药物，一般 3～4 个月，短程治疗需 2～3 个月。巩固治疗阶段：联用包括异烟肼（INH）在内的 2 种抗结核药物，长程疗法一般 12～18 个月，短程治疗一般为 4 个月。③短程疗法：结核病现代治疗的重大进展，有 6 个月和 9 个月两种疗程。

（五）预防

结核病的预防措施包括：网（建立防结核病网络）、治（治疗）、管（传染源及疫源地的管理）、查（有效检查发现患者）、种（预防接种）。具体措施如下。

（1）控制传染源　结核杆菌涂片阳性患者是小儿结核病的主要传染源，早期发现并治愈结核杆菌涂片阳性患者，是预防的根本措施。对托幼机构及小学的教职员工定期体检，及时发现和隔离传染源能有效地减少小儿感染结核病的机会。

（2）卡介苗（BCG）接种　这是预防小儿结核病的有效措施。目前我国计划免疫要求在全国城乡普及新生儿卡介苗接种，此外未接种过的儿童和青少年也是接种对象。下列情况禁止接种 BCG：①先天性胸腺发育不全或严重联合免疫缺陷病患者；②急性传染病恢复期；③注射局部有湿疹或患全身性皮肤病患者；④结核菌素试验阳性患者。

（3）化学药物预防　异烟肼能有效地预防感染、肺内非活动性病变发病，预防原发性结核病发生并发症，减低人群发病率。一般用法为 10 mg/(kg·d)口服，每日 1 次，最大剂量每日不超过 300 mg，疗程 6～9 个月。对有下列指征的小儿，可用异烟肼预防性服药：①密切接触家庭内开放性肺结核者；②3 岁以下婴幼儿未接种卡介苗而结核菌素试验阳性者；③结核菌素试验新近由阴性转为阳性者；④结核菌素试验阳性伴结核中毒症状者；⑤结核菌素试验阳性，新患麻疹或百日咳的小儿；⑥结核菌素试验阳性而需较长时间使用肾上腺皮质激素或其他免疫抑制剂者。

二、原发型肺结核

案例导入 4-6

5 岁患儿，低热 2 周，食欲减退、消瘦、盗汗、乏力、咳嗽。查体：体温 38 ℃，发育正常，营养差，左背下部听诊呼吸音稍差，双下肢有少数结节、红斑，有疱疹性结膜炎。血沉 40 mm/h，PPD 试验（＋＋＋）。X 线胸片示肺门淋巴结肿大。拟诊断为原发型肺结核。

问题：

（1）原发型肺结核分为哪几种类型？

（2）请你对该患儿进行护理评估，列出现存的主要护理诊断，并制订相应的护理措施。

（3）该患儿出院时，你如何进行健康教育？

原发型肺结核为结核杆菌初次侵入肺部后的原发感染,是小儿肺结核的主要类型。其包括原发综合征与支气管淋巴结结核:前者由肺部原发病灶、局部肿大的淋巴结和两者相连的淋巴管炎组成;后者由于肺部原发病灶已经吸收或范围较小,以肿大的淋巴结为主。原发型肺结核多呈良性经过,但亦可进展为干酪性肺炎、结核性胸膜炎、急性粟粒型血行播散型结核或结核性脑膜炎。

（一）护理评估

1. 健康史

了解患儿是否有与结核病患者的接触史,尤其是与开放性肺结核患者的接触史;了解患儿的卡介苗接种时间、次数以及接种是否成功;了解患儿近期是否患过麻疹、百日咳等急性传染病;了解患儿既往有无结核的过敏表现等。

2. 身体状况

轻症可无症状,仅于 X 线检查时被发现。婴幼儿可急性起病,表现为高热,但一般情况尚好,与发热不相称,持续 2～3 周后转为低热,可伴有结核中毒症状,常有干咳和轻度呼吸困难等症状。婴儿可表现出体重不增或生长发育障碍。

病情较重的患儿可发生:①高度过敏状态:可出现疱疹性结膜炎、皮肤结节性红斑或一过性关节炎。②压迫症状:支气管淋巴结高度肿大,气管分叉处受压出现百日咳样咳嗽;压迫支气管或支气管穿孔时可致喘鸣、呼气性或吸气性呼吸困难、窒息,甚至猝死;压迫喉返神经可致声嘶;压迫静脉可致一侧或双侧静脉怒张。③结核中毒症状:可有低热、纳差、疲乏、盗汗等。

体检可见浅表淋巴结有不同程度肿大,婴儿可伴肝脾大。肺部体征不明显,与肺内病变不一致。如原发病灶较大,叩诊呈浊音,听诊呼吸音减弱或有少许干、湿啰音。

3. 实验室及其他检查

（1）X 线检查　诊断小儿肺结核的主要方法。原发综合征典型表现为肺内哑铃状双极阴影。支气管淋巴结结核可分为浸润型和肿瘤型,前者表现为支气管淋巴结肿大,边缘模糊不清,后者为支气管淋巴结高度肿大,边缘清楚、锐利。

（2）结核菌素试验　多呈强阳性。

（3）纤维支气管镜检查　可确诊支气管内结核病变。

（4）其他实验室检查　如血沉加速,可对胃或纤维支气管镜灌洗液进行涂片、培养查找结核杆菌等。

4. 心理社会状况

原发型肺结核一般预后良好,但由于正规治疗需要长期服药,患儿依从性较差;同时该病具有一定传染性,需隔离治疗,患儿不能上学、与同伴玩耍,可因产生孤立感而出现焦虑;家长因缺乏相关知识,会产生焦虑、怨恨或自责等心理反应;对传染病,社会公众可有不同程度的恐惧心理,对待患儿及其家长表现为躲避和怜悯,给患儿及家长也可造成较大心理压力。

（二）护理诊断

（1）营养失调:低于机体需要量　与纳差、疾病消耗增多有关。

（2）活动无耐力　与结核杆菌感染有关。

（3）有传播感染的危险　与患儿排出耐受力与致病力较强的结核杆菌有关。

（4）焦虑　与用药时间长及对疾病预防、护理知识缺乏有关。

（三）护理目标

（1）患儿营养的摄入满足机体的需要量。

（2）患儿活动耐力逐渐增加,疲乏感减轻或消失。

（3）不发生感染的传播。

（4）患儿及家长情绪稳定,积极配合治疗和护理。

（四）护理措施

（1）饮食护理　结核病为慢性消耗性疾病,加强饮食护理特别重要,给予高热量、高蛋白、高维生素、富含钙质的食物,以增强抵抗力,促进机体修复和病灶愈合。膳食的种类应荤素搭配,色、香、味俱全,以促进食欲。

（2）建立合理的生活制度　居室空气新鲜,阳光充足。有发热和中毒症状的小儿应卧床休息,减少体力消耗,提供日常生活护理,满足患儿的基本需求。在病情稳定期保证足够睡眠的同时,可进行适当的户外活动。患儿出汗多,及时更换衣服,避免着凉。

（3）预防感染的传播　对活动性原发型肺结核患儿:①采取呼吸道隔离,医护人员穿隔离衣、戴口罩和帽子,室内通风换气,每日对空气消毒;②对患儿的痰液进行消毒处理,不能随意丢弃;③对患儿的衣物、玩具、餐具等进行消毒处理,用0.2%漂白粉液或0.5%过氧乙酸溶液浸泡2 h,煮沸20~30 min;④严格执行洗手程序,护理患儿后,双手用灭菌洗涤剂洗刷2遍,再用肥皂水洗净。

（4）遵医嘱正确用药并观察药物副作用　抗结核药物大多有胃肠道反应、肝毒性与肾毒性,要注意患儿的食欲变化,定期检查尿常规、肝功能、肾功能;链霉素使用疗程不宜过长,同时注意观察患儿有无发呆、抓耳挠腮等听神经损害的表现;使用乙胺丁醇时注意观察患儿视力减退或视野缺损的表现。发现问题,应及时联系医生,以确定是否停药。

（5）心理护理　小儿常惧怕服药、打针,担心受到同龄小朋友的冷遇,年长儿担心学业受到影响。家长担心疾病威胁小儿身心和自身的经济承受力等。护士应多与患儿及家长沟通,了解他们的心理状态,消除他们的顾虑,树立战胜疾病的信心。

（6）健康教育　该病用药时间长,治疗和护理常常在家中进行。因此,对于在家治疗期间的注意事项及如何预止病情恶化,应给予相应的指导。①指导家长采取相应的呼吸道隔离措施,学会处理患儿的分泌物、餐具及其用物。②嘱其用药一定要有依从性,定期复查,根据病情调整治疗方案,同时指导家长学会观察药物的毒副作用。③指导家长学会日常生活与饮食护理的方法。

（五）护理评价

经过治疗和护理患儿是否达到:营养的摄入满足机体的需要量;活动耐力逐渐增加,疲乏感减轻或消失;未发生感染的传播;患儿及家长情绪稳定,积极配合治疗和护理。

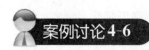

（1）每4～6人一组，在教师的引导下，学生对案例导入4-6进行分组讨论。

（2）每组学生写出案例讨论报告，交老师批阅。

（3）老师点评、归纳总结。

三、结核性脑膜炎

患儿8个月，近1周低热，易哭吵，睡眠不安。体检：面色略苍白，精神萎靡，颈抵抗不明显，心肺无异常。脑脊液外观呈毛玻璃样，WBC 300×10^6/L，中性粒细胞30％，淋巴细胞70％，蛋白质800 mg/L，糖1.5 mmol/L，氯化物100 mmol/L。脑脊液涂片可查到抗酸细菌。诊断为结核性脑膜炎。

问题：

（1）请你对该患儿进行护理评估，列出现存的主要护理诊断，并制订相应的护理措施。

（2）该患儿出院时，你如何进行健康教育？

结核性脑膜炎是小儿结核病中最严重的一种类型，婴幼儿多见，常在结核病原发感染后1年以内，尤其是3～6个月内发生。主要临床特点为高热、头痛、呕吐、惊厥、脑膜刺激征，严重病例可出现脑疝危及生命。如果诊断不及时或治疗不恰当，其病死率、后遗症发生率很高。

（一）护理评估

1. 健康史

了解患儿是否有原发型肺结核或粟粒型结核病的病史，尤其是在近1年内发现结核病者可能性更大，如有，是否进行过正规治疗；是否有与结核病患者的接触史，尤其是与开放性肺结核患者的接触史；是否接种过卡介苗；近期是否患过麻疹、百日咳等急性传染病；既往有无结核过敏表现等。

2. 身体状况

典型病例临床病程可分为以下3期。

（1）早期（前驱期） 持续1～2周，患儿性情改变、精神呆滞、懒动少言、喜哭易怒、睡眠不安、凝视等，同时有低热、纳差、消瘦、盗汗、呕吐、腹泻、便秘等，年长儿可诉头痛。

（2）中期（脑膜刺激征期） 持续1～2周，患儿体温进一步增高，出现剧烈头痛、喷射性呕吐、嗜睡或烦躁不安、惊厥。同时有明显脑膜刺激征（颈强直，克尼格征、布鲁津斯基征）。婴幼儿表现为前囟饱满、颅缝裂开。此期可出现脑神经损害，如动眼神经、外展神经障碍而出现眼球运动障碍、复视。部分患儿出现巴氏征阳性、肢体瘫痪、语言障碍、定向障碍等。

（3）晚期（昏迷期）　持续 1~3 周,上述症状逐渐加重,由意识朦胧、半昏迷进入完全昏迷状态,频繁惊厥甚至可呈强直状态。患儿极度消瘦,呈舟状腹,常伴水、电解质紊乱。当颅内高压急剧增高时可因脑疝死亡。

3. 实验室和其他检查

（1）脑脊液检查　压力增高,外观呈透明或毛玻璃样,静置 12~24 h 后,可有蜘蛛网状薄膜形成,取之涂片检查,结核杆菌检出率较高。白细胞总数$(50~500)×10^6/L$,淋巴细胞为主,蛋白质含量增加,糖和氯化物含量降低。糖和氯化物含量同时降低为结核性脑膜炎的典型表现。

（2）结核菌素试验　阳性对诊断有帮助,但约 50％患儿可呈假阴性。

（3）结核杆菌培养　脑脊液中找到结核杆菌是诊断结核性脑膜炎的可靠依据。另脑脊液结核抗原、抗体、免疫球蛋白、乳酸盐等测定对诊断也有意义。

（4）X 线胸片　85％结核性脑膜炎患儿有结核病改变,其中 90％为活动性肺结核,X 线胸片证实有血行播散对确诊结核性脑膜炎有重要意义。

（5）其他　可作眼底镜检查,见脉络膜粟粒状结核结节对确诊结核性脑膜炎有意义,还可进行头颅 CT 或磁共振检查。

4. 心理社会状况

结核性脑膜炎预后较差,病死率、后遗症发生率高,给患儿及家长造成巨大的心理压力及经济压力。因此,应评估家长对该病相关知识的认知程度,焦虑、恐惧或自责的程度及方式;对有后遗症的患儿,还应评估其康复治疗知识的掌握程度及正确使用康复、护理方法的能力。

（二）护理诊断

（1）营养失调:低于机体需要量　与摄入不足、消耗增多有关。

（2）潜在并发症　脑疝、压疮。

（3）有受伤的危险　与意识障碍、惊厥有关。

（4）有传播感染的危险　与患儿排出耐受力与致病力较强的结核杆菌有关。

（5）焦虑　与病情重、缺乏结核性脑膜炎相关知识有关。

（三）护理目标

（1）患儿摄入的营养满足机体的需要量。

（2）住院期间不发生并发症或及时发现、处理并发症。

（3）不发生感染的传播。

（4）住院期间无受伤发生。

（5）患儿及家长情绪稳定,能主动配合治疗、护理。

（四）护理措施

（1）预防感染的传播　大部分结核性脑膜炎患儿伴有肺结核病灶,应给予相应的隔离消毒。患儿居室通风换气,每天用紫外线消毒;患儿痰液、衣物、餐具等进行严格消毒处理,不能随意丢弃;医护人员严格执行洗手程序,穿隔离衣、戴口罩和帽子。

（2）饮食护理　可进食者,供给足够热量、蛋白质及维生素食物,进食宜少量多餐,耐心喂养。对昏迷不能吞咽者,可鼻饲或胃肠外营养、静脉补液,维持水、电解质平衡。患儿能自行吞咽时，及时停止鼻饲。

（3）保持皮肤黏膜的完整性　床单干燥整洁、定时翻身拍背、及时按摩，骨突处垫气垫或软垫，避免长期固定体位，造成局部血循环不良，产生压疮和坠积性肺炎。呕吐后及时清除颈部、耳部的呕吐物。大小便后及时更换尿布，清洗臀部。抽搐患儿应勤剪指甲，保持手掌清洁，并置棉球于手中，防止损伤皮肤。注意眼和口腔的护理，昏迷者眼不能闭合，可涂眼膏并用纱布覆盖，保护角膜。每日清洁口腔 2～3 次，以免口腔不洁，细菌繁殖。

（4）加强护理，防止意外　拉好床栏防坠床跌伤，在惊厥发作时松解衣领，取侧卧位，以免仰卧时舌根后坠堵塞喉头，齿间应置牙垫，防舌咬伤。保持呼吸道通畅，及时清除口、鼻、咽喉分泌物及呕吐物，防误吸、窒息或发生吸入性肺炎。

（5）遵医嘱应用抗结核药物　结核性脑膜炎的抗结核治疗同其他结核病一样，应联合使用容易通过血脑屏障的抗结核杀菌药，分阶段治疗。

（6）降低颅内压的护理　①保持室内安静，患儿应绝对卧床休息，避免哭闹，避免一切不必要的刺激，护理操作尽量集中进行，置患儿于头肩抬高 15°～30°，以利于头部血液回流降低颅内高压。②遵医嘱使用高渗性脱水剂及各种利尿剂、糖皮质激素。脱水治疗颅内高压时应注意监测血钾、钠、氯等，如婴幼儿亦应注意血钙的浓度。

（7）密切观察病情　监测患儿体温、脉搏、呼吸、血压，观察患儿神志、惊厥、瞳孔大小及对光反射等，早期发现颅内压增高或脑疝，并及时处理。

（8）健康教育　①嘱其用药一定要有依从性，定期复查，以调整治疗方案，同时指导家长学会观察药物的毒副作用。②指导家长学会居家护理的方法。居家治疗期间注意膳食的多样化，少量多餐，以提供足够的营养。避免接触传染病患者，以免加重病情。对有后遗症的患儿应给予相应的功能锻炼、语言训练、教育和培养。

（五）护理评价

经过治疗和护理患儿是否达到：摄入的营养满足机体的需要量；住院期间不发生并发症或及时发现、处理并发症；未发生感染的传播；无受伤的发生；患儿及家长情绪稳定，能主动配合治疗、护理。

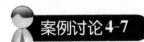 案例讨论4-7

（1）每 4～6 人一组，在教师的引导下，学生对案例导入 4-7 进行分组讨论。

（2）每组学生写出案例讨论报告，交老师批阅。

（3）老师点评、归纳总结。

项目五　急症患儿的护理

　学习目标

1. 熟悉儿科常见急症的病因、临床表现、治疗原则。
2. 运用所学知识，能对惊厥、急性气管支气管异物、颅内压增高、急性心力衰竭、急性呼吸衰竭患儿进行护理评估、护理诊断，实施有效的护理措施与健康指导。

任务一　惊厥患儿的护理

　案例导入5-1

患儿，11个月，鼻塞、流涕、咳嗽2天，发热1天就诊。门诊以上呼吸道感染收入院。护理体检：体温39℃，呼吸40次/分，发育正常，营养中等，神志清，精神差，咽部明显充血，心、肺及神经系统检查未见异常。护士正在采集患儿健康史资料时，突然发现患儿头向后仰，意识丧失，两眼凝视，口吐泡沫，面部及双上肢出现阵挛性抽搐。患儿家长惊恐万状，摇晃小儿，希望患儿意识恢复。

问题：

(1) 你若是责任护士，针对此患儿应采取哪些有效措施？

(2) 该患儿抽搐的主要原因是什么？

(3) 你如何对该患儿家长进行健康教育？

惊厥是指由于神经细胞异常放电引起全身或局部肌群发生不自主的强直性或阵挛性收缩，同时伴有意识障碍的一种神经系统功能暂时紊乱的状态。常见于婴幼儿，主要由于小儿大脑皮质功能发育未成熟，各种较弱刺激也能引起强烈的兴奋与扩散，导致神经细胞突然大量异常放电活动所致。小儿惊厥发病率是成人的10~15倍，是儿科常见急症。

小儿惊厥分感染性和非感染性两大类。感染性小儿惊厥主要由颅内感染和颅外感染所致；非感染性小儿惊厥主要由颅内疾病和颅外疾病所致。惊厥的首要处理原则是迅速镇静止惊，可通过针刺人中、合谷等穴位及应用抗惊厥药物（如地西泮、苯巴比妥钠、10%的水合氯醛等），同时针对病因及伴随症状进行治疗，其中祛除病因是控制惊厥的根本措施。惊厥的预后取决于引起惊厥的原因和惊厥发作持续时间的长短,一般颅外疾病所致或发作时间短者预后较好,颅内疾病所致或发作时间长者预后较差。

一、护理评估

(一)健康史

根据小儿惊厥发病原因,详细评估以下病史及诱因。

(1)出生史 新生儿多有窒息史,因窒息可致缺氧缺血性脑病或颅内出血而引起惊厥。

(2)喂养史 新生儿喂养不及时、不足易发生低血糖而致惊厥,婴儿维生素D不足可引起手足搐搦症。

(3)感染及传染病史 感染是小儿惊厥常见的原因,多见于呼吸系统及消化系统感染;一些传染病,如夏秋季节流行的细菌性痢疾、乙型脑炎,秋冬季节传播的流行性脑脊髓膜炎均可引起惊厥。

(4)其他病史 中毒史,如药物或食物中毒可引起惊厥;心肾疾病史,如心律失常、急性肾小球肾炎并发的高血压脑病等可引起惊厥;颅脑损伤或畸形、颅内出血或肿瘤等病史;既往发作史,如高热惊厥、癫痫既往可有类似的发作病史。

(5)诱因 部分小儿惊厥发作有明显的诱因,如高血压脑病在紧张及过度劳累时易诱发惊厥;原发性癫痫在突然停药或感染时易诱发惊厥等。

(二)身体状况

本症典型表现为突然发生意识丧失,眼球上翻、凝视或斜视,局部或全身肌群出现强直性或阵挛性抽动,持续数秒至数分钟自行停止。新生儿及小婴儿表现不典型。若发作持续超过 30 min 或 2 次发作间歇期意识不能恢复者称惊厥持续状态。因惊厥发作时大量消耗机体氧及能量,若持续时间过长可因脑缺氧而造成脑水肿甚至脑损伤,引起神经系统后遗症。

抽搐类型可分 3 种。①全身性强直阵挛性抽搐:表现为躯干及四肢对称性抽动,眼球上斜固定,呼吸暂停,面色苍白或发绀,意识丧失。②强直性抽搐:表现为全身及四肢张力增高,上下肢伸直,前臂旋前,有时呈角弓反张状。③限局性抽搐:表现多样,或一侧眼轮匝肌、面肌或口轮匝肌抽搐,或一侧肢体抽动,或手指、脚趾抽动,或眼球转动、眼球震颤或凝视等多种表现形式。

高热惊厥多由上呼吸道感染所致,其特点为:①主要发生在 6 个月至 3 岁小儿;②惊厥大多发生于急骤高热开始后 12 h 之内;③惊厥发作时间短,在 10 min 之内,发作后短暂嗜睡;④在一次发热性疾病中很少连续发作多次,一般无神经系统异常体征,热退后一周脑电图正常;⑤如果一次发热过程中惊厥发作频繁,发作后昏睡、有锥体束征,38 ℃以下即可引起惊厥,脑电图持续异常,有癫痫家族史者,则日后可能转为癫痫。

(三)实验室及其他检查

根据原发疾病,选择做有关实验室检查,如血、尿、粪常规检查,血糖、血钙、血钠、血尿素氮等测定,脑脊液检查,眼底检查,脑电图、颅脑 CT 或磁共振成像等检查。

（四）心理社会状况

由于年龄及致病原因不同可产生不同的心理反应,如年长的癫痫患儿在醒来后可产生失控感、自卑、恐惧等心理,担心再次发作而长时间处于紧张状态;年幼患儿心理改变不明显。因惊厥发作时患儿意识丧失、生命体征改变等,家长恐惧较为突出,常常不知所措,采取错误的处置方式如大声喊叫、摇晃患儿等。

二、护理诊断

(1) 有窒息的危险　与惊厥发作时咳嗽反射和呕吐反射减弱导致误吸或喉肌痉挛有关。

(2) 有受伤的危险　与抽搐有关。

(3) 知识缺乏　家长缺乏惊厥的急救、护理及预防知识。

三、护理目标

(1) 患儿生命体征稳定,呼吸道通畅。

(2) 患儿不发生受伤。

(3) 家长熟悉惊厥的急救、护理及预防知识。

四、护理措施

（一）控制惊厥,防止窒息

(1) 无论何种原因引起的惊厥,患儿机体处于高度兴奋状态,轻微刺激就可使惊厥加重或延长抽搐时间,故患儿发作时一定要避免各种刺激,保持安静,切勿大声喊叫或摇晃患儿。

(2) 立即松解衣扣,以防衣服对颈、胸部的束缚影响呼吸;将舌轻轻向外牵拉,防止舌后坠阻塞呼吸道;患儿取去枕仰卧位,头偏向一侧,以防呕吐物误吸发生窒息;及时清除呼吸道分泌物及口腔呕吐物,保持呼吸道通畅。对惊厥较重或持续时间较长的患儿,应遵医嘱给予吸氧。

(3) 遵医嘱应用镇静止惊剂,如地西泮为惊厥首选药物,尤其适用于惊厥持续状态,剂量为每次 0.1～0.3 mg/kg,缓慢静脉注射,半小时可重复一次。苯巴比妥钠是新生儿惊厥首选药物,其负荷量为 10 mg/kg,静脉注射,每日维持量为 5 mg/kg。10％的水合氯醛 0.5 mL/kg,一次最大剂量不超过 10 mL,由胃管给药或加等量生理盐水保留灌肠。注意观察、记录患儿用药后的反应。

（二）防止受伤

若患儿发作时倒在地上,应就地将患儿平放,及时将周围可能伤害患儿的物品移开;若在有栏杆的儿童床上发作时,应在栏杆处放置棉垫,同时注意将床上的一切硬物移开,以免造成损伤;对有可能发生皮肤损伤的患儿,应在患儿的手中或腋下垫上纱布,防止皮肤摩擦受损;对已出牙的患儿,用纱布包裹压舌板置于患儿上下磨牙之间,防止舌咬伤。

（三）健康教育

（1）讲解惊厥发作时的急救方法，如就地抢救，针刺（或指压）人中穴，保持安静，不能摇晃、大声喊叫或抱着患儿就医，以免加重惊厥或造成机体损伤。发作缓解后迅速将患儿送往医院查明原因，防止再发作。

（2）对高热惊厥的患儿应向家长解释以后如发热还有可能出现惊厥，介绍高热时应采取的降温方法，以防惊厥再发作。

（3）对癫痫患儿应告知家长遵医嘱按时给患儿服药，不能随便停药，以免诱发惊厥；同时要求患儿避免到危险的地方及易受伤的环境中，以免发作时出现意外；对惊厥发作持续时间较长的患儿，嘱咐家长以后注意观察患儿有无耳聋、肢体活动障碍、智力低下等神经系统后遗症。

五、护理评价

经过治疗和护理上述护理目标是否达到。

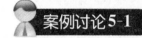
案例讨论5-1

（1）每4～6人一组，在教师的引导下，学生对案例导入5-1进行分组讨论。

（2）每组学生写出案例讨论报告，交老师批阅。

（3）老师点评、归纳总结。

任务二 急性颅内压增高患儿的护理

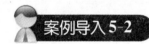
案例导入5-2

患儿，女，10个月，发热3天，体温波动在38～39.2 ℃之间，精神萎靡，易激惹，无咳嗽，4小时前出现喷射性频繁呕吐伴抽搐2次。查体：外耳道有脓性分泌物，前囟紧张饱满，头皮静脉扩张，克尼格征和布鲁津斯基征均为阳性，双侧瞳孔不等大，对光反应减弱。诊断为化脓性脑膜炎。

问题：

（1）根据患儿的临床资料，请你提出两个现存的护理诊断。

（2）针对护理诊断，请你为该患儿拟订相应的护理措施。

（3）当该患儿治愈出院时，你如何对患儿家长进行健康教育？

颅内压是指颅腔内容物对颅腔壁所产生的压力，颅腔内容物包括脑组织、脑脊液和血液，三者与颅腔容积相适应，使颅内保持一定的压力，儿童正常值为50～100 mmH$_2$O（0.49～0.98 kPa）。当颅腔内容物的体积增加或颅腔容积缩小超过颅腔可代偿的容量，使颅内压持续增高，并出现头痛、呕吐和视乳头水肿三大症状时，称为颅内压增高。其治疗原则是降低颅内压、治疗原发病和对症处理。若抢救不及时易发生脑疝导致死亡。

一、护理评估

(一)健康史

患儿多有明显的原发病及其表现:①感染:脑膜炎、脑炎、中毒性菌痢、重症肺炎等。②颅内占位性病变:脑肿瘤、脑囊虫病、脑出血等。③脑缺氧缺血:各种原因引起的窒息、休克、呼吸和心跳骤停、一氧化碳中毒、癫痫持续状态等。④脑脊液循环异常:脑积水。⑤其他:如高血压、水和电解质紊乱、药物或食物中毒等。

(二)身体状况

1. 颅内压增高三主征

①头痛:颅内压增高最常见症状,一般晨起较重,哭闹、咳嗽、用力或头位改变时可加重。1岁以下患儿因前囟及颅缝未闭合,对颅内压增高有一定缓冲作用,故早期头痛不明显,可见前囟紧张或隆起、颅缝增宽、头颅增大、头皮静脉扩张,出现头痛时病情已较严重。②呕吐:因呕吐中枢受刺激可引起频繁的呕吐,呕吐在头痛剧烈时出现,呈喷射性,晨起明显,可伴有恶心,与进食无直接关系。③视乳头水肿:颅内压增高重要的客观体征,常为双侧性。早期多不影响视力,存在时间较久者有视力减退,严重者失明。

2. 生命体征改变

早期表现为血压升高,脉压增大,脉搏慢而有力,呼吸深而慢(二慢一高)。病情严重时出现血压下降,脉搏快而弱,呼吸浅促,最终因呼吸、循环衰竭而死亡。

3. 意识障碍、惊厥

①意识障碍:早期有性格变化、淡漠、迟钝、学习记忆力下降、嗜睡或兴奋不安,严重者出现昏迷。②惊厥:抽搐同时有意识障碍。

4. 脑疝

多在严重颅内压增高时引起小脑幕切迹疝或枕骨大孔疝。脑疝早期表现为意识障碍加重、肌张力增高、呼吸节律不整、两侧瞳孔不等大或惊厥等,若未及时处理,可出现昏迷并呈强直性抽搐,发生呼吸、循环衰竭而死亡。

(三)实验室及其他检查

血、尿、粪常规,血液生化及脑脊液检查可帮助判断病因;颅脑B超、CT、磁共振成像检查可发现脑室扩大、血管畸形及占位性病变等。

(四)心理社会状况

无论原发疾病是什么,发生颅内压增高时家长与患儿都有不同程度的焦虑和恐惧。

二、护理诊断

(1)疼痛　与颅内压增高有关。

(2)潜在并发症　脑疝。

(3)恐惧　与病情危重及缺乏颅内压增高的知识有关。

三、护理目标

（1）患儿疼痛逐渐减轻直至消失。

（2）患儿生命体征稳定，不发生脑疝，或减少脑疝的发病率。

（3）患儿与家长情绪稳定，积极配合治疗、护理。

四、护理措施

（一）降低颅内压，预防脑疝

（1）避免颅内压增高加重　患儿应绝对卧床休息，保持病室安静，避免患儿躁动、剧烈咳嗽；避免一切不必要的刺激，减少人员流动，减少陪护，检查、治疗、护理等操作尽可能集中进行；护理患儿时要动作轻柔，不要猛力扭动患儿头部和翻身；患儿取床头抬高 15°～30°的斜坡位，有利于颅内静脉回流，减轻脑水肿。

（2）遵医嘱应用降颅内压药物　20％甘露醇 0.5～1 g/kg，15～30 min 快速静脉注入，6～8 h 可重复一次，注意单独使用，用药前仔细检查有无结晶，如有结晶，置热水中或用力振荡，待结晶完全溶解后再使用。重症可用利尿剂或肾上腺皮质激素脱水降颅内压。

（二）气道护理

保持呼吸道通畅，及时清除气道分泌物，根据病情选择不同方式供氧，以保证血氧分压维持在正常范围。注意正确吸痰，吸痰可兴奋咳嗽反射，产生低氧血症，增高颅内压，每次吸痰时间不超过 15 s，痰液黏稠者行超声雾化吸入后再行吸痰。备好急救器械，必要时人工辅助通气。

（三）饮食护理

细心喂养，保证营养与能量的供给，给予高蛋白、高热量、高维生素、易消化的饮食，对不能进食者给予鼻饲，每 2～4 h 一次。

（四）严密观察病情，早期识别脑疝

监测患儿血压、呼吸、脉搏、体温；注意患儿瞳孔、头痛、呕吐、抽搐、意识状态等变化。如患儿突然出现意识改变、表情淡漠、嗜睡或躁动、昏睡、惊厥时间明显延长、瞳孔大小不等，提示发生脑疝，应及时通知医生并配合抢救。

（五）心理护理

对神志清楚的患儿，要让小儿感到自己的亲人就在身边陪伴，神情及说话的声音不要流露出恐惧不安，可根据不同年龄讲些患儿感兴趣的话，帮助患儿分散注意力，对患儿的主诉要立即给予应答并表示关心，采取安抚措施，指导使用放松技术，如轻轻抚摸或按摩、心理暗示等，以减轻疼痛和恐惧感。对家长要介绍患儿的病情及主要处理措施，让其感受到医护人员在争分夺秒救治患儿，医院没有忽视自己的知情权，提高对医护人员的信任感，更好地与医护人员配合。

（六）健康教育

（1）指导患儿及家长对患儿呼吸、脉搏、神志、瞳孔及肌张力等内容的观察方法，以便能及时发现并处理脑疝先兆。

（2）病情缓解后，指导家长针对原发病采取相应的预防措施，若为颅内病变所致，告知家长继续观察患儿是否发生并发症及后遗症，如注意前囟紧张度以判断是否发生脑积水；通过"游戏"的方式观察患儿的反应和肢体活动情况，及早发现有无智力障碍、肢体瘫痪等。

五、护理评价

经过治疗、护理上述护理目标是否达到。

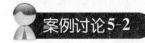

（1）每4～6人一组，在教师的引导下，学生对案例导入5-2进行分组讨论。

（2）每组学生写出案例讨论报告，交老师批阅。

（3）老师点评、归纳总结。

任务三 气管、支气管异物患儿的护理

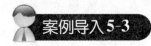

案例1：女孩，3岁，吃桂圆时突然被噎住，家人一时惊慌，手忙脚乱一番后，送医院抢救。但悲剧仍然发生，孩子终因桂圆堵塞气管时间过长，在途中窒息夭折。

案例2：男孩，2岁，在家边说话边吃果冻，突然发生窒息，面色青紫，四肢挣扎，急送医院抢救。但是到达医院时，孩子呼吸、心跳已停止。

案例3：11个月大的男婴，因为咳嗽、气促在当地医院治疗长达45天，反复内科治疗无效，患儿多次出现窒息。后来转入一家大型医院，检查发现：在患儿气道内有一异物——花生米。在支气管镜下将患儿气道异物取出并进行抗感染治疗后，该男孩康复出院。

问题：针对气管、支气管异物，你如何进行健康教育？

气管、支气管异物是耳鼻咽喉科常见急症。有内源性和外源性之分，前者指呼吸道内有假膜、干痂、血凝块、干酪样物，一般所指的气管、支气管异物属外源性，多发于5岁以下儿童，3岁以下多见。气管、支气管异物可引起气道阻塞，重者可造成窒息立即死亡。

异物种类：植物类，如花生、瓜子、豆类等，占总数的80%；金属类，如大头针、铁钉、硬币、别针等；化学物品类，如塑料笔套、义齿等；动物类，如鱼刺、骨片等。

异物停留部位：可停留在呼吸道任何部位，因右侧主支气管管腔粗、短、直，故异物易落入右侧。

呼吸道异物有危及生命的可能,取出异物是唯一的治疗方法。应及时诊断、尽早取出。如患儿一般情况较好,可在喉镜或支气管镜下,立即将异物取出;如患儿伴高热、心力衰竭应给予适当处理,必要时在心电监护下取异物;若患儿病情严重,出现极度呼吸困难,则应先做气管切开,镇静、给氧。为防止术后喉水肿,可给予抗生素或激素治疗。

一、护理评估

(一)健康史

针对以下原因,向家长仔细询问。

(1)年幼儿牙齿发育不全,不能将硬食物(花生、瓜子、豆类等)嚼碎,喉的保护性反射功能不健全。嬉笑、哭闹、跌倒时易误吸,是气管、支气管异物最常见原因。

(2)婴儿开始学抓东西往嘴里塞、口含物品玩耍,不慎吸入;用力吸食滑润的食物(如果冻)。

(3)全麻或昏迷的患者吞咽功能不全,如护理不当,可误将异物吸入。

(4)一边吃喝一边高声谈笑,常发生于年长儿。

(5)鼻腔异物钳取不当,咽、喉滴药时注射针头脱落。

(二)身体状况

(1)气管异物表现 ①异物经喉进入气管,刺激黏膜立即引起剧烈呛咳及反射性喉痉挛,出现憋气、面色青紫。②较小光滑的异物如西瓜子,常随呼吸气流上下活动,引起阵发性咳嗽,冲向声门时产生拍击声,咳嗽和呼吸末期可闻及,听诊器在颈部气管前可听到异物撞击声,局部可有撞击感。③异物阻塞部分气管腔,气流通过变窄的气道可产生哮鸣音。

(2)支气管异物表现 ①早期与气管异物相似。异物停留于支气管内,刺激减少,咳嗽减轻。②植物性异物引起支气管黏膜炎症,可有咳嗽、痰多、喘鸣及发热等症状。③双侧支气管异物可有呼吸困难。④听诊:肺气肿、肺不张表现为患侧呼吸音减低或消失;肺炎可闻及湿啰音。

(3)并发症 心力衰竭、气胸、纵隔或皮下气肿、感染(可引起肺炎或肺脓肿)等。

(三)实验室检查

(1)X线检查 金属等不透光异物,胸透或拍片可确定其位置、大小、形状。可透光异物不能显示,若出现以下间接征象对于推断不透光异物有无及位置有重要参考意义:①纵隔摆动,异物引起一侧支气管部分阻塞,呼吸时两侧胸腔压力失衡,使纵隔向两侧摆动;②肺气肿;③肺不张;④肺部感染。

(2)支气管镜检查 气管、支气管异物确定诊断的最可靠方法。

(四)心理社会状况

因知识缺乏,面对气管、支气管异物的患儿,家长的恐惧较为突出,常常不知所措,采取错误的处置方式等。

二、护理诊断

(1)有窒息的危险 与气管、支气管内异物有关。

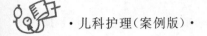

（2）气体交换受损　与异物阻塞气管、支气管有关。

（3）有感染的危险　与异物刺激呼吸道黏膜，影响分泌物排出有关。

（4）知识缺乏　家长缺乏气管、支气管异物预防知识，对其危害性认识不足。

三、护理目标

（1）住院期间患儿不发生窒息。

（2）患儿呼吸道通畅，呼吸平稳。

（3）住院期间患儿不发生感染。

（4）家长认识到气管、支气管异物的危害性并掌握预防方法。

四、护理措施

（1）减少患儿哭闹，以免因异物变位，发生急性喉梗阻，出现窒息危及生命。

（2）做好手术宣教，使家长了解气管、支气管异物的治疗方法，减轻家长的焦虑。

（3）术前护理：

① 准备氧气、气管切开包、负压吸引器、急救药品等。

② 密切观察患儿病情，如有烦躁不安、呼吸困难加重、三凹征明显、口唇发绀、出大汗等情况应及时通知医生。

③ 支气管镜取异物术采用全麻，告知患儿和家长注意事项和要求，术前需禁食6～8 h，吃奶的婴儿为4 h。

（4）术后护理：了解手术经过，包括时间、异物取出情况等；观察患儿有无喉头水肿、纵隔气肿、皮下气肿引起的呼吸困难；利用支气管镜取出异物后，患儿需在4 h后方可进食。

（5）健康教育：呼吸道异物是完全可以预防的，应广泛地向父母及保育员进行宣教，介绍气管、支气管异物的相关知识，养成良好的进食习惯，成人不要在进食时惊吓、逗乐或责骂孩子，以免大哭、大笑而误吸；教育儿童要改掉口含笔帽、口哨及小玩具等坏习惯，对于幼儿可能吸入或吞下的物品，均不应作为玩具；3 岁以下的小儿臼齿尚未萌出者，不应给予花生、瓜子、豆类及其他带核的食物；危重及昏迷患者进食时，应特别注意，以防误吸。疑似气管、支气管异物应及时就医。

五、护理评价

经过治疗、护理上述护理目标是否达到。

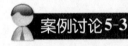 **案例讨论5-3**

（1）每4～6人一组，在教师的引导下，学生对案例导入5-3进行分组讨论。

（2）每组学生写出案例讨论报告，交老师批阅。

（3）老师点评、归纳总结。

任务四　急性心力衰竭患儿的护理

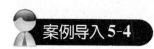
案例导入 5-4

　　患儿,8个月,因发热、咳嗽5天,伴气急、烦躁不安1天而就诊,门诊以"支气管肺炎"收入院。体检:体温39.5 ℃,呼吸62次/分,脉搏180次/分,烦躁不安,口周发绀,鼻翼扇动,三凹征明显,两肺闻及广泛中细湿啰音。心音低钝,心率180次/分。腹软,肝肋下4.5 cm。脊柱、四肢、神经系统无异常。血白细胞$18×10^9$/L,中性粒细胞0.76,淋巴细胞0.24。诊断为"肺炎合并心力衰竭"。

　　问题:

　　(1) 根据患儿的临床资料,患儿现存的护理诊断有什么?

　　(2) 针对护理诊断,拟定相应的预期护理目标及护理措施。

　　(3) 医嘱应用强心苷时有哪些注意事项?

　　急性心力衰竭是指由于心脏的泵功能减退,导致心排出量不能满足全身循环及组织代谢需要的病理状态。小儿各年龄均可发病,1岁以内发病率最高。

　　本症治疗主要是采取综合措施,除吸氧、镇静外,还要尽快改善心肌收缩功能,应用速效强心苷制剂,如毛花苷丙或毒毛花苷K;减轻心脏负荷,应用快速强效利尿剂,如呋塞米及血管扩张剂等;积极祛除病因和诱因,并给予促进心肌代谢的药物,如能量合剂、极化液等。

一、护理评估

(一) 健康史

　　多数患儿有明确的原发病史及其表现,依据原发疾病仔细评估患儿的健康史。临床上引起小儿急性心力衰竭的原发疾病有:①心源性:以先天性心脏病引起者最多见。风湿性心脏病、心肌炎、心包炎、心内膜弹力纤维增生症也为重要原因。②肺源性:常见支气管肺炎、毛细支气管炎、哮喘持续状态。③肾源性:由急性肾小球肾炎所致的急性严重循环充血引起。④其他:重度贫血、甲亢、电解质紊乱和缺氧等均可引起心力衰竭。

　　急性心力衰竭的发生大多还有诱发因素,主要是输液或输血过量或过速、体力活动过度、情绪变化、手术及严重失血等。对此,也应认真评估。

(二) 身体状况

　　年长儿心力衰竭的症状与成人相似,主要表现为疲乏无力、劳累后气急、食欲低下、多汗、腹痛、尿少、水肿。体检可见皮肤苍白、颈静脉怒张、心脏扩大、心动过速、心音低钝、有奔马律;气促、呼吸困难、端坐呼吸、肺底部可闻及湿啰音;肝大有压痛、颈静脉回流征阳性。婴幼儿还可有喂养困难、烦躁多汗、哭声低弱,但静脉怒张、水肿、肺部湿啰音等体征不明显。

心力衰竭临床诊断指标：①心率增快，安静时婴儿 180 次/分，幼儿 160 次/分，不能用发热或缺氧解释；②呼吸困难、发绀突然加重，呼吸频率增快，安静时 60 次/分以上；③肝在短期内迅速增大 1.5 cm 以上或在肋下 3 cm 以上，不能用其他原因解释；④心音明显低钝、心脏扩大，或出现奔马律；⑤突然极度烦躁不安、面色苍白或发灰，不能用原发疾病解释；⑥少尿或无尿，下肢水肿，除外营养不良、肾炎等原因所致。以上前 4 项为主要指征，可以结合其他几项及 1～2 项辅助检查进行综合分析。

小儿心功能状态分级如下。Ⅰ级：仅有心脏体征，无症状，活动不受限，心功能代偿。Ⅱ级：活动量大时出现症状，活动轻度受限，但生长发育尚正常。Ⅲ级：活动稍多即出现症状，活动明显受限，生长发育因心力衰竭而落后。Ⅳ级：安静休息时亦有症状，活动完全受限。

（三）实验室和其他检查

（1）X 线检查　心影呈普遍性扩大，心脏搏动减弱，肺纹理增多，肺野充血。

（2）心电图　对心律失常、心肌缺血引起的心力衰竭有诊断和指导意义。

（3）超声心动图　心室和心房腔扩大，心脏收缩间期延长、射血分数降低。

（四）心理社会状况

患儿因出现明显不适而产生焦虑或恐惧。家长因知识缺乏及看到患儿的严重临床表现，出现焦虑不安、沮丧或歉疚等，常表现坐立不安、不愿与患儿分离，对医务人员的言行和态度非常敏感，渴望接受健康指导与心理支持。

二、护理诊断

（1）心输出量减少　与心肌收缩力减弱有关。
（2）活动无耐力　与组织灌注不足致缺氧有关。
（3）体液过多　与水钠潴留有关。
（4）潜在并发症　药物的副作用：洋地黄中毒、低钾血症。
（5）焦虑　与疾病的痛苦、病情危重有关。

三、护理目标

（1）患儿呼吸困难、发绀消失，生命体征恢复正常。
（2）患儿连续活动时间延长、活动量加大。
（3）患儿水肿逐渐减轻至消退。
（4）患儿无并发症的发生。
（5）患儿及家长情绪稳定，能积极配合治疗和护理。

四、护理措施

（一）减轻心脏负担

（1）安静休息　①患儿取半卧位或坐位，双腿下垂。尽量避免患儿用力，帮助患儿翻身，将常用的物品或喜爱的玩具放在患儿身边伸手可取的位置等。具体依据心功能不同程度决定不同的休息。Ⅰ级：可起床在室内轻微活动。Ⅱ级：限制活动，延长卧床时间。Ⅲ级：绝对卧床，以后随着心功能恢复逐渐增加活动量。②尽量将患儿安排在单人房间，减少刺激，避免患儿烦躁、哭闹，必要时遵医嘱应用镇静药物。

（2）保持大便通畅 鼓励患儿食用含纤维素较多的食物，避免排便用力，必要时给予开塞露通便。

（3）饮食 给予易消化、营养丰富的食物以补足能量，注意少食多餐，喂食中间可适当休息，避免一次吃得过饱；限制钠和水的摄入，低盐饮食，每日盐的入量不超过 0.5 g；静脉输液，每日液体量控制在 60~80 mL/kg 或以下，输液时速度宜慢，一般每小时不超过 5 mL/kg。

（二）吸氧

因急性心力衰竭时多有肺淤血及肺水肿，造成气体交换受损，导致缺氧。如出现呼吸困难、发绀者应及时给予吸氧。急性肺水肿患儿吸氧时可用 20%~30% 的乙醇湿化，每次 10~20 min，间歇吸入，必要时重复 1~2 次。

（三）遵医嘱配合医生用药，并观察药物疗效与副反应

1. 正确应用强心苷

由于强心苷类药物治疗量和中毒量较接近，小儿用药量少，两者剂量之差更小，故易发生中毒，必须注意预防。

（1）给药前 ①治疗急性心力衰竭多静脉给药，在配药时须用 1 mL 注射器准确抽取药液，以保证用药量的精确性，再以 10% 或 25% 的葡萄糖注射液稀释；②每次注射前须先测患儿脉搏（必要时测心率）1 min，若发现脉率缓慢（年长儿<60 次/分，幼儿<80 次/分，婴儿<100 次/分）或脉律不齐，应及时与医生联系，决定是否继续用药。

（2）给药时 ①静脉注射速度要缓慢，并密切观察患儿脉搏变化；②注意强心苷不能与其他药液混合注射，以免发生药物的相互作用而引起中毒；③用药后 1~2 h 要监测患儿心率和心律，并注意心力衰竭表现是否改善。

（3）用药期间 ①须多给患儿进食富含钾的食物，或按医嘱给氯化钾溶液，因患儿在呕吐、腹泻及使用利尿剂时可引起钾的丢失，低钾血症是导致强心苷中毒较常见的诱因；②暂停进食含钙量高的食物，因钙对强心苷有协同作用，易引起中毒反应；③密切观察患儿有无洋地黄中毒的表现，如心脏反应（心律失常）、消化道反应（恶心、呕吐、腹痛、腹泻等）、神经系统反应（头痛、头晕、视力模糊、色视等），若发现中毒表现及时联系医生。

2. 正确应用利尿剂

常用氢氯噻嗪、呋塞米和利尿酸。掌握好用药时间，一般宜在清晨或上午给予，以免夜间多次排尿影响睡眠。注意观察水肿变化，每日测体重，记录出入量，长期应用注意观察电解质紊乱的表现，尤其是低钾的表现。

3. 正确应用血管扩张剂

血管扩张剂常用的有硝普钠、酚妥拉明。用硝普钠时，药液要新鲜配制，放置 4 h 后不能再用，整个输液系统须遮光（用黑纸或铝箔包裹），以免药物遇光失效，注意不要将药液漏到血管外，以免发生组织坏死。用药过程中须严密监测心率和血压变化，根

据血压随时调整液体速度,避免血压过度下降。

（四）心理护理

做好心理调适,用通俗的语言向家长说明患儿的病情及抢救的主要措施,多与家长沟通,让其感受到医护人员正在积极努力抢救患儿,并且自己的知情权受到重视,增强信任感,更好地与医护人员配合。对患儿要营造和谐的环境,尽量满足其提出的要求,允许将其喜爱的玩具放在身边,让父母陪伴,医护人员及家长要注意表情放松,避免在患儿面前表现出紧张不安,以免加重患儿的恐惧心理。

（五）健康指导

介绍心力衰竭的常见原因或诱因、护理要点及预后知识;示范日常护理操作,特别强调不能让患儿用力,如翻身、进食及大便时要及时给予帮助;病情好转后,酌情指导患儿逐渐增加活动量,不能过度劳累;心力衰竭缓解后,指导家长作好预防,避免感染、劳累及情绪激动等诱因;出院时为家长提供急救中心及医院急诊室的电话,并针对原发病对家长进行健康指导。

五、护理评价

经过治疗和护理上述护理目标是否达到。

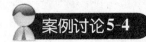

（1）每4～6人一组,在教师的引导下,学生对案例导入5-4进行分组讨论。

（2）每组学生写出案例讨论报告,交老师批阅。

（3）老师点评、归纳总结。

任务五　急性呼吸衰竭患儿的护理

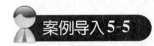

患儿,男,8岁,11月25日因"重症肺炎"收住儿科,11月28日突发胸闷气促、呼吸困难,咳嗽咳痰无力。氧分压（PaO_2）:45 mmHg（6.65 kPa）。SaO_2:50%。ECG:窦性心动过速,频发房性早搏。诊断:急性呼吸衰竭;重症肺炎。

问题:

（1）急性呼吸衰竭主要临床表现有哪些? 怎么分型?

（2）根据临床资料,患儿现存的护理诊断有什么?

（3）针对护理诊断,请你拟定相应的预期护理目标及护理措施。

急性呼吸衰竭是指累及呼吸中枢或呼吸器官的各种疾病,导致肺氧合障碍和（或）肺通气不足,影响气体交换,引起低氧血症和（或）高碳酸血症,出现一系列生理功能和代谢紊乱的临床综合征。急性呼吸衰竭为小儿时期常见急症之一,分中枢性和周围性两种,二者的最终结果均是导致机体缺氧、二氧化碳潴留和呼吸性酸中毒,进而引起脑水肿、心肌收缩无力和心排出量减少、血压下降、肾功能衰竭等,从而进一步加重缺氧和酸中毒,形成恶性循环。

治疗原则:改善呼吸功能,促进氧气摄取和二氧化碳排出,纠正酸碱失衡及电解质紊乱,维持重要器官(心、脑、肺、肾)的功能及预防感染。

一、护理评估

(一) 健康史

多数患儿有明确的原发病史及其表现,依据原发疾病仔细评估患儿的健康史。临床上引起小儿急性呼吸衰竭的原发疾病有如下两种。

(1) 中枢性 因呼吸中枢病变,呼吸运动发生障碍,通气量明显减少所致。常见于颅内感染、出血、脑损伤、脑肿瘤、颅内压增高等。

(2) 周围性 因呼吸器官的严重病变或呼吸肌麻痹,同时发生通气与换气功能障碍所致。常见于喉头水肿、气管炎、肺炎、肺不张、肺水肿、肺气肿及支气管异物等,另外呼吸肌麻痹、胸廓病变、气胸及胸腔积液等也可致病。

(二) 身体状况

主要是呼吸系统表现、低氧血症及高碳酸血症的表现。

(1) 呼吸系统表现 ①周围性呼吸衰竭:表现为呼吸频率改变及辅助呼吸肌活动增强,如呼吸频率加快、鼻翼扇动、三凹征等。②中枢性呼吸衰竭:表现为呼吸节律紊乱,如潮式呼吸、叹息样呼吸及下颌呼吸等,甚至发生呼吸暂停。

(2) 低氧血症 ①发绀:以口唇、口周及甲床等处较为明显,但在严重贫血(Hb<50 g/L)时可不出现发绀。②消化系统:可出现腹胀甚至肠麻痹,部分患儿可出现应激性溃疡出血;肝脏严重缺氧时可发生肝小叶中心坏死、肝功能改变等。③循环系统:早期心率增快,血压升高,心排出量增加;严重时可出现心律失常,甚至发生心力衰竭或心源性休克等。④泌尿系统:尿中可出现蛋白质、红细胞、白细胞及管型,有少尿或无尿,甚至肾功能衰竭。⑤神经系统:早期烦躁、易激惹、视力模糊,继之出现神经抑制症状,如神志淡漠、嗜睡、意识模糊等,严重者可有颅内压增高及脑疝的表现。⑥其他:有细胞代谢及电解质紊乱,如酸中毒及高钾血症等。

(3) 高碳酸血症 开始出现烦躁不安、出汗、意识障碍、皮肤潮红,严重时出现惊厥、昏迷、视乳头水肿、呼吸性酸中毒等。

(三) 实验室及其他检查

动脉血血气分析:单纯 PaO_2<60 mmHg,为Ⅰ型呼吸衰竭,见于呼吸衰竭的早期和轻症;伴有 $PaCO_2$>50 mmHg(6.65 kPa),为Ⅱ型呼吸衰竭,见于呼吸衰竭晚期和重症。pH 值可反映机体的代偿情况,有助于对急性或慢性呼吸衰竭进行鉴别。当 $PaCO_2$ 升高,pH 值正常时,为代偿性呼吸性酸中毒,若 $PaCO_2$ 升高,pH<7.35,则为失代偿性呼吸性酸中毒。

(四)心理社会状况

患儿因疾病引起的不适及抢救时气管插管或气管切开,无法表达自己的需要,会产生焦虑和恐惧。家长因患儿病情危重及对本症知识的缺乏,看到抢救患儿的情景,会产生紧张、恐惧和焦虑、沮丧等心理反应,常表现坐立不安、不知所措,对医务人员的言行、态度及情绪高度敏感。个别病重的患儿家长会想到将来严重残疾或高昂的医疗费给家庭带来沉重负担,有放弃治疗甚至遗弃患儿的可能,给社会带来压力。

二、护理诊断

(1)气体交换受损　与呼吸衰竭有关。
(2)潜在并发症　多器官功能衰竭。
(3)有感染的危险　与使用呼吸机有关。
(4)恐惧　与病情危重及缺乏急性呼吸衰竭的知识有关。

三、护理目标

(1)患儿呼吸频率及节律正常,发绀缓解或消失,血中氧和二氧化碳分压恢复正常。
(2)尽量减少并发症与感染的发生或发生后能及时处理。
(3)患儿和家长情绪稳定,能积极配合医疗和护理操作。

四、护理措施

(一)改善呼吸功能

1. 休息

患儿取半卧位或坐位休息,衣服宽松,被褥松软、轻、暖,减轻对呼吸运动的限制。

2. 保持呼吸道通畅

定时帮助患儿翻身,并轻拍背部,给予超声雾化吸入,一般每天 2～3 次,每次 15 min 左右。必要时用吸痰器吸痰,吸痰不可过频,一般每 2 h 1 次,且吸痰前要充分给氧,吸痰时动作轻柔,负压不宜过大,吸痰时间不宜过长,吸痰后进行肺部听诊,以观察吸痰效果。

3. 按医嘱合理用氧

将氧气装置的湿化瓶盛 60 ℃ 左右的温水,使吸入氧温湿化。一般选择鼻导管法,重度缺氧可选用面罩或头罩法。①氧流量及氧浓度:鼻导管给氧者氧流量为 0.5～1 L/min(滤过瓶中气泡每分钟出现 100～200 个),氧浓度为 30%～40%;头罩给氧者氧流量为 2～4 L/min,氧浓度为 50%～60%;严重缺氧紧急抢救时,可用 60%～100% 的纯氧,但持续时间以 4～6 h 为宜。②氧疗期间定期做血气分析进行监护,维持氧分压在 65～85 mmHg 为宜。③给氧注意事项:操作前应先清除鼻内分泌物;吸氧过程中应经常检查导管是否通畅(可取出鼻导管将其插入水中观察有无气泡);应每日更换鼻导管一次,两侧鼻孔宜交替使用,以免一侧长时间吸入冷空气,使鼻黏膜干燥出血;湿化瓶内蒸馏水应每日更换一次;氧浓度不宜过高,持续时间不宜过长,以免发生晶体后纤维增生症造成失明。

4. 严密观察病情

监测呼吸及循环功能,注意呼吸频率、节律和类型,心率、心律、血压及血气分析;注意患儿全身情况、皮肤及口唇颜色、末梢循环、肢体温度变化;准确记录出入量。发现异常及时联系医生。

（二）遵医嘱应用人工辅助呼吸配合治疗

1. 应用指征

①患儿经各种治疗无效,神经精神症状加重,甚至神志模糊、昏迷等;②虽经吸入高浓度氧,PaO_2仍低于 60 mmHg;③急性 CO_2 潴留;④呼吸过慢（仅为正常的1/2）、频繁呼吸暂停或暂停达 10 s 以上;⑤呼吸骤停或即将停止。

2. 不用人工呼吸机的情况

①肺大泡,因可引起自发性气胸;②肺部病变广泛,超过 3 叶以上,肺功能严重受损;③严重类型的先天性心脏病;④全身衰竭、恶病质。

3. 使用呼吸机的护理

①先作气管插管,当呼吸道有大量黏稠分泌物,经气管插管后清除不满意者可考虑气管切开,但小婴儿气管切开并发症多,尽量少采用;②根据患儿血气分析结果调整各项参数,经常检查各项参数是否与要求一致,注意观察患儿的胸廓起伏、神态、面色、周围循环等,防止通气不足或通气过度;③防止继发感染,每天消毒呼吸机管道,每天更换湿化器滤过纸和消毒加温湿化器,雾化液要新鲜配制,以防污染;④保持呼吸道通畅,定时为患儿翻身、拍背、吸痰;⑤做好撤离呼吸机前的准备,帮助患儿进行自主呼吸锻炼,即逐渐减少强制呼吸的次数或逐渐减少压力的水平,或每日停用呼吸机数次,并逐渐延长停用时间,若患儿病情改善,呼吸循环系统功能稳定,脱离呼吸机 2～3 h 患儿无异常,吸入 50％氧时,$PaO_2>50$ mmHg,$PaCO_2<50$ mmHg,可考虑撤离呼吸机,在撤离前要备好抢救物品,停用呼吸机后密切观察患儿呼吸、循环等生命体征。应用呼吸机时间越长,撤离呼吸机所需的呼吸锻炼过程也越长。

（三）心理护理

因患儿不能说话,恐惧感较强,陪伴人不要流露出恐惧不安的神情,可根据不同年龄进行安慰,并酌情抚摸患儿的身体,对患儿的听觉、视觉及皮肤感觉给予良性的刺激,以减轻恐惧感。对家长要介绍患儿的病情及主要处理措施,让其感受到医护人员为抢救患儿所付出的努力,并且自己的知情权受到重视,增强信任感,向家长讲解如何与医护人员配合,减轻自责和焦虑。

（四）健康教育

根据患儿及家长的接受能力以通俗的语言介绍急性呼吸衰竭的有关知识,指导预后估计,帮助调整心理状态,取得合作。呼吸衰竭缓解后指导家长做好预防,积极治疗原发病,并针对不同的原发病进行相应的健康指导。

五、护理评价

经过治疗和护理上述护理目标是否达到。

案例讨论5-5

（1）每 4～6 人一组，在教师的引导下，学生对案例导入 5-5 进行分组讨论。

（2）每组学生写出案例讨论报告，交老师批阅。

（3）老师点评、归纳总结。

项目六　儿科常用护理技术操作

　学习目标 ……

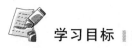

　　通过学习，熟练掌握婴儿抚触法、婴幼儿盆浴法、婴儿更换尿布法、婴幼儿给药法、乳瓶喂乳法、约束法、头皮静脉输液法、温箱使用法、光照疗法等护理操作技能的目的、流程及注意事项，做好儿科诊疗技术的治疗配合。

任务一　婴儿抚触法

一、目的

（1）有助于增加婴儿体重，改变睡眠节律，提高应激能力。

（2）促进婴儿神经系统的发育，有益于婴儿的生长发育。

（3）增强婴儿机体的免疫力，有助于疾病康复。

二、准备

（1）护士准备　服装鞋帽整洁、洗手、戴口罩、举止端庄、态度和蔼。

（2）用物准备　婴儿模型。所需耗材及数量：按摩油或爽身粉1瓶、浴巾1张、纸尿裤1张、鞣酸软膏或护臀霜1盒、婴儿衣物1套。

（3）场地准备　光线充足、安静、清洁、空间相对独立，房间温度28 ℃以上，有轻柔背景音乐，操作台柔软。

三、操作流程

（1）头面部　①额部：两拇指从额部中央向两侧推。②下颌部：两拇指从下颌部中央向两侧以上滑动，让上下唇形成微笑状。③头部：两手从前额发际抚向脑后，最后两中指分别停在耳后，像洗头时用洗发波一样。

（2）胸部　两手分别从胸部的外下方向对侧上方交叉推进，在胸部划一个大的交叉，抚触避开乳头。

（3）腹部　两手依次从宝宝的右下腹向左下腹移动，呈顺时针方向划半圆，抚触避开脐部。用右手在婴儿左腹由上向下划一个英文字母I；由左至右划一个倒的L（LOVE）；由左向右划一个倒写的U（YOU），做这个动作时，用关爱的语调向婴儿说

"我爱你"(I LOVE YOU),与婴儿进行情感交流。

(4) 四肢　两手抓住婴儿胳膊,交替从上臂至手腕轻轻挤捏,像牧民挤牛奶一样,然后从上到下搓滚。对侧及双下肢做法相同。

(5) 手与足　捏拉指趾各关节。用两拇指的指腹从婴儿(掌面)脚跟向脚趾方向交叉推进,并捏拉脚趾各关节。手的做法与足相同。

(6) 背部　以脊椎为中分线,双手与脊椎成直角,往相反方向重复移动双手,从背部上端开始移往臀部,再回肩膀。

四、注意事项

(1) 婴儿疲劳、烦躁哭闹时不宜抚触。

(2) 4~7 个月大的婴儿开始学习爬行,有较大活动量,不需要过多按摩。

(3) 开始按摩时应轻轻抚触,逐渐增加压力,让婴儿慢慢适应起来。

(4) 不要强迫婴儿保持固定姿势,留意宝宝的反应。

(5) 不要让婴儿的眼睛接触润肤油。

(6) 抚触的时间:开始每次 5 min,再逐渐延长到 15~20 min,每日 2~3 次。

(7) 抚触避开乳头及脐部。

(8) 抚触过程中,注意与婴儿进行感情交流,面带微笑,语言柔和。

任务二　婴幼儿盆浴法

一、目的

清洁皮肤,促进血液循环,增进身体的舒适,预防感染,促进婴儿四肢的活动。

二、准备

1. 环境准备

选择安静、整洁、光线适宜、温暖的环境。

2. 用物准备

(1) 棉布类　婴儿尿布、衣服、大毛巾、毛巾被、包布、系带、面巾、浴巾。

(2) 护理盘　内备梳子、指甲刀、棉签、液体石蜡、50%乙醇、滑石粉、肥皂。

(3) 浴盆　内备温热水(38~41 ℃,2/3 满),水壶内放 50~60 ℃热水备用。

3. 操作者准备

剪指甲、洗手、戴口罩。

三、操作流程

(1) 携用物至床旁并按顺序摆好,浴盆置于床旁凳上。

(2) 盖被三折至床尾,脱去衣服,保留尿布,用大毛巾包裹小儿全身。

(3) 擦洗头面部:①由内眦向外眦擦拭眼睛;②分别擦拭双耳和面部;③用干净棉签清洁双侧鼻孔;④洗头、颈、耳后:抱起小儿,左手托住小儿枕部,腋下夹住小儿躯干,拇指和中指分别向前折起小儿耳廓,遮住双耳,按先后顺序清洗。

(4) 沐浴全身:①浴盆底部铺垫一块浴巾。②放入水中:左手握住小儿左臂靠肩处,右前臂托住小儿双腿,用右手握住小儿左腿靠近腹股沟处。③淋湿全身:松开右手,用另一浴巾淋湿小儿全身。④清洗全身:抹肥皂按顺序涂颈下、臂、手、胸、背、腿、脚、会阴、臀部,随洗随冲,在清洗过程中,操作者左手始终将小儿托住(只在洗背部时,左、右手交接小儿,使小儿头靠在操作者手臂上)。⑤洗净皮肤褶皱处:如颈部、腋下、腹股沟、手指及足趾缝隙等,同时观察皮肤有无异常情况。

(5) 擦干全身:①迅速将小儿依照放入水中的方法抱出,大毛巾包裹全身将水分吸干;②对身体各部分从上到下按顺序检查,给予相应的处理;③更换衣服、尿布,必要时给婴儿修剪指甲等。

四、注意事项

(1) 小儿沐浴于喂奶前或喂奶后 1 h 进行,以免呕吐和溢奶。

(2) 沐浴时关闭门窗,调节室温在 24～28 ℃。

(3) 减少暴露、注意保暖、动作轻快。耳、眼内不得有水或肥皂沫进入。

(4) 注意观察全身皮肤情况,如发现异常及时医治。

(5) 对小儿头顶部皮脂结痂不可用力清洗,可涂液体石蜡浸润,待次日轻轻梳去结痂后再给予洗净。

任务三 婴儿更换尿布法

一、目的

保持患儿臀部皮肤清洁、干燥,增进舒适,预防尿布皮炎或促进尿布皮炎愈合。

二、准备

1. 护士准备

服装鞋帽整洁、洗手、戴口罩、举止端庄、态度和蔼。

2. 用物准备

盆内盛温水、长方形尿布、尿布桶、小方巾、鞣酸软膏等。

3. 环境准备

选择安静、整洁、光线适宜、温度适宜的环境。

三、操作流程

(1) 降下床栏,注意安全。

(2) 解开尿布:①掀开患儿下半身被褥,注意保暖;②解开污染潮湿的尿布,轻轻提起患儿双足。

(3) 擦净腹股沟、臀部:用洁净端尿布由上向下擦净会阴以及臀部,排便时将污染潮湿的尿布对折于臀下。

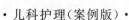
（4）温水清洗：用温水清洗会阴以及臀部，擦洗顺序由上向下，会阴—左侧腹股沟—右侧腹股沟—肛门周围。

（5）涂软膏：臀部涂鞣酸软膏，取干净棉签2支，由上向下，在臀部皮肤上轻轻滚动。

（6）尿布处理：污染潮湿的尿布，放入桶内。

（7）更换尿布：轻轻提起小儿双足，垫干净尿布于腰下，放下双足，折另一端尿布于腹部，系好系带。

（8）整理：拉平衣服，躺卧舒适，整理床单位，提上床栏。

（9）洗手并做好记录。

四、注意事项

（1）选择质地柔软、透气性好、吸水性强的棉织品做尿布或采用一次性尿布。

（2）尿布长短、宽窄和系带松紧适宜，若尿布宽、短、紧，易擦伤外生殖器，若尿布窄、长、松，大小便容易溢出。

（3）更换尿布时动作应轻、快，避免受凉。

任务四 婴幼儿给药法

一、药物剂量计算

（一）按体重计算

按体重计算是最常用、最基本的计算方法，计算公式为

$$每日（次）剂量＝每日（次）每千克体重所需药量×患儿体重$$

体重应按患儿实际所测结果计，若计算结果超出成人剂量，则以成人量为限。

（二）按体表面积计算

由于许多生理过程与体表面积关系密切，按体表面积计算药物剂量较其他方法更为准确。计算公式为

$$每日（次）剂量＝每日（次）每平方米体表面积所需药量×患儿体表面积$$

小儿体表面积可按下列公式计算，也可按"小儿体表面积图或表"求得。

<30 kg：小儿体表面积＝体重×0.035＋0.1

>30 kg：小儿体表面积＝[体重－30]×0.02＋1.05

（三）按年龄计算

用于剂量幅度大，不需精确计算的药物，如止咳糖浆等。

（四）以成人剂量折算

不作为常规使用的计算方法，仅用于某些未提供小儿剂量的药物，剂量多偏小。计算公式为

$$小儿剂量＝成人剂量×小儿体重/50$$

以上各种方法计算的结果,要结合小儿的具体情况,定出较为确切的药物用量。新生儿肾功能不足,一般用药剂量应偏小。同一种药在治疗不同疾病时的剂量可有较大差异,如用青霉素治疗化脓性脑膜炎时其剂量较一般感染时的用量要大几倍。

二、给药方法

(一)口服法

口服法是使用最为普遍的给药方法,对患儿不良影响小,应尽量采用口服给药。

1. 目的

(1)治疗疾病或减轻症状。

(2)协助诊断(如胃肠道造影时口服钡剂)。

(3)维持正常生理功能。

2. 准备

(1)护士准备 了解病情及患儿状况,了解药物的性能、服药方法和时间,操作前洗手。

(2)物品准备 药卡、5%糖水、温开水、小药杯、药勺、滴管、小毛巾等。

3. 操作流程

(1)摆药 ①核对(药与药卡核对);②研碎药片后放糖水,拌匀。

(2)发药 ①携用物至患儿处;②核对床头卡,再与家长解释。

(3)喂药 根据患儿的年龄、病情提供合适的给药方法。①年长儿:倒开水协助患儿服药。②婴幼儿:将患儿头部抬高,取头侧位;用小毛巾围于患儿颈部;操作者用药勺盛药,拇指按压其下颌,使之张口,将药液顺患儿口角慢慢倒入,药勺停留在口中,待药液咽下后,再将药勺拿开,以防患儿将药液吐出;顺利服药者喂服少许温开水;喂药完毕仍使患儿取头侧位。

(4)喂药后 ①核对;②观察服药反应,若患儿呛咳,应轻拍患儿背部;③整理用物,依污物分类处理;④记录及签名。

4. 配制药液的原则

(1)配药及发药应集中注意力。

(2)检查药物,以保证药物未变质或过期。

(3)核对药物的名称、单位、剂量,在取药前、取药时及取药后均要核对,以保证药物与服药单上所写的一致。

(4)配制药液时,注意做到五个"正确":患者、药物、剂量、给药时间、给药方法都做到正确无误。

5. 注意事项

(1)不能吞咽药片、药丸的婴幼儿,应将药片研成粉状,再用糖水溶化。

(2)患儿在喂药中若出现恶心,应暂停喂药,轻拍其背部或转移注意力,待好转后再喂,防止呛咳、误吸。如不能避免呕吐时,应将头转向一侧,避免吸入气管。

(3)婴儿喂药应在喂奶前或两次喂奶之间进行,以免因服药时呕吐而将奶吐出。

(4)给油类药物(如鱼肝油)时,可用塑料滴管,吞咽障碍者或新生儿应注意避免强行喂油剂,以免发生吸入性肺炎。

(二)肌内注射法

肌内注射法给药比口服法起效快,但对小儿刺激较大,易造成患儿恐惧,宜在注射前作适当解释,注射中给予鼓励。年长儿注射时采用"两快一慢",即进针快、拔针快,注射慢;婴幼儿可采用"三快法",即进针快、拔针快,注射快。肌内注射次数过多易造成臀肌损害,使下肢活动受影响(具体操作流程见《基本护理技术》)。

(三)静脉给药法

见任务七头皮静脉输液法。

(四)其他方法

雾化吸入:较常应用。鼻饲法:一般用于昏迷的患儿,灌入只能口服的药物。灌肠给药、含剂、漱剂在小儿时期使用不便,应用较少。

任务五 乳瓶喂乳法

一、目的

满足具有吸吮能力及吞咽能力小儿的进食需要。

二、准备

1. 用物准备

已装牛奶的乳瓶、无菌乳头、饭巾、托盘、镊子、记录单。

2. 小儿准备

更换尿布。

3. 操作者

洗手、戴口罩。

三、操作流程

(1)核对乳液的种类、乳量及时间,取出温好的乳液,放于托盘内携至床旁。

(2)用镊子选择大小适宜的无菌乳头(1~3个月小儿可选择在乳瓶倒置时,乳液每秒流出2~3滴的乳头;4~6个月可选用乳液能连续滴出的乳头;6个月以上应选用乳液呈线状流出的乳头)。按无菌操作的规则,把乳头套在瓶口上。

(3)将小儿抱起,围好饭巾,操作者坐在凳上,小儿头部枕于操作者左臂上呈半卧位。不宜抱起者,应将头部抬高,侧卧,以防溢乳呛入气管。

(4)操作者右手将乳瓶倒转,先试乳温,滴1~2滴乳液于手背部或手臂内侧,以温热(40 ℃)不烫手为宜,然后让小儿含住乳头吸吮。

(5)喂毕将小儿抱起伏于肩上,轻拍其背部,使吞咽的空气排出,放回床上取右侧卧位。

(6)整理用物,记录小儿进乳量及进乳情况。

四、注意事项

（1）哺喂时乳液应始终充满乳头，以免吸入气体过多引起腹胀或呕吐。乳瓶颈不要压在小儿唇上，以免妨碍吸吮。乳头孔堵塞时，应按无菌操作规则重新更换乳头。

（2）操作者在喂乳过程中要集中注意力，观察小儿吸吮能力及进乳情况。

（3）小儿吸吮过急有呛咳时，应暂停哺喂，轻拍后背，稍休息后再喂。

（4）遇患儿窒息，应立即将小儿置头低脚高位，头偏向一侧，轻拍背部，吸尽口、鼻腔内乳汁及分泌物后给氧，并立即就医。

任务六 约 束 法

一、目的

（1）限制患儿活动，以便进行诊疗。

（2）保护患儿，避免躁动不安的患儿发生意外。

（3）保护患儿伤口及敷料，以免抓伤或感染。

二、准备

1. 物品准备

根据患儿约束的部位准备物品。

（1）全身约束法　凡能包裹患儿全身的物品皆可使用，如大单、大毛巾、童毡等。

（2）手或足约束　手足约束带或用棉垫与绷带。

2. 护士准备

了解患儿的诊断、约束的目的及家长的心理，做好解释说服工作，尽量取得理解和合作，注意避免引起患儿情绪不安。估计常见的护理问题。

三、操作流程

1. 全身约束法（图 6-1）

（1）将大单折成自患儿肩至脚跟长度。

（2）置患儿于大单中间，用靠近操作者一侧的大单紧包患儿同侧上肢、躯干和双

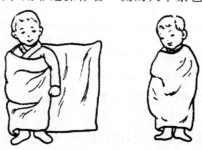

图 6-1　全身约束法

脚,至对侧腋窝处整齐地塞于其后背。

(3) 再用上法将另一侧肢体包裹好,将大单剩余部分塞于近侧肩背下。

(4) 若患儿过于躁动,可外加布带固定。

2. 手或足约束法(图 6-2)

(1) 置患儿手或足于约束带甲端中间,将乙、丙两端绕手腕或踝部对折后系好。

(2) 将丁端系于床栏上。

(3) 松紧度以手或足不易脱出,且不影响血液循环为宜。

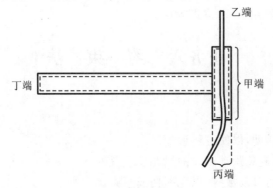

图 6-2 约束带

四、注意事项

(1) 结扎或包裹松紧要适宜,定时松解,因过紧可损伤皮肤,影响血液循环,而过松则失去约束意义。

(2) 约束期内,尽量使患儿姿势舒适,并注意给予短时的姿势变动,防止疲劳。

(3) 约束期内,随时注意观察局部皮肤颜色、温度,掌握血液循环情况。

任务七 头皮静脉输液法

一、目的

(1) 补充液体、营养,维持体内电解质平衡。

(2) 使药物快速进入体内。

二、准备

1. 护士准备

了解患儿病情、年龄、意识状态、对输液的认识程度、心理状态,观察穿刺部位的皮肤及血管状况;根据患儿的年龄做好解释工作;操作前洗手、戴口罩。

2. 用物准备

①输液器、液体及药液;②治疗盘,内置碘伏、棉签、弯盘、胶布、头皮针、无菌巾内放入已吸入生理盐水或 10%葡萄糖的注射器;③其他物品,如剃刀、污物杯、肥皂、纱布,必要时备约束带(图 6-2)。

3. 患儿准备

为小婴儿更换尿布,协助幼儿排尿。

4. 环境准备

清洁、宽敞、操作前半小时停止扫地及更换床单。

三、操作流程

(1) 在治疗室内按医嘱准备好药液。

(2) 携用物至床边,核对、向家长解释。将液体挂在输液架上,排尽气体。

(3) 穿刺过程。

① 将枕头放在床沿,使患儿横卧于床中央,助手固定患儿头部。

② 穿刺者位于患儿头端,选择静脉(图 6-3),必要时顺头发方向剃净局部头发。

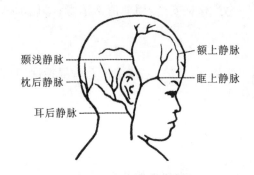

图 6-3 头皮静脉示意图

③ 操作者常规消毒皮肤后,左手绷紧皮肤,右手持针在距离静脉最清晰点向后移 0.3 cm 处将针头向心方向平行刺入皮肤,然后将针头稍挑起,沿静脉走向缓缓刺入,见回血后如无异常,用胶布固定。营养不良者及新生儿体弱、特殊患儿,可先用注射器接头皮针,驱除针内气体再刺入,抽出回血,取下注射器将头皮针与输液器连接,再用胶布固定。

(4) 根据医嘱调节滴数,整理床单位。

(5) 整理用物,洗手记录。

(6) 输液过程中观察输液情况。

四、注意事项

(1) 选择静脉:新生儿及婴幼儿最常用头皮静脉,一般多用额上静脉、颞浅静脉、耳后静脉等。

(2) 如果选择静脉在发际内,应先湿润毛发,然后顺头发方向剃净局部头发,以纱布擦净毛发。

(3) 针头刺入皮肤,如未见回血,可用注射器轻轻回抽以确定有无回血。因血管细小或充盈不全者,可试推入极少量液体,如畅通无阻,皮肤无隆起及变白现象,证实穿刺成功。

(4) 严格掌握输液速度,以防发生循环负荷加重。

(5)输液过程中加强巡视,严格观察输液是否渗出、脱管,局部皮肤有无红肿,有无输液反应,发现问题应及时处理。

任务八　温箱使用法

一、目的

为婴儿创造一个温度和湿度均相适宜的环境,以维持患儿体温的恒定。

二、准备

1. 物品准备

①应检查温箱性能完好,保证安全,用前清洁消毒;②往水槽内加入适量蒸馏水;③铺好床单。

2. 护士准备

了解患儿的孕周、出生体重、日龄、生命体征及一般情况,有无并发症等。估计常见的护理问题,操作前洗手。

3. 患者准备

患儿穿单衣,裹尿布。

4. 环境准备

调节室温(高于 23 ℃),以减少辐射散热。

三、操作流程

1. 入箱前准备

①入温箱条件:凡体重在 2000 g 以下早产儿;高危儿,如新生儿硬肿症、体温不升等。②使用前将温箱预热,以达到所需温度和湿度。③根据小儿体重及日龄调节温箱温度及湿度(表 6-1)。

表 6-1　不同出生体重早产儿温箱温度和湿度参考数

出生体重/g	温　　度				湿　　度
	35 ℃	34 ℃	33 ℃	32 ℃	
1000	出生 10 天内	10 天	3 周	5 周	55%～65%
1500	—	出生 10 天内	10 天	4 周	
2000	—	出生 2 天内	2 天	3 周	
>2500	—	—	出生 2 天内	2 天以上	

2. 入箱后护理

(1)患儿穿单衣,裹尿布。

(2)定时测量体温,根据体温调节箱温,并做好记录。在患儿体温未升至正常之前应每小时监测 1 次,体温正常后 4 h 1 次,注意保持体温在 36～37 ℃之间。

(3)一切护理操作尽量在箱内进行,如喂奶、换尿布、清洁皮肤、观察病情及检查等,且操作尽量集中,避免经常开启箱门,影响箱内温度。

3. 出箱条件

①体重达 2000 g 或以上,体温正常。②在室温 24～26 ℃的情况下,患者穿衣在不加热的温箱内,能维持正常体温。③患者在温箱内生活了 1 个月以上,体重虽不到 2000 g,但一般情况良好。患儿出箱后,温箱应进行终末清洁消毒。

4. 温箱的清洁

每天用消毒液及清水擦拭温箱内外,若遇奶渍、葡萄糖等应随时将污迹擦去,每周更换温箱 1 次,以便清洁、消毒,并用紫外线照射,定期细菌培养;机箱下面空气净化垫每月清洗 1 次,如有破损,及时更换。

四、注意事项

(1)观察使用效果,如温箱发出报警信号,应及时查找原因,妥善处理。

(2)温箱避免放置在阳光下直射、有对流风或取暖设备附近,以免影响箱内温度。

(3)掌握温箱性能,严格执行操作规程,定期检查有无故障。

(4)严禁突然提高温箱温度,以免患儿体温上升造成不良后果。

任务九 光 照 疗 法

一、目的

光照疗法(光疗)是一种通过荧光灯照射治疗新生儿高胆红素血症的辅助疗法,可使 4Z,15Z-胆红素转变成 4Z,15E-胆红素异构体和光红素异构体,而随胆汁和尿液排出体外。

二、准备

1. 物品准备

(1)光疗箱 一般采用波长 420～470 nm 的蓝色荧光灯最为有效,还可用绿光或白光照射,光亮度以 160～320 W 为宜。分单面和双面光疗箱,单面光疗可用 20 W 灯管 6～8 支,平列或排列成弧形,双面光疗时,上下各装 20 W 灯管 5～6 支,灯管与皮肤距离为 33～50 cm。

(2)遮光眼罩 用不透光的布或纸制成。

(3)其他 长条尿布、尿布带、胶布等。

2. 护士准备

评估患儿诊断、日龄、体重、生命体征、黄疸的范围和程度、胆红素检查结果、精神反应等资料。估计光疗过程患儿常见的护理问题。操作前戴墨镜,洗手。

3. 患儿准备

患儿入箱前须测体温、进行皮肤清洁,禁忌在皮肤上涂粉或油类;剪短指甲,防止抓破皮肤;双眼佩戴遮光眼罩,避免光线损伤视网膜;脱去患儿衣裤,全身裸露,只用长条尿布遮盖会阴部,男婴注意保护阴囊。

三、操作流程

（1）入箱前　①蓝光箱需先清洁、除尘；②接通电源、开机、检查；③往水槽内加入适当蒸馏水；④调节箱温和相对湿度。

（2）入箱　预热好蓝光箱，患儿裸体，用尿布遮盖会阴部，戴护眼罩，放入光疗箱中，记录光疗开始时间（图 6-4）。

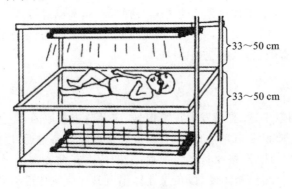

33~50 cm

33~50 cm

图 6-4　光照疗法

（3）光疗　光疗应使患儿皮肤均匀受光，并尽量使身体广泛照射，禁止在箱上放置杂物以免遮挡光线。若使用单面光疗箱一般每 2 h 更换体位 1 次，可以仰卧、侧卧、俯卧交替更换。俯卧照射时要有专人巡视，以免口鼻受压而影响呼吸。

（4）监测体温和箱温　光疗时应每 2~4 h 测体温 1 次或根据病情、体温情况随时测量，使体温保持在 36~37 ℃为宜，根据体温调节箱温。光疗最好在空调病室中进行。冬天要特别注意保暖，夏天则要防止过热，若光疗时体温上升超过 38.5 ℃时，要暂停光疗，经处理体温恢复正常后再继续治疗。

（5）出箱　一般采用光照 12~24 h 才能使血清胆红素下降，光疗总时间按医嘱执行，一般情况下，血清胆红素 $<171\ \mu mol/L(10\ mg/dL)$ 时可停止光疗。出箱时给患儿穿好衣服，除去眼罩，抱回病床，并做好各项记录。

（6）光疗后　测体温，沐浴清洁皮肤；关闭蓝光灯，切断电源，将湿化器水箱内水倒尽，做好整机的清洗、消毒工作，有机玻璃制品忌用乙醇擦洗。光疗箱应放置在干净、温度、湿度变化较小，无阳光直射的场所。

四、注意事项

（1）戴眼罩　避免蓝光（光线）损伤视网膜。

（2）光疗过程预防不显性失水　光疗时患儿不显性失水比正常小儿高 2~3 倍，故应在奶间喂水，应按医嘱静脉输液，观察出入量。

（3）严密观察病情　光疗前后及期间要监测血清胆红素变化，以判断疗效。光疗过程要观察患儿精神反应及生命体征；注意黄疸的部位、程度及其变化；大小便颜色与性状变化。

（4）清洁灯管　如有灰尘会影响照射效果，每天应清洁灯箱及反射板，灯管使用300 h 后其灯光能量输出减弱 20%，900 h 后减弱 35%，因此灯管使用超过 1000 h 必须更换。

（5）光疗副作用　①体温不稳定：过高，由于箱温过高，给予物理降温，如调低箱温，洗澡；过低，由于箱门未关好或者箱温过低等。②皮疹。③腹泻。④青铜症：结合胆红素高者或肝功能异常者，光疗后胆绿素蓄积，皮肤可呈青铜色，治疗停止约两周后自然消失。

目标检测题

项目一

一、A₁型题

1. 关于小儿患病的特点,正确的是(　　)。

A. 起病较慢 　　　　　　　B. 预后较差 　　　　　　　C. 表现较典型

D. 预防效果差 　　　　　　E. 感染性疾病较多

2. 关于儿科护理的特点,正确的是(　　)。

A. 健康史可靠 　　　　　　B. 护理操作容易 　　　　　C. 护理项目繁多

D. 心理护理简单 　　　　　E. 采集标本容易

3. 小儿出生后生长发育最快的时期是(　　)。

A. 新生儿期 　　　　　　　B. 婴儿期 　　　　　　　　C. 幼儿期

D. 学龄前期 　　　　　　　E. 学龄期

4. 新生儿可从母体获得,但3~5个月后逐渐消失的抗体是(　　)。

A. IgA 　　　　　　　　　B. IgD 　　　　　　　　　C. IgE

D. IgG 　　　　　　　　　E. IgM

5. 小儿发病率和死亡率最高的时期为(　　)。

A. 新生儿期 　　B. 婴儿期 　　C. 幼儿期 　　D. 学龄前期 　　E. 学龄期

6. 前囟的正确测量方法是(　　)。

A. 对角顶连线 　　　　　　B. 对边中点连线 　　　　　C. 邻边中点连线

D. 邻角顶点线 　　　　　　E. 邻边长

7. 小儿乳牙全部出齐的时间为(　　)。

A. 4~6个月 　　　　　　　B. 6~8个月 　　　　　　　C. 1~1.5岁

D. 2~2.5岁 　　　　　　　E. 3~4岁

8. 正常2周岁小儿,其体重约为出生体重的(　　)。

A. 1倍 　　　　　　　　　B. 2倍 　　　　　　　　　C. 3倍

D. 4倍 　　　　　　　　　E. 5倍

9. 2岁内小儿乳牙数目的推算公式是(　　)。

A. 月龄减1~2 　　　　　　B. 月龄减2~4 　　　　　　C. 月龄减4~6

D. 月龄减6~8 　　　　　　E. 月龄减8~10

10. 5岁小儿的体重依公式计算应为(　　)。

A. 10 kg 　　　　　　　　B. 14 kg 　　　　　　　　C. 18 kg

D. 20 kg 　　　　　　　　E. 24 kg

11. 6岁小儿的身高依公式计算应为(　　)。

A. 110 cm　　　　　　B. 112 cm　　　　　　C. 114 cm

D. 116 cm　　　　　　E. 118 cm

12. 3岁以下儿童测量身长时应采取的体位是(　　)。

A. 坐位　　　　　　　B. 立位　　　　　　　C. 俯卧位

D. 仰卧位　　　　　　E. 侧卧位

13. 新生儿出生时平均身长为(　　)。

A. 40 cm　　　　　　B. 45 cm　　　　　　C. 50 cm

D. 55 cm　　　　　　E. 60 cm

14. 儿童上部量与下部量相等的年龄是(　　)。

A. 11岁　　　　　　　B. 12岁　　　　　　　C. 13岁

D. 14岁　　　　　　　E. 15岁

15. 儿童胸围与头围相等的年龄为(　　)。

A. 1岁　　　　　　　B. 2岁　　　　　　　C. 3岁

D. 4岁　　　　　　　E. 5岁

16. 小儿前囟闭合的时间为(　　)。

A. 4~6个月　　　　　B. 7~9个月　　　　　C. 10~12个月

D. 1~1.5岁　　　　　E. 2~3岁

17. 1~5岁儿童上臂围小于12.5 cm,提示(　　)。

A. 肥胖症　　　　　　B. 营养不良　　　　　C. 营养中等

D. 营养良好　　　　　E. 营养过剩

18. 婴儿出现颈椎前凸的时间为(　　)。

A. 1个月左右　　　　B. 2个月左右　　　　C. 3个月左右

D. 4个月左右　　　　E. 5个月左右

19. 出生时上部量占身高的比例为(　　)。

A. 10%　　　　　　　B. 20%　　　　　　　C. 40%

D. 60%　　　　　　　E. 80%

20. 关于婴幼儿保健工作的重点下列哪项不正确?(　　)

A. 喂养指导　　　　　　　　　　B. 定期健康检查

C. 按时进行预防接种　　　　　　D. 合理安排生活制度

E. 多听轻音乐,教其看图识字

21. 学龄前儿童下列保健重点哪项不妥?(　　)

A. 继续进行生长发育的监测

B. 预防意外事故的发生

C. 加强体格锻炼

D. 多吃营养品,尤其是营养保健品

E. 重视早期教育

22. 百白破混合疫苗初种年龄应从何时开始?(　　)

A. 生后2~3天　　　　B. 生后2个月　　　　C. 生后3个月

D. 生后 4 个月　　　　　　　E. 生后 5 个月

23. 关于麻疹减毒活疫苗的初种时间,下列哪项是正确的?(　　　)

A. 生后 2～3 天　　　　B. 生后 2 个月　　　　C. 生后 5 个月

D. 生后 8 个月　　　　E. 生后 11 个月

24. 有关计划免疫,下列哪项是错误的?(　　　)

A. 预防接种可提高易感者非特异免疫力

B. 是预防小儿传染病的关键措施

C. 大多接种特异性抗原,使易感者产生免疫抗体

D. 部分小儿接种后有低热

E. 免疫功能缺陷的小儿不宜接种减毒活疫苗

25. 下列哪种疾病不属于基础免疫的范围?(　　　)

A. 麻疹　　　　　　　　B. 白喉　　　　　　　　C. 结核病

D. 破伤风　　　　　　　E. 流行性腮腺炎

26. 2 个月以上小儿首次接种卡介苗以下哪点最重要?(　　　)

A. 皮内注射　　　　　　　　　　　B. 接种前应做结核菌素试验

C. 接种剂量应减半　　　　　　　　D. 应注意避免感染

E. 接种浓度应减低(1∶1000)

27. 以下哪种辅食适合 7 个月婴儿食用?(　　　)

A. 碎肉和菜汤　　　　B. 烂面和鸡蛋　　　　C. 面条和青菜汤

D. 带馅的食品　　　　E. 碎肉和饼干

28. 母乳喂养儿佝偻病的发病率较牛乳喂养儿低的主要原因是母乳中(　　　)。

A. 含钙低　　　　　　　B. 含磷低　　　　　　　C. 含酪蛋白多

D. 含维生素 D 少　　　　E. 钙磷比例适当

29. 关于母乳喂养的方法,不正确的是(　　　)。

A. 母亲取坐位哺乳

B. 吸空一侧乳房再吸另一侧

C. 哺乳时只将母亲乳头送入婴儿口中即可

D. 先给小儿换尿布,然后清洗母亲双手和乳头

E. 哺乳完毕后将小儿竖抱起并轻拍背让吸入的空气排出

二、A₂ 型题

1. 某小儿,会翻身,能伸臂向前撑身躯稍坐,能听懂自己名字,发 ma、ba 等音,脊柱出现两个生理弯曲,乳牙未萌出。该小儿的年龄最可能是(　　　)。

A. 4 个月　　　　　　　B. 5 个月　　　　　　　C. 7 个月

D. 9 个月　　　　　　　E. 12 个月

2. 男婴,营养发育中等,体重 7.5 kg,身长 65 cm,能伸臂向前撑身躯稍坐,头围 41 cm,两个下中切牙正在萌出,该男婴最可能的年龄是(　　　)。

A. 2 个月　　　　　　　B. 3 个月　　　　　　　C. 6 个月

D. 10 个月　　　　　　E. 12 个月

3. 男孩,体格检查:身长 88 cm,体重 12 kg,胸围大于头围,前囟已闭,乳牙 18 颗。下列哪项动作该男孩尚不能进行?( )

A. 坐　　　　　　　　　　B. 爬　　　　　　　　　　C. 翻身

D. 走　　　　　　　　　　E. 独脚向前蹦跳

4. 2 个月婴儿,足月平产,母乳喂养,夜间喜哭,易惊,从未预防接种。目前进行下述哪项接种是正确的?( )

A. 卡介苗和脊髓灰质炎疫苗　　　　B. 卡介苗和麻疹减毒活疫苗

C. 卡介苗和百白破混合疫苗　　　　D. 脊髓灰质炎疫苗和百白破混合疫苗

E. 卡介苗、百白破混合疫苗和脊髓灰质炎疫苗

5. 4 个月婴儿,昨日接种了百白破混合疫苗,今日有轻度发热,稍哭吵不安,体温 38.2 ℃(肛表),右上臂外侧注射部位有轻微红肿。咽不充血,心肺无异常发现,下列哪项处理最恰当?( )

A. 暂不用药　　　　　　　　　　B. 口服抗生素

C. 口服退热药　　　　　　　　　　D. 口服抗病毒药

E. 同时口服抗生素和抗病毒药

6. 4 个月人工喂养儿,体重 6 kg,每日需总液体量及 8% 糖牛乳量分别是( )。

A. 总液体量 660 mL,8% 糖牛乳量 660 mL

B. 总液体量 900 mL,8% 糖牛乳量 660 mL

C. 总液体量 900 mL,8% 糖牛乳量 880 mL

D. 总液体量 1200 mL,8% 糖牛乳量 660 mL

E. 总液体量 1200 mL,8% 糖牛乳量 880 mL

三、A₃/A₄ 型题

(1~3 题共用题干)

某小儿,营养发育中等,身长 75 cm,头围与胸围相等,能听懂自己的名字,能说简单的单词,两足贴地能独站数秒钟,不能独立行走。

1. 该小儿的年龄可能是( )。

A. 4 个月　　　　　　　　　　B. 6 个月　　　　　　　　　　C. 8 个月

D. 12 个月　　　　　　　　　　E. 18 个月

2. 按标准体重公式计算,该小儿的体重应是( )。

A. 6.5 kg　　　　　　　　　　B. 9.0 kg　　　　　　　　　　C. 10.5 kg

D. 12.5 kg　　　　　　　　　　E. 15.0 kg

3. 该小儿的头围可能是( )。

A. 34 cm　　　　　　　　　　B. 36 cm　　　　　　　　　　C. 40 cm

D. 44 cm　　　　　　　　　　E. 46 cm

(4~6 题共用题干)

一母亲来儿科保健门诊咨询,诉其子年龄 5 个月,体重 6 kg。

4. 该婴儿最合理的喂养方法是( )。

A. 单纯母乳喂养　　　　　　　　　　B. 牛奶+面糊

C.母乳＋米糊、稀粥、蛋黄、菜泥、鱼泥　　　　D.母乳＋豆浆、烂面条

E.牛奶＋鸡蛋、碎菜和粥

5. 该婴儿每天食入的奶量应按(　　　)。

A.年龄计算　　　　　　　　　　　　　　B.实际体重及所需能量计算

C.胃容量计算　　　　　　　　　　　　　D.所需能量计算

E.标准体重及所需的水分计算

6. 该儿若系人工喂养,每天营养需要正确的是(　　　)。

A.每天总能量 660 kcal　　　　　　　　　B.每天给 5％糖牛奶 660 mL

C.每天给总液量 660 mL　　　　　　　　D.每天加一个鸡蛋

E.每天加肉末少许、甜饼干 3 块、豆浆 100 mL

项目二

一、A₁型题

1. 足月儿是指(　　　)。

A.≥28 周胎龄＜40 周的新生儿　　　　　B.≥28 周胎龄＜37 周的新生儿

C.≥37 周胎龄＜42 周的新生儿　　　　　D.胎龄为第 37 周的新生儿

E.胎龄＜38 周的新生儿

2. 正常出生体重儿出生 1 h 内体重在(　　　)。

A.1000～2000 g　　　　　B.1000～3000 g　　　　　C.2000～4000 g

D.2500～4000 g　　　　　E.2500～5000 g

3. 关于早产儿的特点,正确的是(　　　)。

A.皮肤胎毛多　　　　　　B.足底纹理多　　　　　　C.乳腺有结节

D.头发分条清楚　　　　　E.指甲达到指尖

4. 正常足月儿宜在生后何时开奶?(　　　)

A.半小时　　　　　　　　B.1 h　　　　　　　　　　C.2 h

D.3 h　　　　　　　　　　E.6 h

5. 在新生儿下列哪种现象为正常的?(　　　)

A.生后 24 h 后排胎粪　　　　　　　　　B.生后 24 h 内发现皮肤黄疸

C.生后 36 h 心率 200 次/分　　　　　　D.生后 48 h 后排尿

E.生后 48 h 呼吸频率为 45 次/分

6. 下列哪项不是新生儿特殊的生理状态?(　　　)

A.红臀　　　　　　　　　B.马牙　　　　　　　　　C.假月经

D.乳腺肿大　　　　　　　E.生理性黄疸

7. 母体的免疫球蛋白能通过胎盘转移给胎儿的是(　　　)。

A.IgA　　　　　　　　　　B.IgD　　　　　　　　　　C.IgE

D.IgG　　　　　　　　　　E.IgM

8. 关于新生儿的特点,正确的是(　　　)。

A. 体液免疫功能较完善

B. 肾小球滤过率高,浓缩功能好

C. 消化道面积较小,肠壁通透性较差

D. 呼吸较快,节律可不规则,心率波动大

E. 体温调节中枢不健全,体表面积相对小,不易散热

9. 关于生理性黄疸的特点,正确的是(　　)。

A. 以结合胆红素为主　　　　　　　　　　B. 生后 7～14 天出现黄疸

C. 早产儿生后 2 周内黄疸消退　　　　　　D. 足月儿生后 4 周内黄疸消退

E. 一般情况好,不伴有其他症状

10. 关于新生儿病理性黄疸的特点,正确的是(　　)。

A. 黄疸在生后 2 周消失

B. 黄疸持续不退或退而复现

C. 黄疸多在生后 2～3 天出现

D. 胆红素每日上升不超过 85 μmol/L(5 mg/dL)

E. 血清结合胆红素浓度小于 34 μmol/L(2 mg/dL)

11. 为降低胆红素浓度,防止或减轻核黄疸,简单而有效的方法是(　　)。

A. 换血疗法　　　　　　B. 光照疗法　　　　　　C. 白蛋白静脉滴注

D. 激素口服用　　　　　　E. 苯巴比妥口服

12. 关于新生儿体温调节的特点,正确的是(　　)。

A. 体温调节功能较好　　　　　　　　　　B. 体表面积小,不易散热

C. 能量储备少,产热不足　　　　　　　　D. 皮下脂肪厚,保温作用好

E. 皮肤血管丰富,利于维持体温

13. 新生儿轻度窒息,Apgar 评分为(　　)。

A. 0～3 分　　　　　　B. 0～5 分　　　　　　C. 4～7 分

D. 5～8 分　　　　　　E. 8～10 分

14. 新生儿窒息 ABCDE 复苏方案中,最根本的是(　　)。

A. A(清理呼吸道)　　　　　　　　　　B. B(建立呼吸)

C. C(维持正常循环)　　　　　　　　　D. D(药物治疗)

E. E(评估)

15. 新生儿窒息复苏,应在出生后首先(　　)。

A. 心脏按摩　　　　　　　　　　　　B. 面罩供氧

C. 弹足底或刺激皮肤以引起啼哭　　　　D. 注射 5% 碳酸氢钠和呼吸兴奋剂

E. 吸出鼻、口腔及咽喉中黏液和分泌物

16. 新生儿窒息复苏,胸外按压的部位是(　　)。

A. 胸骨体中间处　　　　　　　　　　B. 胸骨体中 1/3 处

C. 胸骨体中下 1/3 处　　　　　　　　D. 胸骨体中 1/4 处

E. 胸骨体中下 1/4 处

17. 新生儿窒息复苏,胸外按压的频率是(　　)。

A. 60～80 次/分　　　　　　B. 80～100 次/分　　　　　　C. 100～120 次/分

D. 120～140 次/分　　　　　　E. 140～160 次/分

18. 足月新生儿窒息最常见的并发症是（　　）。

A. 低钠血症　　　　　　　　　　　B. 心源性休克

C. 低钾血症　　　　　　　　　　　D. 缺血缺氧性脑病

E. 坏死性小肠结肠炎

19. 产后感染的新生儿败血症，最常见的感染途径是（　　）。

A. 经胎盘　　B. 经产道　　C. 经肠道　　D. 经脐带　　E. 经口腔黏膜

20. 新生儿硬肿症复温不正确的方法是（　　）。

A. 重度低体温患儿置于比体温高 1～2 ℃暖箱中开始复温，每小时提高暖箱 1 ℃

B. 轻、中度低体温患儿于 6～12 h 恢复正常体温

C. 重度低体温患儿于 48 h 恢复正常体温

D. 逐渐复温

E. 复温时注意监护生命体征，监护摄入或输入热量、液体量等

21. 黄疸在出生后 24 h 内出现者应首先考虑（　　）。

A. 新生儿生理性黄疸　　　B. 新生儿溶血病　　　　　C. 新生儿肝炎

D. 新生儿败血症　　　　　E. 胆道闭锁

二、A₂ 型题

1. 新生儿，生后半小时。出生体重 2250 g，皮肤胎毛多，头发细软、分条不清，乳腺无结节，足底光秃无纹理。此新生儿为（　　）。

A. 早产儿　　　　　　　B. 过期产儿　　　　　　C. 正常足月儿

D. 低出生体重儿　　　　E. 早产儿、低出生体重儿

2. 36 周早产儿，破膜 20 h 娩出，生后 3 天因精神萎靡、不吃、不哭入院。体检：反应差，体温 35.5 ℃，皮肤黄染，前囟平，心肺未见异常，腹软，肝肋下 2 cm，质软，脾左肋下 1 cm。为明确诊断，最有意义的检查是（　　）。

A. 血型　　　　　　　　B. 血常规　　　　　　　C. 尿常规

D. 血培养　　　　　　　E. 血清胆红素

3. 新生儿，足月顺产，出生体重 3.2 kg，生后 48 h 出现黄疸，血清总胆红素 297.5 mol/L。在检查黄疸原因时，首选治疗方法是（　　）。

A. 光照疗法　　　　　　B. 白蛋白输注　　　　　C. 口服苯巴比妥

D. 交换输血　　　　　　E. 输血浆

4. 新生儿日龄 3 天，足月顺产，生后第 2 天出现黄疸，渐加重，伴不吃、不哭、不动。查体：重度黄染，精神萎靡，心肺检查无明显异常，肝肋下 2.5 cm，脾肋下 1 cm，脐部少许脓性分泌物。考虑可能为新生儿败血症，护理措施中，不必要的是（　　）。

A. 维持体温稳定　　　　B. 保证营养供给　　　　C. 防止交叉感染

D. 清除局部感染灶　　　E. 按医嘱使用利尿剂

三、A₃/A₄ 型题

（1～3 题共用题干）

日龄 3 天，足月顺产，生后第 2 天出现黄疸，渐加重伴不吃、不哭、不动，查体：重度

黄染,精神萎靡,心肺检查无明显异常,肝肋下 2.5 cm,脾肋下 1 cm,脐部少许脓性分泌物。

1. 初步考虑最可能为( )。

A. 新生儿肺炎   B. 新生儿肝炎

C. 生理性黄疸   D. 新生儿败血症

E. 新生儿溶血病

2. 护理诊断可能性最小的是( )。

A. 自我形象紊乱   B. 皮肤完整性受损

C. 有体温改变的危险   D. 潜在并发症:化脓性脑膜炎

E. 营养失调:低于机体需要量

3. 护理措施中,不必要的是( )。

A. 维持体温稳定   B. 保证营养供给   C. 防止交叉感染

D. 清除局部感染灶   E. 按医嘱使用利尿剂

(4~6 题共用题干)

患儿,出生时皮肤苍白,心率 60 次/分,呼吸慢、不规则,四肢略屈曲,弹足底患儿皱眉。

4. 患儿 Apgar 评分为( )。

A. 0 分   B. 1 分   C. 2 分

D. 3 分   E. 4 分

5. 其窒息程度为( )。

A. 无窒息   B. 轻度窒息   C. 中度窒息

D. 重度窒息   E. 极重度窒息

6. 首要的处理是( )。

A. 输血   B. 窒息复苏   C. 补充钙剂

D. 肌内注射安定   E. 静脉滴注白蛋白

项目三

任务一

一、A₁ 型题

1. 儿科门诊的设置不包括( )。

A. 候诊室   B. 诊查室   C. 化验室

D. 治疗室   E. 配膳室

2. 儿科门诊预诊的主要目的是( )。

A. 提供包裹患儿及更换尿布的场所   B. 测量体温为就诊做准备

C. 及时检出传染病   D. 使患儿尽快熟悉医院环境

E. 预诊挂号,管理门诊的候诊秩序

3. 下列哪项是儿科病房特有的设置？（　　　）

A. 盥洗室、厕所 　　　　　　　　　　 B. 治疗室

C. 配膳室与配乳室 　　　　　　　　　 D. 医护人员办公室

E. 病室之间采用玻璃隔墙

4. 儿科病房设置正确的是（　　　）。

A. 医护人员办公室应设在病区入口处 　 B. 配膳室最好设在病房的中部

C. 病房内设有儿童游戏室 　　　　　　 D. 大病室设病床 8 个

E. 病床间距为 1.5 m

5. 下列哪项不是儿科抢救室的设置？（　　　）

A. 人工呼吸机 　　　　 B. 心电监护仪 　　　　 C. 气管插管用具

D. 供氧设施 　　　　　 E. 婴儿玩具箱

6. 住院患儿常见的心理反应不包括（　　　）。

A. 恐惧 　　　　　　　 B. 兴奋 　　　　　　　 C. 抑郁

D. 攻击性行为 　　　　 E. 退行性行为

7. 关于住院患儿的护理，下列措施哪项不妥？（　　　）

A. 保证患儿休息和睡眠

B. 注意清洁卫生

C. 正在断奶的婴儿住院期间可以继续断奶

D. 安排一定的文娱活动

E. 帮助患儿尽快适应医院环境

8. 当护士经过传染病隔离房间时，发现小床床栏落下，婴儿独自在哭。护士应
（　　　）。

A. 向护士长报告此事 　　　　　　　　 B. 冲进房间，拉上床栏

C. 穿上隔离衣，到房间去拉上床栏 　　 D. 批评照顾该婴儿的护士

E. 询问值班人员探望者是否来过此房间

9. 入院护理不包括（　　　）。

A. 介绍病房的情况 　　　　　　　　　 B. 清洁卫生

C. 测量体重、体温、脉搏、呼吸、血压 　 D. 休息与睡眠

E. 了解患儿生活情况

10. 6 个月以内婴儿住院后的心理反应特点主要是（　　　）。

A. 生理性满足即可安静 　　　　　　　 B. 容易产生分离性焦虑

C. 容易产生恐惧心理 　　　　　　　　 D. 易出现抑郁、退缩

E. 心理反应与表现不一致

二、A₃型题

（1～2 题共用题干）

1 岁小儿呕吐、腹泻 5 天，今日病情加重，反应差、面色发白、四肢湿冷、无尿，故急
送医院就诊。

1. 此时护士应安排患儿的就诊地点是（　　　）。

A. 候诊室   B. 诊查室   C. 抢救室

D. 治疗室   E. 危重病室

2. 应立即采取的措施是（　　）。

A. 挂号   B. 认真查体   C. 化验

D. 摄片   E. 抢救

任务二

一、A_1 型题

1. 蛋白质-能量营养不良患儿最先出现的表现是（　　）。

A. 皮下脂肪减少   B. 体重不增   C. 消瘦

D. 肌肉松弛   E. 运动和智能发育落后

2. 蛋白质-能量营养不良患儿皮下脂肪最先减少的部位是（　　）。

A. 面部   B. 腹部   C. 躯干

D. 臀部   E. 四肢

3. 重度蛋白质-能量营养不良患儿有时突然发生面色苍白、体温不升、神志不清、脉搏减弱、呼吸暂停。应首先考虑（　　）。

A. 低血糖   B. 低钠血症   C. 败血症

D. 低钙血症   E. 心力衰竭

4. VitD 缺乏性佝偻病的最主要病因是（　　）。

A. 纯母乳喂养   B. 生长发育过快   C. 肝肾功能不全

D. 日光照射不足   E. 单纯牛乳喂养

5. VitD 缺乏性佝偻病初期的主要临床表现是（　　）。

A. "X" 形腿   B. 手镯征   C. 颅骨软化

D. 肋骨串珠明显   E. 易激惹、多汗等神经精神症状

6. VitD 缺乏性佝偻病活动期的主要表现为（　　）。

A. 前囟过大   B. 出牙延迟   C. 骨骼改变

D. 肌张力低下   E. 神经精神症状

7. VitD 缺乏性佝偻病骨样组织堆积的临床表现是（　　）。

A. "X" 形腿   B. 手镯征   C. 颅骨软化   D. 鸡胸   E. 肋膈沟

8. VitD 缺乏性手足搐搦症惊厥发作的急救处理，下列哪项不对？（　　）

A. 立即使用止惊剂   B. 立即使用 VitD

C. 迅速补钙   D. 警惕喉痉挛，做好抢救准备

E. 保持呼吸道通畅

9. VitD 的预防剂量一般为每日（　　）。

A. 100～200 IU   B. 400～800 IU   C. 1000～2000 IU

D. 5000～10000 IU   E. 10000～20000 IU

10. VitD 缺乏性佝偻病患儿 VitD 治疗期间出现食欲不振、烦躁、呕吐、便秘，应警惕（　　）。

A. 肠炎　　　　　　　　B. 钙剂过量　　　　　　　C. 消化功能紊乱

D. VitD 过量中毒　　　　E. VitD 治疗的正常反应

二、A₂ 型题

1. 1 岁 10 个月小儿,反应灵敏,多汗、易惊、烦躁、前囟未闭、鸡胸、"X"形腿,最主要的护理措施是(　　)。

A. 补充 VitD　　　　　　B. 补充叶酸　　　　　　　C. 补充 VitB₁₂

D. 补充铁剂　　　　　　E. 使用抗生素

三、A₃/A₄ 型题

(1～2 题共用题干)

4 个月小儿,人工喂养,未添加 VitD 制剂,很少进行户外活动,平时易惊、多汗、睡眠少,近两日来咳嗽、低热,今晨突然双眼凝视,手足抽动。查体:枕后有乒乓球感。

1. 导致该患儿抽搐的直接原因是(　　)。

A. 钙剂过量　　　　　　B. VitD 缺乏　　　　　　　C. VitD 过量

D. 甲状旁腺功能低下　　E. 低血钙导致神经肌肉兴奋性增高

2. 最紧急的护理措施是(　　)。

A. 多晒太阳　　　　　　　　　　　B. 按医嘱口服 VitD

C. 按医嘱肌内注射 VitD　　　　　　D. 及时添加富含 VitD 的食物

E. 按医嘱用止惊剂迅速控制惊厥,同时补钙

(3～4 题共用题干)

男孩,11 个月,因哭闹、多汗、夜惊 1 个月就诊。该患儿系混合喂养,至今未加辅食。母妊娠期有下肢抽搐史,居高楼,户外活动少,时而腹泻,现仍不能扶站。查体:体重 9.3 kg,身长 70 cm,发育营养尚可,前囟门大小 1.8 cm×1.8 cm,有枕秃,乳牙未出,胸部有肋骨串珠,心肺听诊未见异常,腹软,肋缘外翻。X 线片示长骨干骺端呈毛刷状及杯口状改变。诊断为 VitD 缺乏性佝偻病。

3. VitD 缺乏性佝偻病的最主要病因是(　　)。

A. 纯母乳喂养　　　　　　B. 生长发育过快　　　　　C. 肝肾功能不全

D. 日光照射不足　　　　　E. 单纯牛乳喂养

4. 对此患儿,以下哪些护理措施是错误的?(　　)

A. 多晒太阳　　　　　　　　　　　B. 按医嘱补充 VitD

C. 训练患儿坐、站、行,促进发育　　D. 及时添加富含 VitD 的食物

E. 护理患儿动作要轻柔,以防发生骨折

任务三

一、A₁ 型题

1. 小儿轻型腹泻和重型腹泻的区别关键在于(　　)。

A. 发热的程度　　　　　　　　　　B. 吐泻量的多少

C. 大便有无脓血　　　　　　　　　D. 有无全身中毒症状

E. 有无水、电解质紊乱及酸碱平衡失调

2. 引起婴幼儿秋冬季腹泻最常见的病原体是（　　）。

A. 腺病毒　　　　　　　B. 埃可病毒　　　　　　　C. 轮状病毒

D. 白色念珠菌　　　　　E. 柯萨奇病毒

3. 婴儿腹泻的易感因素，不包括（　　）。

A. 消化系统发育不成熟　　　　　B. 母乳喂养儿的发生率高

C. 婴儿胃酸偏低，胃排空快　　　D. 胃酸和消化酶分泌少，酶活力偏低

E. 生长发育快，所需营养物质较多，胃肠道负担重

4. 婴儿腹泻有明显周围循环障碍者，扩容要求在多长时间内完成？（　　）

A. 0.5～1 h　　　　　　B. 2～3 h　　　　　　　C. 4～5 h

D. 8～12 h　　　　　　E. 13～16 h

5. 重度脱水与中度脱水主要区别为（　　）。

A. 眼眶凹陷　　　　　　B. 皮肤弹性差　　　　　　C. 尿少或无尿

D. 代谢性酸中毒　　　　E. 周围循环衰竭

6. 口服补液适合于（　　）。

A. 新生儿肠炎　　　　　B. 腹泻重度脱水　　　　　C. 心肾功能不全者

D. 腹泻时脱水的预防　　E. 腹胀明显的腹泻患儿

7. 下列何种情况需应用抗生素？（　　）

A. 食饵性腹泻　　　　　　　　　B. 生理性腹泻

C. 真菌性肠炎　　　　　　　　　D. 轮状病毒肠炎

E. 侵袭性大肠杆菌肠炎

二、A₂ 型题

1. 金金，男，7个月。因发热、哭闹、拒乳就诊。查体：T 38.0 ℃。口腔内有溃疡，覆以黄白色膜状物，周围绕以红晕。可能诊断为（　　）。

A. 单纯性口腔炎　　　　　　　　B. 疱疹性口腔炎

C. 溃疡性口腔炎　　　　　　　　D. 齿龈炎

E. 鹅口疮

2. 小兰，女，10个月。食欲下降，口腔颊黏膜多处有白色乳凝块样物，不易擦掉，强行擦去下面有红色创面。清洁该患儿口腔应选择的清洁液是（　　）。

A. 3%过氧化氢溶液　　　　　　　B. 0.1%利凡诺

C. 制霉菌素溶液　　　　　　　　D. 2%碳酸氢钠溶液

E. 1%高锰酸钾溶液

3. 壮壮，5个月，体重 7 kg，有湿疹，生后不久即开始腹泻，5～7 次/日，进乳良好，精神良好，大便检查未见异常。应考虑为（　　）。

A. 真菌性肠炎　　　　　　　　　B. 迁延性腹泻

C. 生理性腹泻　　　　　　　　　D. 病毒性肠炎

E. 婴儿腹泻（轻型）

4. 小花，1岁，腹泻 7 天，经第一阶段输液后已排尿，呼吸平稳，脉搏有力，血钠 136 mmol/L，CO₂-CP 18.8 mmol/L，血钾 3.8 mmol/L，第二阶段应用哪种液体继续

补液?(　　　)

A. 4∶3∶2 液　　　　　　　　　　B. 生理盐水

C. 生理维持液　　　　　　　　　　D. 6∶2∶1 含钠液

E. 2∶1 等张含钠液

5. 毛毛,4 个月,腹泻伴重度脱水,经补液后脱水征消失,但突然出现呼吸变浅,反应差,腹胀。体检:T 36.8 ℃,R 30 次/分,精神萎靡,面色苍白,前囟平,心音较低,腹胀,肠鸣音减弱,皮肤弹性可,膝反射消失。最可能的并发症是(　　　)。

A. 败血症　　　　　　　B. 低钾血症　　　　　　　C. 重症肌无力

D. 中毒性心肌炎　　　　E. 中毒性肠麻痹

三、A_3/A_4 型题

(1～2 题共用题干)

10 个月男婴,因腹泻 3 天入院,病后每天排水样便 10 余次,量较多,2 天来尿少,近 12 h 无尿。体检:前囟凹陷,哭无泪,皮肤弹性差,心音稍低,腹胀,肠鸣音减弱,膝反射消失,肢端凉。

1. 该患儿腹泻的临床分型为(　　　)。

A. 轻型腹泻　　　　　　B. 轻症腹泻　　　　　　C. 中型腹泻

D. 重型腹泻　　　　　　E. 重症腹泻

2. 在补钾时哪项不正确?(　　　)

A. 补钾一般持续 4～6 天

B. 输液后有尿即可开始补钾

C. 补充氯化钾总量为 0.6 g/(kg·d)

D. 静脉输液中氯化钾浓度不得超过 0.3%

E. 第一天静脉输液时间不可少于 6 h

(3～6 题共用题干)

6 个月婴儿,呕吐、腹泻 3 天,大便 10～15 次/日,呈蛋花汤样,有腥臭味,尿量极少,皮肤弹性差,可见花纹,前囟、眼窝明显凹陷,四肢厥冷,大便镜检白细胞偶见。血清钠 135 mmol/L。

3. 患儿脱水的程度及性质为(　　　)。

A. 中度等渗性脱水　　　　　　　　B. 中度低渗性脱水

C. 重度低渗性脱水　　　　　　　　D. 重度等渗性脱水

E. 重度高渗性脱水

4. 对患儿进行液体治疗,首批静脉输液应给予(　　　)。

A. 2∶1 等张含钠液 20 mL/kg　　　B. 2∶1 等张含钠液 100～120 mL/kg

C. 1/2 张含钠液 100～120 mL/kg　　D. 2/3 张含钠液 50～100 mL/kg

E. 1/2 张含钠液 50～100 mL/kg

5. 如果患儿在输液后出现乏力、腹胀、肠鸣音减弱、双膝腱反射消失、心音低钝,先应该考虑的诊断是(　　　)。

A. 低钾血症　　　　　　B. 低氯血症　　　　　　C. 低钙血症

D.低磷血症   E.低镁血症

6. 如患儿在第2天补液中先后惊厥2次,每次持续3~5 min后自行缓解,抽搐停止后神志清楚。根据该患儿惊厥原因应首先做哪项检查?(　　)

A.查脑脊液,排除颅内感染   B.测血糖

C.测血清钙、镁   D.查血常规

E.测血气分析

(7~9题共用题干)

洋洋,男,7个月。因发热、哭闹、拒乳就诊。查体:体温 38.0 ℃。口腔内有单个或成簇黄白色小水疱及浅表溃疡,溃疡面上覆以黄白色膜状物,周围绕以红晕。

7. 可能诊断为(　　)。

A.单纯性口腔炎   B.疱疹性口腔炎   C.溃疡性口腔炎

D.齿龈炎   E.鹅口疮

8. 患儿进食前因疼痛而哭闹,护士应指导家长进食前为患儿涂(　　)。

A.0.1%伊沙吖啶   B.2%利多卡因   C.3%过氧化氢

D.5%金霉素鱼肝油   E.10万 U/mL 制霉菌素甘油

9. 以下护理哪项不恰当?(　　)

A.勤喂水

B.清洗口腔以餐后1 h为宜

C.注意保持口周皮肤干燥

D.避免口腔擦试,涂药时应用棉签在溃疡面滚动

E.涂药后立即取出放置在患儿颊黏膜处的纱布或棉球

任务四

一、A₁ 型题

1. 小儿患鼻咽炎易并发中耳炎的原因是(　　)。

A.后鼻道狭窄   B.鼻腔相对较小   C.鼻窦口相对较大

D.咽鼓管宽、短、直   E.喉部较长,呈漏斗状

2. 新生儿呼吸频率每分钟为(　　)。

A.20~25 次   B.25~30 次   C.30~40 次

D.40~45 次   E.50~60 次

3. 婴幼儿易患呼吸道感染与下列哪种免疫球蛋白低下有关?(　　)

A.SIgA   B.IgD   C.IgE

D.IgG   E.IgM

4. 疱疹性咽峡炎的病原体是(　　)。

A.腺病毒   B.冠状病毒   C.流感病毒

D.柯萨奇病毒   E.呼吸道合胞病毒

5. 支气管肺炎区别于支气管炎的主要特点是(　　)。

A.气促   B.白细胞增多   C.发热、咳嗽

D. 呼吸音减弱   E. 固定的细湿啰音

6. 婴儿肺炎合并心力衰竭时每分钟心率超过（   ）。

A. 180 次   B. 150 次   C. 140 次

D. 130 次   E. 120 次

7. 金黄色葡萄球菌肺炎最容易出现的并发症是（   ）。

A. 心肌炎   B. 肺脓肿   C. 肺不张

D. 肺气肿   E. 心力衰竭

8. 咽-结合膜热的主要临床特点是（   ）。

A. 发热   B. 乏力   C. 食欲差

D. 咽部有疱疹   E. 咽炎、结合膜炎

9. 关于小儿肺炎的护理措施哪项不妥？（   ）

A. 各种护理操作集中进行   B. 喘憋较重时镇静、平卧

C. 输液时要控制输液量和速度   D. 哺乳时应抱起患儿，以防呛咳

E. 严密观察病情，及时发现并发症

10. 肺炎链球菌肺炎首选哪种抗生素？（   ）

A. 红霉素   B. 青霉素   C. 林可霉素

D. 先锋霉素   E. 丁胺卡那霉素

11. 轻重型肺炎的主要区别点是（   ）。

A. 发热程度   B. 咳嗽程度   C. 白细胞高低

D. 有无其他系统症状   E. 肺部啰音多少

二、A₂ 型题

1. 3 岁小儿，高热、咳嗽伴呼吸急促 1 天入院。入院查体：T 40 ℃，R 64 次/分，P 168 次/分。精神差，面色苍白，烦躁不安，右肺可闻及较多的细湿啰音，心率 182 次/分，心音低钝，律齐，腹软，肝右肋下 3 cm，脾未及，双下肢轻度水肿。最可能的医疗诊断是（   ）。

A. 心力衰竭   B. 支气管炎   C. 大叶性肺炎

D. 支气管肺炎   E. 支气管肺炎合并心力衰竭

2. 5 个月婴儿，受凉后第 2 天出现咳嗽，T 38.5 ℃，呼吸急促，有喘憋症状，精神较差，食欲下降。体格检查：神清，R 50 次/分，P 120 次/分，鼻翼扇动，口唇微发绀，三凹征（＋），双肺下部可闻及中等量细湿啰音。最主要的护理诊断是（   ）。

A. 体温过高   B. 活动无耐力   C. 心输出量减少

D. 有感染的危险   E. 气体交换受损

3. 患儿 8 岁，发热、咳嗽、咳痰 6 天。查体：T 38.2 ℃，R 24 次/分，肺部听诊有少量湿啰音。痰液黏稠，不易咳出，对患儿及家长进行健康指导哪项不必要？（   ）

A. 指导吸痰的方法   B. 介绍本病的原因

C. 指导有效的咳嗽技巧   D. 解释超声雾化吸入的作用

E. 解释祛痰剂的作用

4. 患儿，女，1 岁 4 个月，3 天前因受凉出现发热、咳嗽、喘憋，食欲减退，查体 T

37.8 ℃,P 140 次/分,呼吸 48 次/分,口周、面色发绀,鼻翼扇动,肺部听诊有中量湿啰音,护士首先为患儿考虑的措施是( )。

A.药物降温　　B.雾化吸入　　C.静脉补液　　D.氧气吸入　　E.止咳药物

三、A₃/A₄ 型题

（1~4 题共用题干）

患儿,8 个月,因肺炎入院,突然烦躁不安、发绀且进行性加重。体检:R 60 次/分,P 170 次/分,心音低钝,两肺布满细湿啰音,并咳出粉红色泡沫痰,肝肋下 3.5 cm,诊断为肺炎合并心力衰竭及肺水肿。

1. 根据患儿病情,最有效的应急措施是( )。

A.吸氧　　　　　　　　　　　　　B.使用利尿剂

C.使用洋地黄制剂　　　　　　　　D.更换抗生素,积极控制炎症

E.胸腔引流

2. 哪种给氧方式正确?( )

A.间歇吸入 20%~30%乙醇湿化的氧气

B.间歇吸入 30%~50%乙醇湿化的氧气

C.持续吸入 20%~30%乙醇湿化的氧气

D.间歇吸入 10%~20%乙醇湿化的氧气

E.持续吸入 30%~50%乙醇湿化的氧气

3. 给该患儿输液速度应小于( ) mL/(kg·h)。

A.5　　　　　　　　　B.8　　　　　　　　　C.10

D.12　　　　　　　　　E.15

4. 经治疗、护理,判断患儿心力衰竭缓解的主要指标哪项不正确?( )

A.心率是否减慢　　　　　　　　　B.肝脏是否缩小

C.烦躁不安是否缓解　　　　　　　D.气促、呼吸困难是否缓解

E.肺部啰音是否消失

任务五

一、A₁ 型题

1. 影响心脏形成的关键时期是胚胎发育的( )。

A.2 周内　　　　　　　B.2~8 周　　　　　　　C.10~18 周

D.20~28 周　　　　　　E.28 周以后

2. 关于胎儿血液循环,正确的是( )。

A.脐动脉血氧含量最高　　　　　　B.下腔静脉血全部流向右心室

C.胎儿左、右心室均向全身供血　　D.主动脉压力大于肺动脉压力

E.胎儿有 2 根脐静脉、1 根脐动脉

3. 有关小儿血压的描述,错误的是( )。

A.年龄越小血压越低

B.正常时舒张压为收缩压的 2/3

C.收缩压＝(年龄×2)＋100 mmHg

D.正常时下肢血压较上肢高 20 mmHg

E.测血压时袖带宽度以上臂长度的 2/3 为宜

4. 先天性心脏病最常见的类型是(　　)。

A.房间隔缺损　　　　　　　B.室间隔缺损　　　　　　　C.法洛四联症

D.肺动脉狭窄　　　　　　　E.动脉导管未闭

5. 先天性心脏病出现下半身青紫,应考虑为(　　)。

A.房间隔缺损　　　　　　　B.室间隔缺损　　　　　　　C.主动脉缩窄

D.法洛四联症　　　　　　　E.动脉导管未闭

6. 体循环血量增多见于(　　)。

A.主动脉缩窄　　　　　　　B.房间隔缺损　　　　　　　C.室间隔缺损

D.法洛四联症　　　　　　　E.动脉导管未闭

7. 左向右分流型先天性心脏病最常见的并发症是(　　)。

A.脑栓塞　　　　　　　　　B.脑脓肿　　　　　　　　　C.脑膜炎

D.支气管肺炎　　　　　　　E.感染性心内膜炎

8. 法洛四联症患儿病理生理改变与临床表现主要取决于(　　)。

A.病程长短　　　　　　　　B.患儿年龄　　　　　　　　C.血液黏滞度

D.肺动脉狭窄程度　　　　　E.主动脉骑跨与右心室肥厚程度

9. 股动脉枪击音见于(　　)。

A.房间隔缺损　　　　　　　B.室间隔缺损　　　　　　　C.主动脉缩窄

D.法洛四联症　　　　　　　E.动脉导管未闭

二、A₂型题

1. 患儿,2 岁半,生后 3 个月出现青紫,哭闹、活动后青紫明显加重,该患儿生长发育落后,喜蹲踞,有杵状指,心前区有明显杂音。患儿可能为(　　)。

A.室间隔缺损　　　　　　　B.房间隔缺损　　　　　　　C.法洛四联症

D.动脉导管未闭　　　　　　E.主动脉缩窄

2. 男孩,5 岁,平时无青紫但活动后气短,易患肺炎。发育落后于同龄儿,胸骨左缘第 3、4 肋间可闻及Ⅳ级全收缩期杂音,P₂亢进。考虑为(　　)。

A.房间隔缺损　　　　　　　B.室间隔缺损　　　　　　　C.动脉导管未闭

D.肺动脉瓣狭窄　　　　　　E.艾森门格综合征

3. 患儿,2 岁,生后 6 个月开始出现口唇发绀,活动时喜蹲踞,近 2 天起出现发热、腹泻。体格检查见轻度杵状指,胸骨左缘第 3 肋间可闻及Ⅲ级全收缩期杂音,P₂减弱。护理该患儿时,尤其应注意(　　)。

A.预防感染　　　　　　　　B.绝对卧床休息　　　　　　C.供给足够的能量

D.供给足够的液体　　　　　E.保持呼吸道通畅

4. 3 岁患儿,气促、发绀 2 年余,活动时喜蹲踞,诊断为法洛四联症。现患儿哭闹后突然出现呼吸困难,随即昏厥、抽搐。此时应采取(　　)。

A.仰卧位　　　B.俯卧位　　　C.膝胸位　　　D.左侧卧位　　　E.右侧卧位

三、A₃/A₄型题

(1～2题共用题干)

3岁患儿,气促、发绀2年余,活动时喜蹲踞,诊断为法洛四联症。现患儿哭闹后突然出现呼吸困难,随即昏厥、抽搐。

1. 患儿昏厥最可能的原因是( )。

A.脑栓塞 　　　　　B.肺栓塞 　　　　　C.脑脓肿

D.缺氧发作 　　　　E.急性心力衰竭

2. 此时应采取( )。

A.仰卧位 　　　　　B.俯卧位 　　　　　C.膝胸位

D.左侧卧位 　　　　E.右侧卧位

(3～4题共用题干)

患儿,4岁,曾多次患肺炎,平时无发绀,活动后气促。体格瘦小,心前区隆起,胸骨左缘第2肋间闻及Ⅲ级连续性杂音,伴有水冲脉。

3. 最可能的医疗诊断为( )。

A.房间隔缺损 　　　　B.室间隔缺损 　　　　C.法洛四联症

D.动脉导管未闭 　　　E.肺动脉瓣狭窄

4. 血流动力学改变主要为( )。

A.有双向分流

B.有右向左分流

C.体循环、肺循环血流量无变化

D.体循环血流量增加,肺循环血流量减少

E.体循环血流量减少,肺循环血流量增加

任务六

一、A₁型题

1. 生理性贫血一般发生在生后( )。

A.2～3个月 　　　　B.4～6个月 　　　　C.2～3岁

D.4～6岁 　　　　　E.11～13岁

2. 小儿末梢血白细胞分类,中性粒细胞和淋巴细胞的比例发生交叉的两个年龄段是( )。

A.生后4～6天和4～6岁 　　　　　B.生后4～6天和4～6个月

C.生后4～6周和4～6个月 　　　　D.生后4～6周和4～6岁

E.生后4～6个月和4～6岁

3. 6个月～6岁小儿贫血的诊断标准是末梢血中血红蛋白量低于( )。

A.90 g/L 　　　　　B.100 g/L 　　　　　C.110 g/L

D.120 g/L 　　　　　E.145 g/L

4. 小儿营养性缺铁性贫血最主要的病因是( )。

A.生长发育快 　　　　　　　　　B.铁吸收障碍

C. 铁丢失过多 D. 先天储铁不足

E. 铁摄入量不足

5. 关于营养性缺铁性贫血铁剂治疗,正确的是( )。

A. 铁剂宜空腹服用 B. 优先使用注射铁剂

C. 口服铁剂宜选用三价铁盐 D. 口服铁剂不宜与维生素 C 同时口服

E. 铁剂用到血红蛋白正常后 2~3 个月再停药

6. 营养性缺铁性贫血的骨髓象,下列哪项不符合?( )

A. 幼红细胞增生活跃 B. 粒细胞系无明显异常

C. 各期红细胞体积均较小 D. 巨核细胞系无明显异常

E. 红细胞系胞核成熟程度落后于胞质

7. 针对有明显神经精神症状的营养性巨幼红细胞性贫血患儿,首选的治疗是( )。

A. 叶酸 B. 铁剂

C. 维生素 B_{12} D. 铁剂加维生素 C

E. 叶酸加维生素 B_{12}

8. 缺铁性贫血属( )。

A. 大细胞性贫血 B. 正细胞性贫血

C. 单纯小细胞性贫血 D. 大细胞低色素性贫血

E. 小细胞低色素性贫血

9. 单纯羊乳喂养儿易患( )。

A. 缺铁性贫血 B. 溶血性贫血

C. 地中海贫血 D. 再生障碍性贫血

E. 巨幼红细胞性贫血

10. 关于营养性巨幼红细胞性贫血血常规或骨髓象的特点,正确的是( )。

A. 红细胞呈巨幼变 B. 胞质发育落后于胞核

C. 巨核细胞及血小板明显增多 D. 中性粒细胞可出现分叶过少现象

E. $MCV<94$ fL,$MCH<32$ pg,MCHC 正常

11. 在预防小儿缺铁性贫血的措施中,哪项是错误的?( )

A. 母乳喂养 B. 及时添加辅食

C. 婴幼儿食品适量铁强化 D. 牛乳喂养者,应加热处理

E. 早产儿、低出生体重儿宜从生后 4 个月开始给予铁剂预防

12. 为促进铁的吸收,服用铁剂时最好( )。

A. 与牛奶同服,餐前服用 B. 与牛奶同服,两餐间服用

C. 与 VitC 同服,餐后服用 D. 与 VitC 同服,餐前服用

E. 与 VitC 同服,两餐间服用

二、A_2 型题

1. 8 个月婴儿,单纯母乳喂养,面色苍白,对外界反应差,双上肢有震颤,Hb 80 g/L,RBC $3.5×10^9$/L,N 0.65,L 0.37,MCV 99 fL,MCH 36 pg,MCHC 34%,HbF 2%。

此患儿贫血最可能的原因是（   ）。

    A. 铁缺乏   B. 碘缺乏

    C. 叶酸缺乏   D. 维生素 C 缺乏

    E. 维生素 B_{12} 缺乏

2. 9 个月男孩，因长期腹泻导致缺铁性贫血，今日开始用硫酸亚铁治疗，在 3～5 天后判断治疗效果最合适的指标是（   ）。

    A. 红细胞计数   B. 血红蛋白量

    C. 网织红细胞   D. 血清铁蛋白

    E. 红细胞游离原卟啉

3. 1 岁半小儿，食欲差，脸色渐苍白 1 年，肝脾大，Hb 62 g/L，RBC 4.5×10^9/L，WBC 8.0×10^9/L，N 0.35，L 0.67，MCV 69 fL，MCH 24 pg，MCHC 27%。下列哪种治疗最合理？（   ）

    A. 叶酸   B. 维生素 B

    C. 维生素 C   D. 维生素 B_{12}

    E. 硫酸亚铁

4. 2 岁男孩，消瘦，食欲差，脸色苍白，1 岁半时会行走和说短语，目前不能走，不会叫爸爸和妈妈，肝右肋下 4 cm，脾左肋下 3 cm，血常规示大细胞性贫血。最主要的护理诊断是（   ）。

    A. 有感染的危险   B. 生长发育改变

    C. 心输出量减少   D. 有体温改变的危险

    E. 营养失调：低于机体需要量

三、A_3/A_4 型题

（1～3 题共用题干）

4 个月婴儿，足月顺产，出生体重 2000 g，单纯母乳喂养，未添加辅食。查体：皮肤、巩膜无黄染，前囟平软，唇较苍白，心肺无异常，肝右肋下 3 cm，脾左肋下 2 cm，Hb 80 g/L，WBC 8.5×10^9/L，N 0.38，L 0.65，MCV 70 fL，MCH 25 pg，MCHC 26%，HbF 7%。

1. 最可能的医疗诊断是（   ）。

    A. 生理性贫血   B. 地中海贫血

    C. 再生障碍性贫血   D. 营养性缺铁性贫血

    E. 营养性巨幼红细胞性贫血

2. 引起贫血的原因最可能是缺乏（   ）。

    A. 铁   B. 叶酸

    C. 维生素 C   D. 维生素 B_2

    E. 维生素 B_{12}

3. 最主要的护理措施为（   ）。

    A. 注意休息   B. 指导铁剂应用

    C. 加强教育与训练   D. 纠正不良饮食习惯

E. 注意饮食搭配合理

（4~6题共用题干）

某8个月男婴,系早产儿,生后牛奶喂养,未加辅食。近1个月来面色渐黄。肝肋下 2 cm,脾肋下 0.5 cm,血红蛋白 80 g/L,红细胞 3.0×10^{12}/L,红细胞体积小,中央淡染区扩大。

4. 下列措施正确的是（　　）。

A. 输血治疗　　　　　　　　B. 肌内注射 $VitB_{12}$　　　　　C. 口服叶酸

D. 口服铁剂　　　　　　　　E. 口服 VitC

5. 有利于药物吸收的方法是（　　）。

A. 餐前服用　　　　　　　　B. 与钙片同服　　　　　　　C. 与橙汁同服

D. 与牛奶同服　　　　　　　E. 及时加瘦肉、蛋黄

6. 用药后的表现为（　　）。

A. 1 天内网织红细胞升高　　　　　　　B. 3~4 天网织红细胞升高

C. 2~3 周后网织红细胞降至正常　　　　D. 血红蛋白与网织红细胞同时增加

E. 临床症状在血象恢复正常 2 个月后好转

任务七

一、A_1 型题

1. 与小儿急性肾小球肾炎发病有密切关系的是（　　）。

A. 支原体　　　　　　　　　B. 肺炎链球菌　　　　　　　C. 乙型肝炎病毒

D. 金黄色葡萄球菌　　　　　E. A 组 β 溶血性链球菌

2. 急性肾小球肾炎严重病例发生的时间最常见是病初（　　）。

A. 2 周内　　　　　　　　　B. 3 周内　　　　　　　　　C. 4 周内

D. 5 周内　　　　　　　　　E. 2 个月内

3. 急性肾小球肾炎患儿可恢复上学的客观指标是（　　）。

A. 水肿消退　　　　　　　　　　　　　B. 血压正常

C. 血沉正常　　　　　　　　　　　　　D. 尿常规检查

E. 抗链球菌溶血素"O"正常

4. 关于急性肾小球肾炎的护理,下列哪项正确？（　　）

A. 卧床休息 4 周以上　　　　　　　　B. 无盐饮食至血压正常

C. 低蛋白饮食至尿蛋白消失　　　　　D. 肉眼血尿消失后,可恢复正常活动

E. 应用抗生素 7~10 天,以消除残存感染

5. 肾病综合征最基本、最重要的病理生理变化与发病环节是（　　）。

A. 明显血尿　　　　　　　　B. 氮质血症　　　　　　　　C. 大量蛋白尿

D. 低蛋白血症　　　　　　　E. 高胆固醇血症

6. 治疗肾病综合征的首选药物是（　　）。

A. 环孢素　　　　　　　　　B. 环磷酰胺　　　　　　　　C. 雷公藤多苷

D. 苯丁酸氮芥　　　　　　　E. 肾上腺皮质激素

7. 急性肾小球肾炎患儿应用青霉素的目的是( )。

A. 防止合并症　　　　　　　　　　　B. 控制肾脏炎症

C. 预防肾功能损害　　　　　　　　　D. 清除体内残余病灶

E. 预防肾脏炎症进一步发展

8. 肾病综合征最常见的并发症是( )。

A. 感染　　　　　　　B. 循环充血　　　　　　C. 电解质紊乱

D. 急性肾功能不全　　　E. 高凝状态或血栓形成

9. 肾炎性肾病与单纯性肾病的主要鉴别点是( )。

A. 大量蛋白　　　　　　B. 高度水肿　　　　　　C. 高胆固醇症

D. 低蛋白血症　　　　　E. 血尿、高血压

10. 肾病综合征患儿应用肾上腺皮质激素治疗 6 周后,尿蛋白完全消失,浮肿消退。激素疗效为( )。

A. 复发　　　　　　　B. 激素耐药　　　　　　C. 激素依赖

D. 激素敏感　　　　　E. 激素部分敏感

二、A₂ 型题

1. 5 岁男孩,水肿 4 天,气促 1 天,伴尿少、尿色深。查体:R 32 次/分,心音增强,两肺底部有少许湿啰音,肝肋下 2 cm,BP 20/12 kPa(150/90 mmHg)。诊断为急性肾小球肾炎,该患儿已存在哪种并发症?( )

A. 支气管肺炎　　　　　B. 高血压脑病　　　　　C. 肾功能衰竭

D. 严重循环充血　　　　E. 肾静脉血栓形成

2. 8 岁男孩,因水肿、尿少 1 周来诊。查体可见全身明显水肿,下肢指压痕明显,阴囊水肿较重,血压 105/75 mmHg(14/10 kPa),尿蛋白(＋＋＋＋),尿中每高倍镜视野红细胞 0～4 个。此患儿水肿的原因最主要是( )。

A. 低蛋白血症　　　　　　　　　　　B. ADH 分泌增加

C. 醛固酮分泌增多　　　　　　　　　D. 肾小球滤过率下降

E. 肾小管对钠的重吸收增多

3. 5 岁小儿,因尿少、尿色深、颜面水肿 2 天住院,诊断为急性肾小球肾炎。起病前 2 周对该患儿限制活动的护理措施,正确的是( )。

A. 卧床休息　　　　　　　　　　　　B. 可继续上学

C. 无需限制活动　　　　　　　　　　D. 每日在床边轻微活动

E. 可进行日常活动,避免剧烈运动

4. 10 岁患儿,诊断为原发性肾病综合征,家长长期给予其低盐饮食。进 3 天来,患儿感乏力,反复呕吐、食欲差、精神萎靡,今日突然抽搐一次。最可能的原因是( )。

A. 颅内感染　　B. 低钠血症　　C. 低钙血症　　D. 低镁血症　　E. 脑血栓形成

5. 4 岁男孩,水肿、尿少 1 个月。查体:全身水肿明显,血压 90/60 mmHg,尿常规示尿蛋白(＋＋＋),每高倍镜视野红细胞 1～2 个,血胆固醇 11.44 mmol/L(440 mg/dL),血浆总蛋白 40 g/L(4 g/dL),白蛋白 20 g/L(2 g/dL),尿素氮 6.28 mmol/L

(20 mg/dL)。该患儿治疗应首选（　　）。

　　A. 呋噻米　　　B. 泼尼松　　　C. 环磷酰胺　　　D. 硝苯地平　　　E. 苯丁酸氮芥

三、A₃/A₄型题

（1～3题共用题干）

　　4岁男孩，水肿、尿少1个月。查体：全身水肿明显，血压90/50 mmHg（12/6.65 kPa）。尿常规（离心尿）：尿蛋白（＋＋＋＋），每高倍镜视野红细胞1～2个，血胆固醇11.44 mmol/L（440 mg/dL），血浆总蛋白40 g/L（4 g/dL），白蛋白20 g/L（2 g/dL），尿素氮6.28 mmol/L（20 mg/dL）。

　　1. 最可能的医疗诊断是（　　）。

　　A. 慢性肾炎　　　　　　　B. 肾炎性肾病　　　　　　C. 单纯性肾病

　　D. 继发性肾病　　　　　　E. 急性肾小球肾炎

　　2. 该患儿治疗应首选（　　）。

　　A. 呋塞米　　　　　　　　B. 强的松　　　　　　　　C. 环磷酰胺

　　D. 硝苯地平　　　　　　　E. 苯丁酸氮芥

　　3. 对该患儿的护理，正确的是（　　）。

　　A. 无盐饮食　　　　　　　B. 无蛋白饮食　　　　　　C. 绝对卧床休息

　　D. 注意预防感染　　　　　E. 按医嘱用硝普钠降压

（4～6题共用题干）

　　6岁的男孩，眼睑水肿3天，伴头痛、眼花，尿呈深茶色1天就诊，2周前曾患扁桃体炎，经用青霉素治疗好转。

　　4. 护理体检重点应是（　　）。

　　A. 血压　　　　　　　　　B. 腹部血管杂音　　　　　C. 肾区叩击痛

　　D. 尿道口有无红肿　　　　E. 扁桃体

　　5. 首选的辅助检查是（　　）。

　　A. B型超声检查　　　　　B. 心电图　　　　　　　　C. 乙肝两对半测定

　　D. 胸部X线　　　　　　　E. 尿常规

　　6. 如果此患儿出现呼吸困难，颈静脉怒张，咳粉红色泡沫痰，两肺满布湿啰音，下列处理不妥的是（　　）。

　　A. 严格限制水钠入量　　　B. 强力利尿剂　　　　　　C. 静脉滴注硝普钠

　　D. 快速洋地黄化　　　　　E. 严格卧床休息

任务八

一、A₁型题

　　1. 3个月以下幼婴患化脓性脑膜炎临床表现中最突出的问题是（　　）。

　　A. 高热　　　　　　　　　　　　　　B. 喷射性呕吐

　　C. 脑膜刺激征　　　　　　　　　　　D. 临床症状不典型

　　E. 强直-阵挛性惊厥

　　2. 对诊断化脓性脑膜炎最有确诊意义的检查是（　　）。

A. 脑 CT   B. 脑脊液涂片

C. 脑脊液生化   D. 脑脊液中白细胞检测

E. 脑脊液中糖含量检测

3. 新生儿化脓性脑膜炎最常见的病原菌是（   ）。

A. 流感杆菌   B. 大肠杆菌   C. 肺炎双球菌

D. 脑膜炎双球菌   E. 乙型溶血性链球菌

4. 化脓性脑膜炎最常见的感染途径是（   ）。

A. 嗅神经   B. 淋巴感染   C. 直接感染

D. 周围感染   E. 血行感染

5. 婴儿化脓性脑膜炎时脑膜刺激征不明显是因为（   ）。

A. 机体反应差   B. 脑膜炎症反应轻

C. 颈部肌肉不发达   D. 神经系统发育不完善

E. 囟门未闭所起的缓冲作用

二、A_2 型题

1. 男孩，6 个月。因发热 3 天，反复惊厥 3 次入院，过去无惊厥史。入院查体：体温 38.7 ℃，嗜睡，醒后烦躁、易激惹，心率 120 次/分，心肺检查无异常，腹软，前囟较饱满，为明确诊断，最重要的检查是（   ）。

A. 腰穿   B. 血培养   C. 脑电图检查

D. 头颅 B 超检查   E. 头颅 CT 扫描

2. 1 岁小儿，1 周前因蚊虫叮咬而抓挠，身体多处皮肤黏膜感染，未引起家长的重视。3 天前小儿开始发热，体温最高 39.5 ℃，今日突然抽搐 2 次。查体：神志清楚，前囟隆起，颈有抵抗感，皮肤黏膜有多处感染病灶。脑脊液检查：外观清亮，细胞数 450×10^6/L，以淋巴细胞为主；蛋白正常或轻度增高；糖、氯化物含量正常。你考虑发生了什么疾病？（   ）

A. 中毒性脑病   B. 化脓性脑膜炎

C. 病毒性脑膜炎   D. 结核性脑膜炎

E. 流行性脑脊髓膜炎

三、A_3/A_4 型题

（1～2 题共用题干）

7 个月男婴，发热、咳嗽 5 天，近 2 天呕吐，今突然抽搐，曾用过青霉素肌内注射 3 天，生后已接种卡介苗。查体：体温 38.9 ℃，嗜睡，前囟饱满，颈有抵抗感，双肺少许细湿啰音，巴氏征（＋）、克氏征（－）布氏征（－），血常规 WBC 17×10^9/L，N 0.66，L 0.34，脑脊液外观微混浊，WBC 1000×10^6/L，N 0.7，L 0.3，蛋白质 2000 mg/L，糖 2.3 mmol/L，氯化物 105 mmol/L。

1. 最可能的医疗诊断是（   ）。

A. 中毒性脑病   B. 化脓性脑膜炎   C. 病毒性脑膜炎

D. 结核性脑膜炎   E. 流行性脑脊髓膜炎

2. 对该患儿的护理措施，不妥的是（   ）。

A.维持体温正常 　　　　B.保证营养供给 　　　　C.经常为其翻身

D.病房保持安静 　　　　E.各种护理操作尽可能集中

任务九

一、A₁ 型题

1.与风湿热发病有关的病原菌是（　　）。

A.肺炎链球菌 　　　　　　　　B.金黄色葡萄球菌

C.皮肤溶血性链球菌 　　　　　D.A 组 A 型溶血性链球菌

E.A 组乙型溶血性链球菌

2.风湿热心内膜炎中最常受累的是（　　）。

A.心包 　　　　　　B.二尖瓣 　　　　　　C.三尖瓣

D.主动脉瓣 　　　　E.肺动脉瓣

3.预防风湿热复发最常用的药物是（　　）。

A.红霉素 　　　　　B.青霉素 　　　　　　C.强的松

D.地塞米松 　　　　E.阿司匹林

4.风湿热中最严重的表现是（　　）。

A.心脏炎 　　　　　B.关节炎 　　　　　　C.舞蹈病

D.环形红斑 　　　　E.皮下结节

5.风湿热患儿给予阿司匹林治疗的注意事项中,错误的是（　　）。

A.最好空腹服用 　　　　　　　B.最好饭后服用

C.最好同服氢氧化铝 　　　　　D.加服 VitK 可预防出血

E.应注意观察药物的副作用

6.下列哪项不是儿童糖尿病的典型症状？（　　）

A.多饮 　　　　　　B.多食 　　　　　　　C.多尿

D.血压下降 　　　　E.体重下降

二、A₂ 型题

1. 女孩,13 岁,发热 2 周余,胸腹部间断出现环形红斑,化验:血红蛋白 100 g/L,WBC $13.6×10^9$/L,N 0.82,L 0.17,ESR 50 mm/h,CRP(＋),ASO 500 U,心电图正常。诊断为风湿热。应首选的药物为（　　）。

A.青霉素 　　　　　　　　　　B.阿司匹林

C.强的松 　　　　　　　　　　D.阿司匹林＋强的松

E.青霉素＋阿司匹林

2. 6 岁小儿,因发热 2 周、双膝关节痛 1 周入院。查体:T 38 ℃,P 101 次/分,咽稍充血,心肺(－),双膝关节红肿,活动受限。血沉 98 mm/h,CRP(＋)。为证实风湿热的诊断,需化验的指标是（　　）。

A.ASO 　　　　　　B.尿常规 　　　　　　C.黏蛋白

D.血常规 　　　　　E.血清抗核抗体

3. 患儿,女,10 岁。患 1 型糖尿病 5 年,用胰岛素治疗。体能测试后,患儿出现了心悸、出汗、头晕、手抖、饥饿感。护士正确的判断是( )。

　　A.胰岛素过量　　　　　　B.饮食不足　　　　　　　　C.过度劳累

　　D.低血糖反应　　　　　　E.心源性晕厥

4. 患儿,女,7岁,多饮、多尿、多食,体重下降,被诊断为糖尿病,她的饮食成分的分配为( )。

　　A.糖70%,蛋白质10%,脂肪20%

　　B.糖60%,蛋白质20%,脂肪20%

　　C.糖50%,蛋白质20%,脂肪30%

　　D.糖40%,蛋白质35%,脂肪25%

　　E.糖30%,蛋白质30%,脂肪40%

5. 患儿,男,8岁,多饮、多尿、多食,体重下降,被诊断为1型糖尿病收入院治疗,其饮食中全日热量的分配方法是( )。

　　A.早餐1/5,中餐2/5,晚餐2/5

　　B.早餐2/5,中餐2/5,晚餐1/5

　　C.早餐2/5,中餐1/5,晚餐2/5

　　D.早餐3/5,中餐1/5,晚餐1/5

　　E.早餐1/5,中餐1/5,晚餐3/5

三、A₃/A₄型题

(1～2题共用题干)

女孩,8岁,不规则低热2周,近3天来挤眉弄眼,耸肩,不自主运动,病后不规则用过多种抗生素,HB 105 g/L,WBC $13×10^9$/L,N 0.72,L 0.28,血沉 65 mm/h,ASO 460 U。

1. 最可能的诊断是( )。

　　A.癫痫　　　　　　　　　B.舞蹈病　　　　　　　　　C.中毒性脑病

　　D.病毒性脑炎　　　　　　E.结核性脑膜炎

2. 该病受累的部位是( )。

　　A.小脑　　　　　　　　　B.下丘脑　　　　　　　　　C.锥体束

　　D.软脑膜　　　　　　　　E.锥体外系

(3～5题共用题干)

患儿,女,12岁。糖尿病病史4年,长期胰岛素治疗,某日凌晨突然感到饥饿难忍、全身无力、心慌、出虚汗,继而神志恍惚。

3. 护士应首先考虑发生了( )。

　　A.胰岛素过敏　　　　　　　　　　　B.低血糖反应

　　C.酮症酸中毒早期　　　　　　　　　D.高渗性昏迷先兆

　　E.血容量不足

4. 护士应立即采取的措施是( )。

　　A.通知家属　　　　　　　　　　　　B.协助患者饮糖水

　　C.进行血压监测　　　　　　　　　　D.建立静脉通路

E. 专人护理

5. 调整胰岛素用量应为（　　）。

A. 加大早晨胰岛素用量　　　　　　　　　B. 减小早晨胰岛素用量

C. 加大晚间胰岛素用量　　　　　　　　　D. 减小晚间胰岛素用量

E. 加大运动量

项目四

一、A₁ 型题

1. 麻疹病毒是通过以下哪种途径传播的？（　　）

A. 消化道　　　　　　　　B. 血液　　　　　　　　C. 接触性

D. 呼吸道　　　　　　　　E. 虫媒

2. 降低麻疹发病率的关键措施是（　　）。

A. 早发现、早治疗、早隔离

B. 易感儿按时接种麻疹疫苗

C. 患儿停留过的病室要彻底通风

D. 易感儿接触患儿后注射免疫球蛋白

E. 流行期间易感儿不要到人群密集的公共场所

3. 小儿麻疹最常见的并发症为（　　）。

A. 喉炎　　　　　　　　　B. 心肌炎　　　　　　　C. 脑炎

D. 肺炎　　　　　　　　　E. 结膜炎

4. 典型麻疹的出疹顺序为（　　）。

A. 耳后—四肢—躯干—手掌—足底

B. 耳后—额面部—躯干—四肢—手掌、足底

C. 躯干—四肢—头面部

D. 额部—面部—躯干—四肢

E. 前胸—背部—四肢—手掌—足底

5. 麻疹前驱期的临床诊断依据是（　　）。

A. 发热与出疹的关系　　　B. 皮疹的形态　　　　　C. 卡他症状

D. 接触史　　　　　　　　E. Koplik 斑

6. 水痘-带状疱疹病毒属于下列哪种病毒属？（　　）

A. 肠道病毒　　　　　　　B. 副黏病毒　　　　　　C. 疱疹病毒

D. 黄热病毒　　　　　　　E. 以上都不是

7. 以下哪项不是水痘的临床特点？（　　）

A. 皮疹分布以四肢为主

B. 同期可见斑丘疹、水疱疹及痂疹

C. 发热 1～2 天出疹

D. 可累及口腔等黏膜

E. 疹退后多无瘢痕遗留

8. 水痘最常见并发症为( )。

A. 脑炎   B. 心肌炎   C. 肺炎

D. 败血症   E. 以上都不是

9. 水痘患者作为唯一的传染源,其具有传染性的时段为( )。

A. 潜伏期   B. 出疹期

C. 出疹前 10 天至出疹后 5 天   D. 出疹前 5 天至第一批疹退

E. 出疹前 1~2 天至全部疱疹结痂

10. 小儿流行性腮腺炎最常见的并发症为( )。

A. 脑膜脑炎   B. 心肌炎   C. 睾丸炎

D. 胰腺炎   E. 肾炎

11. 关于细菌性痢疾的流行病学何者错误?( )

A. 传染源为患者、带菌者

B. 生活接触是散发病例的主要传播途径

C. 常有明显的冬春季流行高峰

D. 发病率以儿童最高

E. 目前我国流行菌群以福氏为主

12. 细菌性痢疾主要预防措施是( )。

A. 隔离接触者   B. 治疗患者   C. 检出带菌者

D. 切断传播途径   E. 预防接种

13. 下列何项不是中毒性菌痢的临床特征?( )

A. 多见于 2~7 岁儿童

B. 大便常规无异常发现

C. 起病急骤,突发高热、惊厥

D. 可无肠道症状

E. 短期内出现循环、呼吸衰竭

14. 有关中毒性菌痢的特点不符的是( )。

A. 起病急骤   B. 早期休克

C. 肠道症状少见   D. 发病与肠毒素密切有关

E. 可发生中枢性呼衰

15. 预防小儿结核病的主要方法是( )。

A. 及时发现患者   B. 隔离患者   C. 普种卡介苗

D. 隔离治疗患者及普种卡介苗   E. 对小儿进行预防性化疗

16. 小儿时期的结核病,以哪型最多见?( )

A. 原发型肺结核   B. 结核隐性感染   C. 支气管淋巴结结核

D. 粟粒型肺结核   E. 结核性脑膜炎

17. 结核菌素试验结果,以下哪项正确?( )

A. 凡结核菌素试验阴性者可排除结核病

B. 卡介苗接种成功,结核菌素试验呈强阳性

C. 粟粒型结核时,结核菌素试验可呈阴性

D. 结核菌素试验阳性者可肯定有结核病

E. 3 岁内阳性者(未种卡介苗)不提示结核活动的可能性

18. 结核性脑膜炎患儿前驱期主要临床表现特点是(　　)。

A. 头痛　　　　　　　　B. 惊厥　　　　　　　　C. 食欲减退、呕吐

D. 性格改变　　　　　　E. 便秘

19. 诊断结核性脑膜炎最可靠的依据是(　　)。

A. 发热、盗汗、呕吐、脑膜刺激征阳性

B. 结核菌素试验强阳性

C. 脑脊液细胞计数和生化检查呈典型结核性脑膜炎改变

D. 脑脊液查到结核杆菌

E. 胸部 X 线检查有原发型肺结核

20. PPD 试验结果:局部硬结为 10~19 mm。其表示符号是(　　)。

A. －　　　　B. ＋　　　　C. ＋＋　　　　D. ＋＋＋　　　　E. ＋＋＋＋

21. 结核病预防性化疗常选用的药物是(　　)。

A. 利福平　　B. 链霉素　　C. 吡嗪酰胺　　D. 乙胺丁醇　　E. 异烟肼

二、A₂ 型题

1. 患儿,1 岁,低热伴咳嗽 3 周,消瘦。血沉 40 mm/h,PPD 试验(－)。X 线胸片示右肺中部炎症影伴右肺门淋巴结肿大。患儿近期曾患麻疹。其可能的诊断是(　　)。

A. 金黄色葡萄球菌肺炎　　B. 纵隔肿瘤　　　　　　C. 原发型肺结核

D. 病毒性肺炎　　　　　　E. 支原体肺炎

2. 患儿,女,7 岁,发热 3 天后于头颈部出现淡红色充血性斑丘疹,体温 39.2 ℃,可采取以下哪项护理措施?(　　)

A. 乙醇擦浴　　　　　　　　B. 冰袋冷敷

C. 冰盐水灌肠降温　　　　　D. 阿司匹林口服

E. 让患儿卧床休息,多饮温开水

3. 患儿,女,2 岁,诊断水痘,在家隔离治疗。因皮疹痒,哭闹不安,给予家长正确的指导是(　　)。

A. 局部涂 2% 碘酊　　　　　　B. 局部涂液体石蜡

C. 局部涂地塞米松霜　　　　　D. 局部涂炉甘石洗剂

E. 局部涂金霉素鱼肝油

4. 患儿,男,7 岁,诊断为流行性腮腺炎,健康指导不正确的是(　　)。

A. 鼓励患儿多饮水

B. 睾丸肿痛时可用丁字带

C. 忌酸、辣、硬而干燥的食物

D. 为自限性疾病,无特殊疗法

E. 如合并脑膜脑炎,应长期口服激素

5. 男孩,7岁,因父亲患结核病住院而要求检查。无任何不适主诉。PPD试验结果为红晕8 mm,72 h后反应消失。根据试验结果应考虑(　　)。

A.已感染结核病 B.反应结果与接种卡介苗有关

C.有活动性肺结核 D.应口服异烟肼预防治疗

E.应复种卡介苗

三、A₃/A₄型题

(1~4题共用题干)

男婴,1岁半,发热4天伴咳嗽、流涕。眼结膜充血,流泪,半天前患儿耳后、颈部有稀疏的不规则红色斑丘疹,疹间皮肤正常。体温40 ℃,心肺正常。

1. 考虑该患儿最有可能的诊断是(　　)。

A.风疹 B.麻疹 C.猩红热

D.幼儿急疹 E.水痘

2. 告诉家长患儿疹退后的皮肤改变,正确的是(　　)。

A.无色素沉着,无脱屑 B.有色素沉着,无脱屑

C.无色素沉着,有脱屑 D.有色素沉着,有脱屑

E.有色素沉着,有疤痕

3. 护士指导家长患儿应隔离至出疹后(　　)。

A.3天 B.5天 C.7天

D.10天 E.14天

4. 如患儿合并肺炎,应隔离至出疹后(　　)。

A.3天 B.5天 C.7天

D.10天 E.14天

(5~6题共用题干)

患儿,男,6岁,发热伴右耳下疼痛3天,腹痛半天而入院。查体:体温40 ℃,右腮腺肿胀压痛明显,右上腹压痛,无反跳痛。

5. 考虑该患儿可能是腮腺炎并发(　　)。

A.脑膜炎 B.胰腺炎 C.睾丸炎

D.卵巢炎 E.胃肠炎

6. 应告诉家长本病应隔离至(　　)。

A.体温恢复正常 B.腮肿完全消退

C.腮肿完全消退,再观察3天 D.腮肿完全消退,再观察7天

E.发病后21天

(7~11题共用题干)

患儿,男,7岁,8月份外出旅游时出现高热、腹痛、腹泻、惊厥。查体:体温39.5 ℃,面色苍白,四肢厥冷,精神萎靡。

7. 考虑该患儿是(　　)。

A.高热惊厥 B.中毒性细菌性痢疾

C.乙型脑炎 D.麻疹脑炎

E.结核性脑膜炎

8.为尽快做出诊断,应急查大便,护士正确的做法是(　　)。

A.患儿无大便时,口服泻剂留取大便　　　　B.标本多次采集,集中送检

C.如标本难以采集,可取隔日大便送检　　　　D.开塞露灌肠取便

E.选取大便黏液脓血部分送检

9.本病确诊的最直接证据是(　　)。

A.黏液脓血便　　　　B.发病季节、不洁饮食及接触史

C.血常规:白细胞升高　　　　D.大便培养出痢疾杆菌

E.大便镜检:大量脓、白细胞

10.确诊后,为预防传播,应告诉家长隔离时间是(　　)。

A.临床症状好转　　　　B.临床症状消失

C.3次大便培养阴性　　　　D.2次大便培养阴性

E.1次大便培养阴性

11.本病最严重的临床表现是(　　)。

A.高热　　　　B.反复惊厥　　　　C.黏液脓血便

D.感染性休克　　　　E.频繁吐泻

项目五

一、A₁型题

1.处理惊厥发作的患儿,下列哪种做法不妥?(　　)

A.立即将患儿抱到抢救室　　　　B.立即针刺人中穴

C.清除咽喉部分泌物　　　　D.松解衣服和扣带

E.保持安静,减少刺激

2.小儿惊厥发作时,应首先做哪项护理工作?(　　)

A.立即送入抢救室　　　　B.立即解松衣领,平卧头侧位

C.将舌轻轻向外牵拉　　　　D.手心和腋下放入纱布

E.置牙垫于上下磨牙之间

3.周围性呼吸衰竭的主要表现为(　　)。

A.呼吸困难、缺氧　　　　B.呼吸节律不齐　　　　C.潮式呼吸

D.叹息样呼吸　　　　E.毕奥呼吸

4.小儿高热惊厥多见于(　　)。

A.化脓性脑膜炎　　　　B.低血钙　　　　C.中毒性菌痢

D.上呼吸道感染　　　　E.颅内出血

5.婴幼儿无热惊厥多见于(　　)。

A.化脓性脑膜炎　　　　B.低血钙　　　　C.中毒性菌痢

D.上呼吸道感染　　　　E.颅内出血

6.下列哪些不是颅内压增高者的呕吐特点?(　　)

A. 常为喷射状   B. 多在头痛剧烈时出现

C. 常与饮食有关   D. 常为严重颅内高压唯一早期症状

E. 幕下肿瘤者发生率较高

7. 颅内压增高患者,发生呕吐常出现在(　　　)。

A. 清晨   B. 夜间   C. 餐后

D. 头痛剧烈时   E. 咳嗽时

8. 下列哪项不是颅内压增高者头痛的特点?(　　　)

A. 午后发作

B. 间歇性发作,进行性加重

C. 腹内压增高可加重发作

D. 疼痛常位于枕部

E. 发作时常伴呕吐

9. 心力衰竭患儿饮食护理应注意(　　　)。

A. 多进盐   B. 少食多餐   C. 大量饮水

D. 应饱食   E. 多进甜食

10. 下列关于惊厥的描述哪项是错误的?(　　　)

A. 俗称"抽风"   B. 是大脑皮层兴奋易于泛化所致

C. 是大脑皮层控制过度所致   D. 是脑神经细胞异常放电所致

E. 全身或局部不随意收缩

11. 惊厥患儿发生脑疝时表现为(　　　)。

A. 瞳孔散大或大小不等,呼吸节律不整   B. 呼吸节律不整,出现异常呼吸

C. 呼吸困难,端坐呼吸,咯粉红色泡沫痰   D. 呼吸困难,肝肿大,颈静脉怒张

E. 呼吸困难,咳嗽,咯痰

12. 急性左心衰竭表现为(　　　)。

A. 瞳孔散大或大小不等,呼吸节律不整   B. 呼吸节律不整,出现异常呼吸

C. 呼吸困难,端坐呼吸,咯粉红色泡沫痰   D. 呼吸困难,肝肿大,颈静脉怒张

E. 呼吸困难,咳嗽,咯痰

13. 中枢性呼吸衰竭表现为(　　　)。

A. 瞳孔散大或大小不等,呼吸节律不整   B. 呼吸节律不整,出现异常呼吸

C. 呼吸困难,端坐呼吸,咯粉红色泡沫痰   D. 呼吸困难,肝肿大,颈静脉怒张

E. 呼吸困难,咳嗽,咯痰

14. 关于小儿气管、支气管异物的护理以下哪项正确?(　　　)

A. 气管异物多见于左侧

B. 确定诊断的最可靠方法是 X 线检查

C. 注意给小儿变换体位,以利于缓解呼吸困难

D. 取出异物后,患儿需在 2 h 后方可进食

E. 支气管镜取异物术术前需禁食 6～8 h,吃奶的婴儿为 4 h

二、A₂ 型题

1. 患儿,男,10 个月。因发热、咳嗽、惊厥来院就诊。体检:体温 39.8 ℃,咽充血,

前囟平，神经系统检查无异常。请问该患儿惊厥的原因可能是（   ）。

    A. 癫痫发作　　　　　　　B. 高热惊厥　　　　　　　C. 低钙惊厥

    D. 中毒性脑病　　　　　　E. 化脓性脑膜炎

2. 女孩，2 岁，因发热、咳嗽 1 天来就诊，途中出现抽搐 1 次，呈全身性，持续约半分钟。体检：体温 39.5 ℃，脉搏 130 次/分，神志清楚，咽部充血，其余检查正常。应首先考虑（   ）。

    A. 低血钙　　　　　　　　B. 化脓性脑膜炎　　　　　C. 中毒性脑病

    D. 败血症　　　　　　　　E. 高热惊厥

3. 女孩，3 岁，一边吃东西一边玩，突然小孩开始咳嗽，很快咳嗽变得无力，皮肤发绀，最可能的原因是（   ）。

    A. 气道受刺激引起哮喘发作

    B. 咽喉炎

    C. 喘息性支气管炎

    D. 头部外伤导致癫痫发作

    E. 严重的或完全的气道阻塞导致气流交换受限

三、A_3/A_4 型题

（1～4 题共用题干）

红红，女，9 个月。因支气管肺炎入院，体温 39 ℃，呼吸 60 次/分，心率 170 次/分，烦躁，鼻翼扇动，口唇发绀，且进行性加重，心音低钝，肺部细湿啰音增多。诊断为肺炎合并心力衰竭。

1. 首先需采取的护理措施是（   ）。

    A. 保持安静，避免烦躁、哭闹　　　　　B. 清理患儿呼吸道

    C. 患儿取右侧卧位　　　　　　　　　　D. 限制钠、水摄入量

    E. 给予物理降温

2. 输液速度应是每千克体重每小时（   ）。

    A. <2 mL　　　　　　　　B. <5 mL　　　　　　　　C. <8 mL

    D. <11 mL　　　　　　　E. <14 mL

3. 下列哪种给氧方式正确？（   ）

    A. 间歇吸入 20%～30% 乙醇湿化的氧气

    B. 间歇吸入 30%～50% 乙醇湿化的氧气

    C. 持续吸入 20%～30% 乙醇湿化的氧气

    D. 间歇吸入 10%～20% 乙醇湿化的氧气

    E. 持续吸入 30%～50% 乙醇湿化的氧气

4. 按医嘱给予洋地黄药物时为预防中毒必须做到（   ）。

    A. 与其他药物混合注射　　　　　　　　B. 注射前先测患儿心率 1 min

    C. 心率<60 次/分须报告医生　　　　　　D. 注射速度要快

    E. 及时补充含钙食品

项目六

一、A₁ 型题

1. 下列蓝光疗法护理注意事项哪项是错误的?(   )

A. 体温超过 38.5 ℃时应暂停光疗

B. 光疗过程中保证患儿水分及营养供给

C. 一般光照 12～24 h 才能使血清胆红素浓度下降

D. 给患儿戴上眼罩

E. 灯管与皮肤距离一般为 60 cm

2. 下列哪项不是光疗的副作用?(   )

A. 腹泻   B. 皮疹   C. 发热

D. 青铜症   E. 肝脾大

3. 为治疗高胆红素血症,防止或减轻核黄疸,简单而有效的方法是(   )。

A. 换血疗法   B. 光照疗法   C. 激素口服

D. 苯巴比妥口服   E. 白蛋白静脉滴注

4. 下列光疗的护理措施,不正确的是(   )。

A. 眼睛用不透光的眼罩   B. 观察脱水情况,及时喂水

C. 记录光疗开始及持续时间   D. 光源与患儿的距离越近越好

E. 观察体温,防止体温过高或过低

5. 蓝光照射前,患婴的准备措施不包括(   )。

A. 用黑眼罩遮盖双眼   B. 用长条形尿布保护会阴

C. 沐浴或擦身   D. 测体重

E. 在皮肤上涂油保护

6. 关于温箱的使用,下列哪项是错误的?(   )

A. 根据患儿胎龄和日龄设置箱温

B. 定时测量体温,根据体温调节箱温

C. 体重达 2000 g 或以上,体温正常可出温箱

D. 凡早产儿体重在 2000 g 以下,均应入温箱保暖

E. 温箱相对湿度维持在 55%～65%之间

7. 小儿用药特点不正确的是(   )。

A. 最常使用口服给药   B. 婴幼儿肌内注射采取"二快一慢"法

C. 静脉给药常用头皮静脉输液   D. 年长儿注射时采用"两快一慢"

E. 按体重计算是最常用、最基本的药物剂量的计算方法

二、A₂ 型题

1. 出生体重 1000 g 的早产儿,生后 10 天内温箱温度(中性温度)最适宜的是(   )。

A. 32 ℃   B. 33 ℃   C. 34 ℃

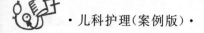

D. 35 ℃   E. 36 ℃

2. 婴儿,9个月,发热、咳嗽、鼻塞、流涕3天,诊断为急性上呼吸道感染。为了退热,医生嘱给予退热药口服,下列给药方法哪项正确?(   )

A. 患儿头部抬高,头侧位

B. 操作者左手固定患儿前额并捏其双鼻,使其张口

C. 婴儿喂药应将药物放入牛乳中偷偷喂服,以防小儿哭闹

D. 患儿头部抬高,头取正中位

E. 最常用、最安全的给药方法是肌内注射法

3. 婴儿,12个月,发热、咳嗽3天,气促、呼吸困难1天,诊断为急性上呼吸道感染、支气管肺炎。为配合治疗,建立静脉通道,进行静脉输液,下列哪项不正确?(   )

A. 新生儿及婴幼儿最常用头皮静脉

B. 将头皮针向心方向成45°角刺入皮肤

C. 头皮静脉输液一般多用额上静脉、颞浅静脉、耳后静脉等

D. 严格掌握输液速度,根据医嘱调节滴数

E. 严格观察输液是否渗出、脱管,局部皮肤有无红肿,有无输液反应

目标检测题参考答案

项目一

一　1. E　2. C　3. B　4. D　5. A　6. B　7. D　8. D　9. C　10. C　11. B
　　12. D　13. C　14. B　15. A　16. D　17. B　18. C　19. D　20. E　21. D
　　22. C　23. D　24. A　25. E　26. B　27. B　28. E　29. C
二　1. C　2. C　3. E　4. A　5. A　6. B
三　1. D　2. B　3. E　4. C　5. B　6. A

项目二

一　1. C　2. D　3. A　4. A　5. A　6. A　7. D　8. D　9. E　10. B　11. B
　　12. C　13. C　14. A　15. E　16. C　17. D　18. D　19. C　20. B　21. B
二　1. E　2. D　3. A　4. E
三　1. E　2. A　3. E　4. E　5. B　6. B

项目三

任务一
一　1. E　2. C　3. C　4. C　5. E　6. B　7. C　8. C　9. D　10. A
二　1. C　2. E

任务二
一　1. B　2. B　3. A　4. D　5. E　6. C　7. B　8. B　9. B　10. D
二　1. A
三　1. E　2. E　3. D　4. C

任务三
一　1. E　2. C　3. B　4. A　5. E　6. D　7. E
二　1. B　2. D　3. C　4. C　5. B
三　1. D　2. C　3. D　4. A　5. A　6. C　7. B　8. B　9. E

任务四
一　1. D　2. D　3. A　4. D　5. E　6. A　7. B　8. E　9. B　10. B　11. D
二　1. E　2. E　3. A　4. D
三　1. A　2. A　3. A　4. E

任务五
一　1. B　2. C　3. C　4. B　5. E　6. D　7. D　8. D　9. E
二　1. C　2. B　3. D　4. C
三　1. D　2. C　3. D　4. E

任务六

一 1.A 2.A 3.C 4.E 5.E 6.E 7.C 8.E 9.E 10.A 11.E
12.E

二 1.E 2.C 3.E 4.B

三 1.D 2.A 3.E 4.D 5.C 6.B

任务七

一 1.E 2.A 3.C 4.E 5.C 6.E 7.D 8.A 9.E 10.D

二 1.D 2.A 3.A 4.B 5.B

三 1.C 2.B 3.D 4.A 5.E 6.D

任务八

一 1.D 2.B 3.B 4.E 5.E

二 1.A 2.C

三 1.B 2.C

任务九

一 1.E 2.B 3.B 4.A 5.A 6.D

二 1.E 2.A 3.D 4.C 5.A

三 1.B 2.E 3.B 4.B 5.D

项目四

一 1.D 2.B 3.D 4.B 5.E 6.C 7.A 8.E 9.E 10.A 11.C
12.D 13.B 14.D 15.D 16.A 17.C 18.D 19.D 20.C 21.E

二 1.C 2.E 3.D 4.E 5.B

三 1.B 2.D 3.B 4.D 5.B 6.C 7.B 8.E 9.D 10.C 11.D

项目五

一 1.A 2.B 3.A 4.D 5.B 6.C 7.A 8.A 9.B 10.C 11.A
12.C 13.B 14.E

二 1.B 2.E 3.E

三 1.A 2.B 3.A 4.B

项目六

一 1.E 2.E 3.B 4.D 5.E 6.A 7.B

二 1.D 2.A 3.B

参考文献

[1] 于海红.儿科护理[M].北京:人民卫生出版社,2008.

[2] 范玲.儿科护理学[M].北京:人民卫生出版社,2010.

[3] 黄力毅.儿科护理学[M].北京:人民卫生出版社,2005.

[4] 聂淑娟.儿童护理[M].郑州:河南科学技术出版社,2008.

[5] 王卫平.儿科学[M].北京:高等教育出版社,2004.

[6] 梅国建.儿童护理[M].北京:人民卫生出版社,2005.

[7] 全国护士执业资格考试用书编写专家委员会.2011全国护士执业资格考试指导要点精编[M].北京:人民卫生出版社,2011.